高等师范院校生命医学类系列丛书

遗传与优生

Genetics and Eugenics

陈爱葵 编著

清华大学出版社
北京

内容简介

全书分两篇，上篇为遗传与遗传病，共5章，主要介绍遗传的物质基础、遗传的基本规律、遗传病及其发病原理、遗传病的诊断和防治、人体胚胎发育及出生缺陷。下篇为优生和优生措施，共7章，主要介绍优生和优生学、禁止近亲结婚和未婚先孕、婚前检查与遗传咨询、适龄生育与计划受孕、产前诊断、孕产期保健、人类优生的展望。

本书可作为高等院校生物科学及相关专业教材和其他专业通识教材，也可作为中小学教师、优生与计划生育相关人员以及广大青年读者的学习参考用书。

图书在版编目 CIP 数据

遗传与优生/陈爱葵编著. 一北京：清华大学出版社，2014(2024.9重印)
(高等师范院校生命医学类系列丛书)
ISBN 978-7-302-32821-6

Ⅰ. ①遗… Ⅱ. ①陈… Ⅲ. ①医学遗传学一师范大学一教材②优生学一师范大学一教材 Ⅳ. ①R394②R169.1

中国版本图书馆 CIP 数据核字(2013)第136920号

责任编辑： 雒 华 刘翰鹏
封面设计： 常雪影
责任校对： 李 梅
责任印制： 沈 露

出版发行： 清华大学出版社
网 址： https://www.tup.com.cn，https://www.wqxuetang.com
地 址： 北京清华大学学研大厦A座 **邮 编：** 100084
社 总 机： 010-83470000 **邮 购：** 010-62786544
投稿与读者服务： 010-62776969，c-service@tup.tsinghua.edu.cn
质量反馈： 010-62772015，zhiliang@tup.tsinghua.edu.cn
课件下载： https://www.tup.com.cn，010-62795764

印 装 者： 涿州市般润文化传播有限公司
经 销： 全国新华书店
开 本： 185mm×260mm **印 张：** 12.75 **字 数：** 289千字
版 次： 2014年7月第1版 **印 次：** 2024年9月第6次印刷
定 价： 36.00元

产品编号：052691-02

前言

人类健康、人口素质和遗传性疾病均受遗传影响，遗传决定了人类的生长、发育、衰老和死亡，很大程度上决定了人类个体的健康状况和后代的遗传素质。遗传性疾病的类型及发病率在不断增加，一些危害严重的常见病如肿瘤、心血管疾病、高血压、糖尿病、精神疾病等已证明与遗传有关。遗传病发病率高且对人类危害极大，是导致胚胎流产和儿童死亡的主要原因，是老人不能颐养天年的主要因素，严重威胁着人类的健康和人口素质。它给国家和家庭带来了极大的经济压力和精神负担。因而预防遗传病对国家的富强、民族的昌盛和家庭的幸福都有着非常重要的意义。

实行计划生育是我国的一项基本国策。控制人口数量、提高人口素质，是计划生育工作的两项基本任务和中心内容。提高人口素质，首先要求优生，提高出生婴儿的体质水平。我国出生缺陷总发生率约为5.6%，以全国年出生数1 600万计算，每年新增出生缺陷约90万例，其中出生时临床明显可见的出生缺陷约25万例。这些先天畸形儿和遗传病患儿的出生，不但影响我国人口质量，而且给家庭、社会带来沉重负担，患者本人也将终生痛苦。因此，人们渴望优生，迫切需求优生科学知识的指导，以确保生育身体健壮、智力优良的孩子。

优生知识的普及，除了婚、育龄成人外，还应从青少年开始。我国中学的人口教育课程就设有优生内容。为了搞好优生教育，必须培训大量的师资、宣传骨干和优生技术人员，以保证优生顺利实施。基于上述需要，我们阅读了相关的文献资料，结合多年的教学实践和体会，在1983年出版的《优生教育》的基础上，修改充实出版《遗传与优生》一书。在编写时，力求深入浅出，突出思想性、政策性、科学性和实用性。本书可读性强，融科学性、趣味性和实用性于一体。部分彩色图片可通过微信扫一扫功能扫描图旁的二维码进行观看。

《遗传与优生》简明地介绍了人类遗传、遗传疾病和优生的基础知识。内容包括：人类遗传的基本原理；人体胚胎发育与出生缺陷；通过众多的病例说明遗传病的危害、发病机理及其防治；综述优生学的发展概貌，阐明优生教育的意义，并着重介绍我国实现优生的主要途径——禁止近亲结婚、婚前检查、遗传咨询、适龄生育、适时受孕、产前诊断，以及孕产期和婴幼儿期的保健与教育。本书可供本科、专科院校生物专业学生、中小学教师、优生和计划生育干部、医务人员、遗传咨询工作者以及广大青年读者学习和参考。

本书由全国首届教学名师、生物学专家、中山大学博士生导师王金发教授审阅，编写过程中得到了邓彩珍老师、钟苗博士及冯肇松、庞文霞、叶俊峰老师的帮助，在此表示诚挚的感谢！

本书引用图片较多，有些未能找到相应来源，若引用不当请及时与作者陈爱葵联系(电子邮箱：385605620@qq.com)，我们愿意共同解决问题。

由于编者水平所限，书中难免有不足之处，敬请读者批评指正。

编　者

2014年3月

目录

上篇　遗传与遗传病

下篇 优生和优生措施

上篇　遗传与遗传病

第1章

遗传的物质基础

1.1 遗传与变异

遗传与变异是生命最基本的特征之一，也是生物界普遍存在的生命现象。

1.1.1 遗传

子女的长相总是像自己的亲生父母。俗话说“种瓜得瓜，种豆得豆”，这种子代与亲代之间在形态、结构、生理特点等方面基本上相似的现象即遗传。严格地说，子代按照亲代所经历的同一发育途径和方式，把从环境摄取的物质组织起来，产生与亲代相似的复本的一种自身繁殖过程就叫遗传。同一物种只能繁育出同种的生物。

遗传是相对稳定的，不论哪一种生物，从简单的原核生物如细菌，到复杂的真核生物如各种低等和高等的动植物均借助于遗传，才能“物生其类”。因此，亲代的外貌、行为、习性以及优良性状可以在子代重现，甚至酷似亲代，而亲代如有缺陷或遗传病，也会传递给子代。

1.1.2 变异

然而，自然界没有绝对相同的两个生物体，俗话说“一母生九子，连娘十个样”，即使是孪生同胞也不完全相同。这种生物亲代与子代之间以及子代与子代之间存在差异的现象即为变异。

遗传和变异是生命运动中的一对矛盾，既相互对立，又相互联系。遗传是相对的、保守的；变异是绝对的、发展的。生物多种多样的遗传特性，是由变异而产生的；而变异所出现的新特性，只有通过遗传才能保存下去。生物有遗传特性，才能继续繁殖相似的后代，以保持物种的相对稳定；生物有变异特性，才能出现丰富多彩的生物类型，使生物不断地发展和进化。在一定的条件下，遗传和变异可以相互转化。遗传过程中可以发生变异，发生的变异可以遗传。正常健康的双亲可能会生育出智力与体质有缺陷的子女，并把遗传缺陷（变异）传递给下一代。

1.2 遗传的细胞学基础

1.2.1 细胞的大小与形态结构

1. 细胞的大小

细胞是生物体最基本的结构、功能和发育单位。地球上所有的生物(除病毒和噬菌体)都是由细胞组成的。人体细胞的大小以直径计大部分为 20～30μm,最大的是卵细胞,为 130～140μm;最小的是精子头部,约 5μm,且有一条 30～50μm 长的尾。除卵细胞外,所有细胞都要借助显微镜才能观察到。组成人体的细胞数量难以精确计数,据推算,新生儿全身约有 20 万亿个细胞,成人体细胞约有 300 万亿个。

2. 细胞的形态结构

人体细胞的形态与其所执行的生理功能及所处的环境有密切关系。游离在血浆中起运输氧功能的红细胞呈双凹的圆状;具有收缩功能的肌细胞为梭形或细长的纤维状;具有传导功能的神经细胞,多数具有长而分支的突起,呈树状;构成皮肤的上皮细胞呈柱状、扁或立方形;精子呈蝌蚪状;卵细胞呈球状,如图 1-1 所示。

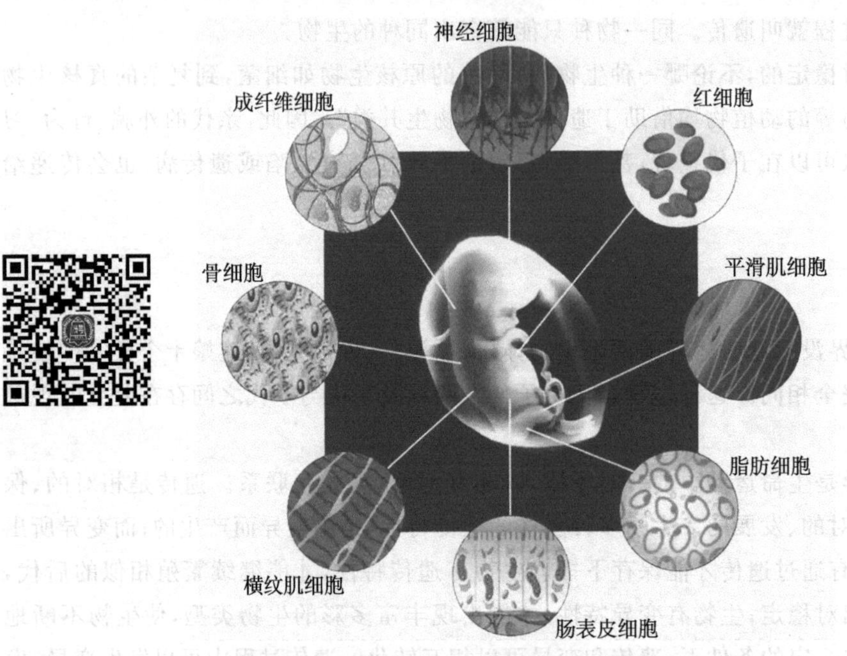

图 1-1　人体不同组织分化的细胞形态(引自 Karp,1996)

虽然人体细胞的形态大小各异,但它们的基本结构是相同的,都由细胞膜、细胞质和细胞核三部分组成,如图 1-2 所示。

(1) 细胞膜。位于细胞最外层,包着整个细胞起保护作用,其成分主要是磷脂和糖蛋白，是一种选择透过性膜，它有选择地从周围环境吸取各种需要的物质，并排出代谢产物，控制着细胞内外物质交换，并使细胞与外界保持联系，包括细胞之间的识别和通信等。

(2) 细胞质。指膜内除核以外的部分，由一种无色、透明、半流动、有一定弹性的基质组成，其中含有线粒体、内质网、高尔基体、中心体等细胞器。它们与生命的物质代谢和能量代谢有着极为密切的关系。

(3) 细胞核。细胞绝大部分遗传物质均在细胞核内，细胞核是细胞的控制中心，在细胞的代谢、生长、分化中起着重要作用。细胞核的大小与细胞体积有关。细胞核又包括核膜、染色质、核质和核仁。

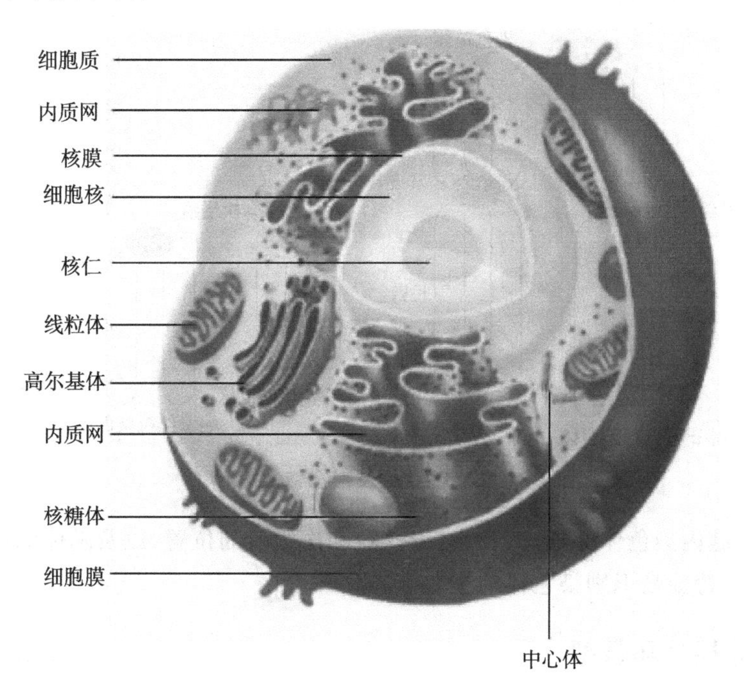

图 1-2　细胞的一般结构

1.2.2　染色体的数目、形态和特征

细胞在进行有丝分裂或减数分裂时，染色质高度凝集并螺旋化，易被碱性染料染成深色，呈现明显的形态结构的称为染色体，主要由脱氧核糖核酸(DNA)和蛋白质组成，故染色质与染色体是同一物质，在细胞周期不同阶段处于不同的形式。染色体是遗传物质基因的载体，生物性状得以代代相传，即靠染色体来实现。

不同的生物都有其特定的染色体数目和形态特征，一般情况下是恒定的。人的每一个体细胞染色体数是 46 条，组成 23 对，其中 22 对男女都一样，称常染色体，1 对在女性中为 XX，在男性中为 XY，称为性染色体。这些成对的常染色体，每一对在形态、大小和结构上都是相同的，其中一条来自父亲、一条来自母亲，称为同源染色体。

细胞分裂中期染色体外形大致呈短棒状，借缢缩部分可分为连接的两段，即短臂(p)和长臂(q)，缢缩部分称为主缢痕或着丝粒，它连接着两条形态、大小、结构一样的染色单体，称为姐妹染色单体。有的染色体在一个臂上还有一个次缢痕，某些特定染色体的次缢痕与核仁的形成有关，称为核仁形成区。还有的染色体在次缢痕的外端连接有一小段染色体，称为随体，如图 1-3 所示。

根据着丝粒在染色体上位置的不同，人的染色体有三种类型。

(1) 中部着丝粒染色体，着丝粒位于染色体中部，两臂近于等长；

(2) 近中部着丝粒染色体，着丝粒的位置略偏于中央，将染色体分成长短不同的两臂；

(3) 近端着丝粒染色体，着丝粒位于染色体的一端，染色体短臂极小，有的短臂末端连接随体，如图 1-3 所示。

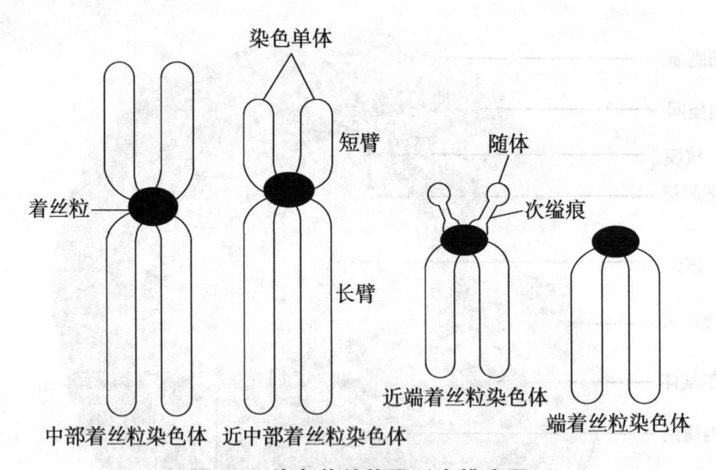

图 1-3 染色体结构及形态模式图

不同生物细胞内染色体的形态、大小、着丝粒和次缢痕的位置，以及随体的有无，都是相对固定的，这些特征是识别染色体的主要标志。

1.2.3 染色体核型和带型

染色体核型是指一个细胞中全部染色体的数目、形态特征的全貌。按照染色体大小及着丝粒位置，有次序地配对排列起来，构成人染色体核型。将 22 对常染色体编号为1～22，并分为 A～G 7 组，一对性染色体用 X、Y 表示，可单开排列，也可排列在常染色体组内。各组所包括的染色体数目、大小、形态，在不同个体中是相同的。这样，根据标准的染色体核型图，我们就容易对人的全套染色体进行比较和分析，可准确诊断被检者是否患有染色体畸变造成的遗传病。

近年来，应用染色体显带技术，以不同方法处理染色体使其呈现深浅不同的横带，称带型。因每条染色体上的横带有一定的数目、大小和顺序，可准确地鉴别每一条染色体，而且还可识别不同染色体上的不同片段。按带型进行染色体核型分析，称为显带染色体核型。常用的显带技术有 G 带、Q 带、C 带和高分辨带等，如图 1-4 所示。

1.2.4 染色体与性别

男、女性别之间的差异是由男、女性染色体差异所决定的。人的性染色体在男性为

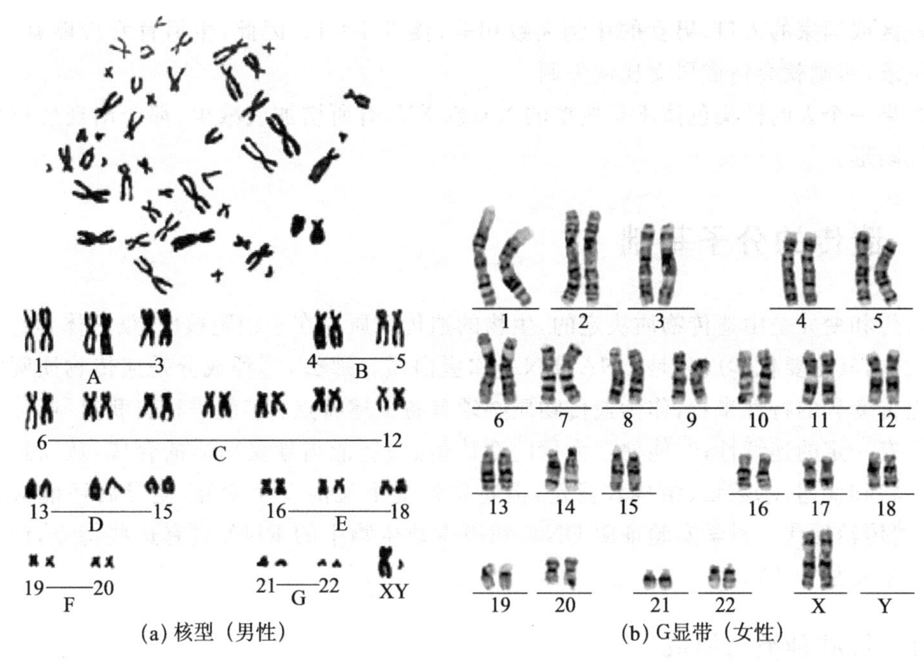

(a) 核型（男性）　　(b) G显带（女性）

图 1-4　正常人染色体

XY，在女性为XX。X与Y大小结构相差悬殊，X大小与C组的常染色体相当，而Y的大小与G组的常染色体相当。

在减数分裂时，两条性染色体分离，各与22条常染色体分别进入两个子细胞中。因此，男性产生含有X染色体和Y染色体的精子，而女性只产生含有X染色体的卵细胞，当含X染色体的精子与卵细胞结合时，子代为XX，故发育成女性；含Y染色体的精子与卵细胞结合时，子代为XY，故发育为男性，如图1-5所示。

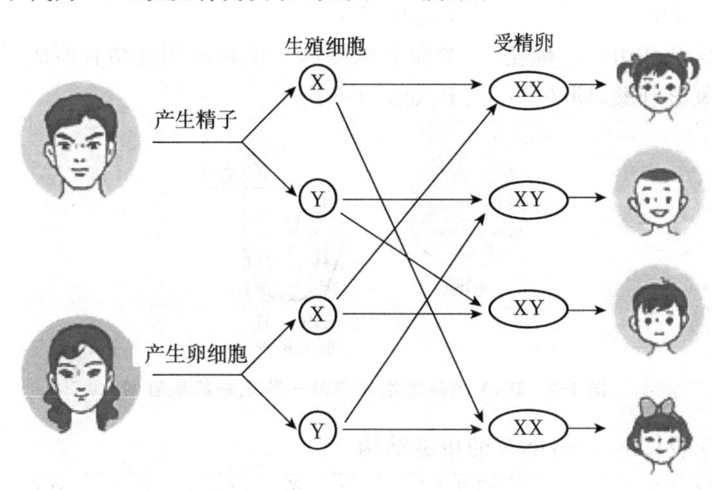

图 1-5　染色体与性别关系图

由此可知，子女的性别由精子决定。因为含X的精子和含Y的精子与卵细胞结合是随机的，生男、生女的机会各占50%。在多子女家庭中男女比例不一定是1∶1，但是统计一个地区或国家的人口，男女的比例大致相等，接近 1∶1。因此，生男育女应顺其自然，不要强求，否则就会造成男女比例失调。

如果一个人的性染色体不是典型的 XX 或 XY，有所增加或减少，都会出现形形色色的性别畸形。

1.3 遗传的分子基础

遗传和变异是由遗传物质决定的，生物的遗传物质存在于细胞核中，染色体是遗传物质的载体，其主要化学成分是 DNA、RNA 和蛋白质。那么，哪种成分是遗传物质呢？从生物遗传变异的特性来看，作为遗传物质必须具备下述特点：①能进行自我复制，使亲代与子代有一定的连续性；②能储存大量的遗传信息；③能指导蛋白质的合成，从而控制生物的性状和代谢；④数量、结构较稳定，但特殊情况下又能发生变异，变异后还能继续复制，并遗传给后代。科学实验证明 DNA 和极少数生物中的 RNA 具有这些特点，说明遗传物质主要是 DNA。

1.3.1 核酸种类与组成

生物体的核酸分为两大类：脱氧核糖核酸（DNA）和核糖核酸（RNA）。

核酸成分是磷酸、五碳糖和碱基。五碳糖有核糖和脱氧核糖两种，碱基有腺嘌呤（A），鸟嘌呤（G），胞嘧啶（C），胸腺嘧啶（T），尿嘧啶（U）五种。DNA 由 A、G、C、T 四种碱基、脱氧核糖和磷酸组成，而 RNA 则由 A、G、C、U 四种碱基、核糖和磷酸组成。

1. DNA 的分子结构

（1）脱氧核苷酸——DNA 的基本组成单位

每个脱氧核苷酸由一个碱基、一个脱氧核糖和一个磷酸相互结合而成，那么有四种碱基就有四种脱氧核苷酸，即 A、G、C、T，如图 1-6 所示。

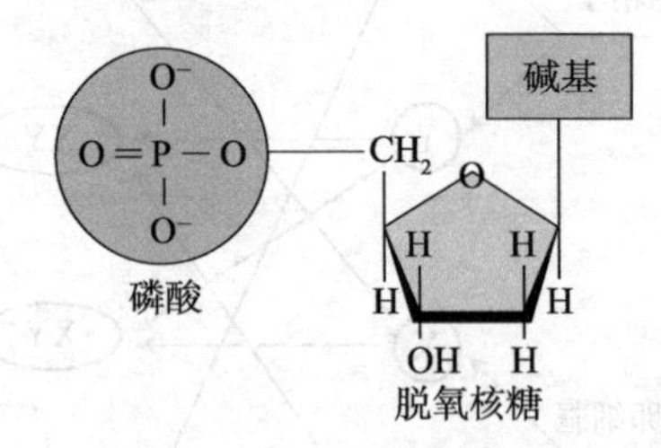

图 1-6 DNA 的基本组成单位—脱氧核糖核苷酸

（2）多核苷酸长链——DNA 的单链结构

许多脱氧核苷酸以磷酸二酯键相连聚合为一条长链，不同的长链其脱氧核苷酸排列的顺序不同。其连接的方式是一个脱氧核苷酸的五碳糖和另一个脱氧核苷酸的磷酸聚合串联而成，如图 1-7 所示。

(3) 两条反向平行的多核苷酸链——DNA 的平面结构

两条多核苷酸长链的碱基之间靠氢键(G 与 C 之间有三个氢键,A 与 T 之间有两个氢键)连接成碱基对,碱基对的形成遵循碱基互补配对原则,脱氧核糖与磷酸交替连接排列在外侧,构成 DNA 分子的基本骨架,如图 1-8 所示。

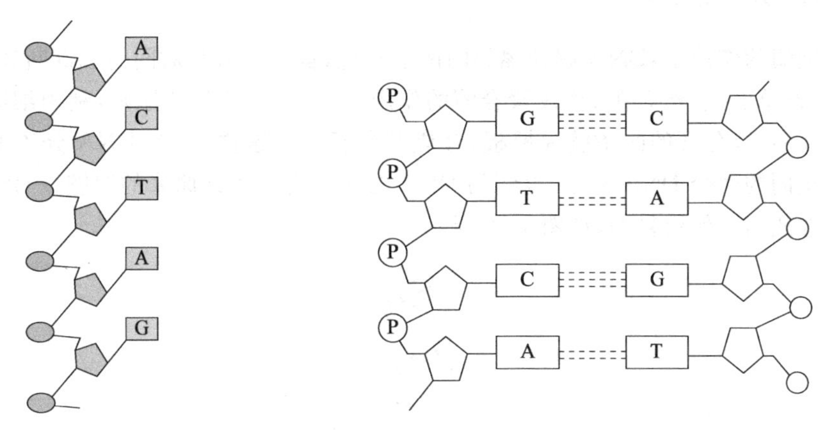

图 1-7 脱氧核苷酸长链

图 1-8 DNA 的平面结构

(4) DNA 分子——双螺旋结构

两条多核苷酸链以右手螺旋的方式围绕同一轴心有规则地盘旋,形似一个螺旋状的转梯。双螺旋链中的任意一条链绕轴一周所升降的距离称为螺距,这个模型的螺距为 3.4nm,其中包括 10 个脱氧核苷酸。因此,每两个相邻碱基平面的垂直距离是 0.34nm。沿螺旋轴方向观察,双螺旋的表面有两条凹沟,一条深而宽叫大沟,一条狭而浅叫小沟,这两条沟对于在遗传上有重要功能的蛋白质识别 DNA 上的特定信息是非常重要的,如图 1-9 所示。

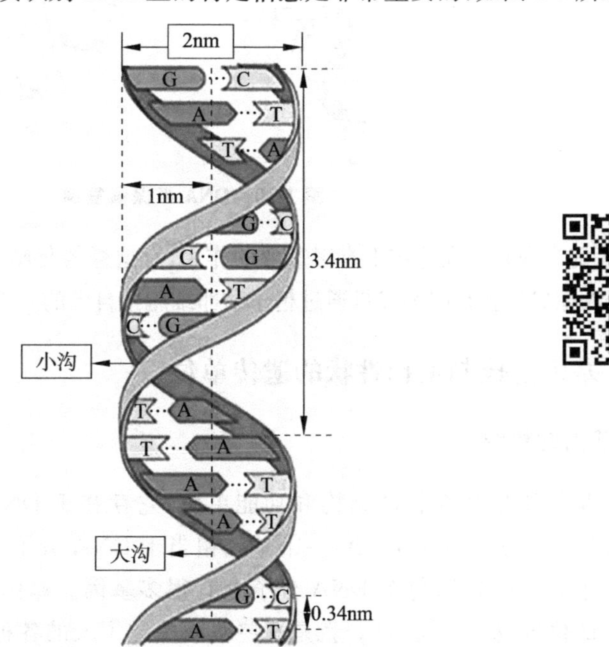

图 1-9 DNA 的双螺旋结构

从 DNA 分子结构可看出，DNA 分子中的脱氧核糖和磷酸交互排列的结构是稳定的，而碱基对的排列顺序是千变万化的，如一个 DNA 分子有 100 个 4 种不同的碱基对，那么它就有 4^{100} 种排列方式，这就构成了 DNA 分子的多样性。

2. DNA 分子的复制

在解旋酶的作用下，DNA 解开螺旋的两条长链，首先是碱基对间的氢键断裂，碱基露出，形成两条单链接，然后在 DNA 聚合酶的作用下，按照碱基互补原则，利用细胞中存在的脱氧核苷酸，以分开的两条链为模板，合成两条新链。这样，一个 DNA 分子就复制成结构完全相同的两个 DNA 分子，复制的 DNA 分子中有一条是原来的旧链，一条是新链，这种复制方式叫半保留复制，如图 1-10 所示。

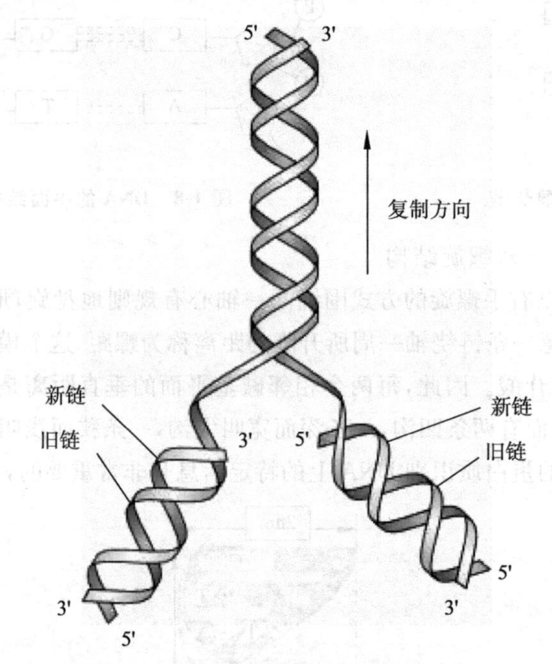

图 1-10　DNA 半保留复制

DNA 能自我复制在遗传上有很重要的作用，有这样的复制，父母才可能把遗传物质传给后代。子女像父母就是因为父母通过精子和卵细胞把自己的一份 DNA 分子复制给了子女。

1.3.2　基因是控制生物性状的遗传单位

1. 基因的概念

基因是控制生物性状的结构和功能单位，它存在于 DNA 分子上，是有遗传效应的 DNA 片段，其化学成分是 DNA，一个基因相当于 DNA 分子上一特定的区段。每个染色体含有一个 DNA 分子，每个 DNA 分子上有很多基因。基因在染色体上呈直线排列，并占据一定的位置，称作“位点”。就是这些基因决定了人的各种遗传特性。

人们在研究基因的功能与 DNA 碱基顺序的关系时，发现有些基因是通过指导蛋白质的合成来控制某些性状的，这些基因对某些蛋白质和某些性状有着直接的联系。但还有一些基因也是DNA分子的一个特定的区段，它们在蛋白质合成中并不是模板，只是起调节或操纵的作用。

真核生物的核基因和线粒体、叶绿体基因内部，有一些间隔序列，它们的转录物(RNA)在mRNA、tRNA或rRNA的成熟过程中被切除，把这些间隔称为内含子，而成熟过程中不被切除的称为外显子。人类基因数目有多少？一般认为人类的结构基因数为5万～6万。也就是说，在23对染色体中平均每对染色体上约有2 000多个基因。每个基因平均相当于1 000对核苷酸的特定序列。

2. 基因的特性

(1) 基因储存有遗传信息，控制某一性状的基因，就存有某一性状的遗传信息；

(2) 基因能自我复制；

(3) 基因控制遗传性状，不同的基因可控制不同的性状。人体正常的性状由正常的基因控制，异常的性状则由异常的基因控制。

3. 遗传信息

遗传信息是指子代从亲代所获得的控制遗传性状发育的信号。实质就是碱基对在DNA分子中的排列顺序。4种碱基在一条多核苷酸链上排列的形式是多种多样的，在含有几百万对碱基的DNA分子中，4种碱基以无穷的排列方式出现，其中储存着无数的遗传信息。这种遗传信息的多样性，是自然界各种生物、同一种生物不同个体之间千差万别的原因。

1.3.3 基因与性状遗传

子女与父母相似，这并不是父母把性状直接传给了子女，而是把自己的遗传信息复制了一份给子女。那么，子女获得这份遗传信息又如何表现为与其父母相似的性状呢？这就关系到基因中遗传信息的表达问题。遗传信息的表达实质上指DNA分子如何控制蛋白质的合成。

1. 蛋白质

蛋白质是生物最重要的组成成分之一，是生命活动的基本物质，生物的遗传性状都要通过各种蛋白质表现出来。

在生物体中组成蛋白质的氨基酸共有20种，许多氨基酸分子藉氨基与羧基相联结形成多肽化合物，似一条链，称肽链。一个蛋白质分子可由一条或多条肽链结合形成具有一定空间结构的蛋白质。蛋白质在结构和功能上的特异性是由肽链中氨基酸的种类和排列顺序决定的。如以20种氨基酸联结含有100个氨基酸的蛋白质分子中，氨基酸的排列组合就有20^{100}种之多，即可以产生20^{100}种蛋白质。蛋白质这种结构上的多样性，就决定了蛋白质功能和性质的多样性，而肽链中氨基酸的排列顺序又是由DNA分子的4种碱基排列顺序决定的。

2. 遗传密码子

遗传信息蕴藏于DNA分子上4种碱基不同的排列组合，这4种碱基序列决定着氨基酸的序列，进而决定蛋白质的化学结构和生物学功能。碱基只有4种，氨基酸有20种，显然一个氨基酸不可能由一个碱基决定，若两个碱基决定一个氨基酸，最多只能决定$4^2=16$种氨基酸。研究已证明：每三个相邻的碱基(三联体)决定一个氨基酸，4种碱基就有$4^3=64$种组合方式，足可以决定20种氨基酸。这种三联体称为遗传密码子或三联体密码。64个密码子中，除三个不决定任何氨基酸为终止密码(UAA、UAG、UGA)，色氨酸和甲硫氨酸(俗称蛋氨酸)只有一个密码子外，其余18种氨基酸都有2～6个密码子。AUG除代表甲硫氨酸外还是蛋白质合成的起始信号，如图1-11所示。

第一位核苷酸(5'端) \ 第二位核苷酸	U	C	A	G	第三位核苷酸(3'端)
U	UUU、UUC 苯丙氨酸(Phe) UUA、UUG 亮氨酸(Leu)	UCU、UCC、UCA、UCG 丝氨酸(Ser)	UAU、UAC 酪氨酸(Tyr) UAA、UAG 终止密码	UGU、UGC 半胱氨酸(Cys) UGA 终止密码 UGG 色氨酸(Trp)	U C A G
C	CUU、CUC、CUA、CUG 亮氨酸(Leu)	CCU、CCC、CCA、CCG 脯氨酸(Pro)	CAU、CAC 组氨酸(His) CAA、CAG 谷氨酰胺(Gln)	CGU、CGC、CGA、CGG 精氨酸(Arg)	U C A G
A	AUU、AUC、AUA 异亮氨酸(I le) AUG 蛋氨酸(Met)或起始密码	ACU、ACC、ACA、ACG 苏氨酸(Thr)	AAU、AAC 天冬酰胺(Asn) AAA、AAG 赖氨酸(Lys)	AGU、AGC 丝氨酸(Ser) AGA、AGG 精氨酸(Arg)	U C A G
G	GUU、GUC、GUA、GUG 缬氨酸(Val)	GCU、GCC、GCA、GCG 丙氨酸(Ala)	GAU、GAC 天冬酰胺(Asp) GAA、GAG 谷氨酸(Glu)	GGU、GGC、GGA、GGG 甘氨酸(Gly)	U C A G

图1-11 遗传密码表

3. 遗传信息的转录和翻译

基因对性状的控制是通过DNA分子控制蛋白质的合成来实现的。蛋白质的合成在细胞质中进行，DNA 的遗传信息在细胞核内。因此信息的传递不是由 DNA 直接传给蛋白质，即不能以 DNA 为模板直接合成蛋白质，而是要通过遗传信息的转录和翻译两个重要步骤。

（1）遗传信息的转录

DNA 将其所携带的遗传信息传递给 mRNA 分子的过程称为转录。在 RNA 聚合酶的催化作用下，DNA 的两条链局部解旋，以其中的一条链为模板，按碱基配对原则合成一条 mRNA 单链，RNA 分子没有胸腺嘧啶（T），而由尿嘧啶（U）代替。因此，转录时 A 与 U 配对。mRNA 在细胞核中合成以后，就转录上 DNA 的遗传信息，合成的 mRNA 单链由 DNA 模板上脱落下来，通过核膜进入细胞质中，而解旋的 DNA 两条单链又盘绕形成原来的双螺旋。

（2）遗传信息的翻译

转移到细胞质中的 mRNA 与核糖体相结合共同控制蛋白质合成。以 mRNA 为模板合成蛋白质的过程称为翻译。其过程还需要细胞质中的转运核糖核酸（tRNA）参与。tRNA 是比较小的单链 RNA，是运输各种氨基酸的特异工具，tRNA 的特殊结构上有一个与特定氨基酸结合的位置，还有一个与 mRNA 密码子相对应的核苷酸（碱基）称为反密码子。tRNA 将各种特定的氨基酸搬运到核糖体上，并通过 tRNA 反密码子准确地与 mRNA 相对应的密码子配对，按照一定顺序排列起来，在核糖体上相邻的氨基酸又逐一地以肽键联结起来成为肽链，一直延伸至终止密码处，多肽链的合成即结束并从核糖体上释放出来。若干多肽链形成一定的空间结构，即形成有特殊功能的蛋白质分子，如图 1-12 所示。

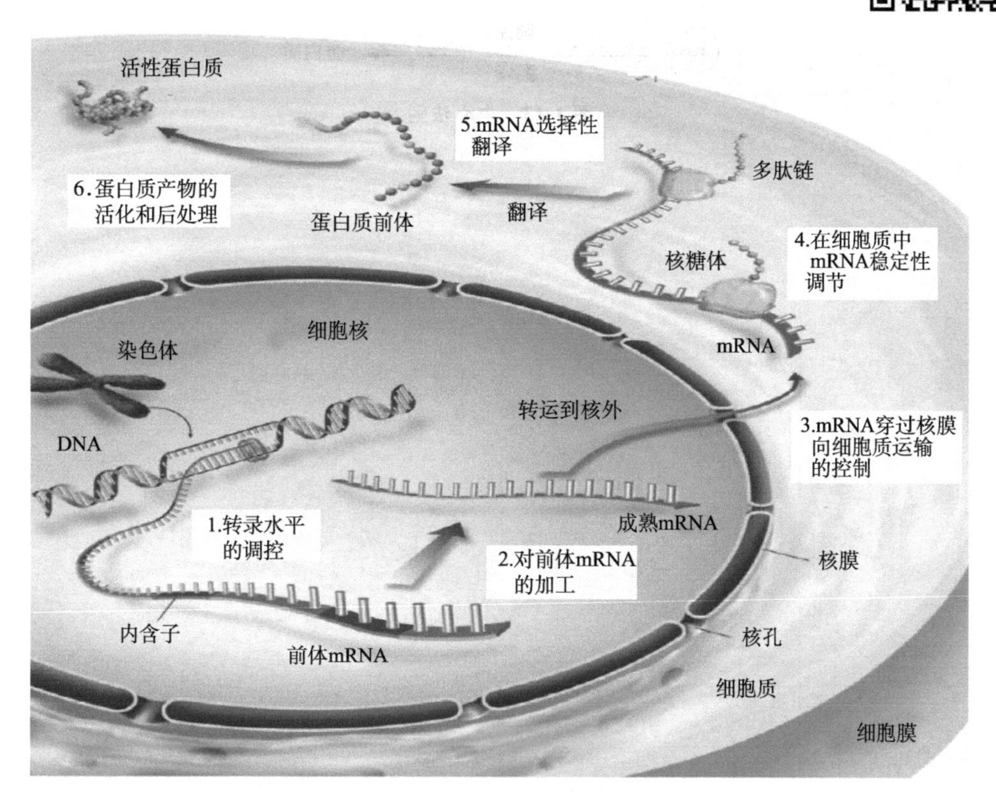

图 1-12　活细胞中蛋白质合成的过程

生物有机体的DNA中储存着大量的遗传信息，在酶的作用下，传递给mRNA，再转移合成特定的蛋白质，又在特定酶的作用下，机体进行着各种各样的生化反应，各种代谢过程，使机体细胞内的整个代谢系统协调地活动。因而推动着正常生长、发育过程，表现出各种稳定的性状。但如果基因发生变化，即DNA分子结构上有关碱基在组成或排列顺序上有所改变，就会影响蛋白质的氨基酸组成或排列顺序，使其发生相应的变化，结果出现异常蛋白质，从而引起遗传性状的改变。有许多遗传病就是由蛋白质或酶的异常而引起的。

4. 中心法则

遗传信息只能从DNA传递给DNA，或由DNA传递给RNA，然后决定蛋白质特异性的转录和翻译过程，但不能由蛋白质传递给蛋白质，或由蛋白质传递给DNA或RNA，这就是遗传学的中心法则。近来还发现RNA也可以反过来决定DNA，称为逆转录，这是对中心法则的补充和发展，如图1-13所示。

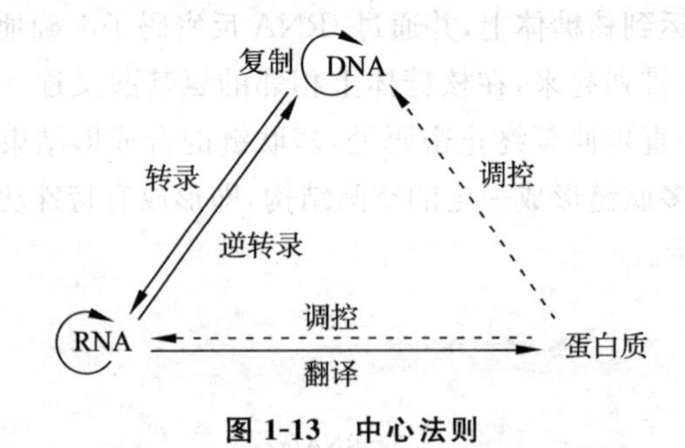

图1-13 中心法则

第2章

遗传的基本规律

2.1 分离定律

2.1.1 一对相对性状的实验

生物的形态、结构和生理生化等特征和特性统称为生物的性状，如小麦的株高、穗长、鸡的产卵数、抗病性，人的身高、血型等。同一性状相对应的两种不同表现，称为相对性状，如以人的身高这一性状而言，高与矮即是一对相对性状。

19 世纪中期，奥地利神甫孟德尔在前人实验的基础上，总结他们的经验教训，以严格自花授粉的豌豆为材料，从复杂的性状中选择简单而易区分的 7 对相对性状进行系统的杂交实验，经过几十年的研究，揭示了遗传学的两个基本规律：分离定律和自由组合定律，现以其中一对为例分析分离定律。豌豆花的红花和白花这一相对性状如图 2-1所示。

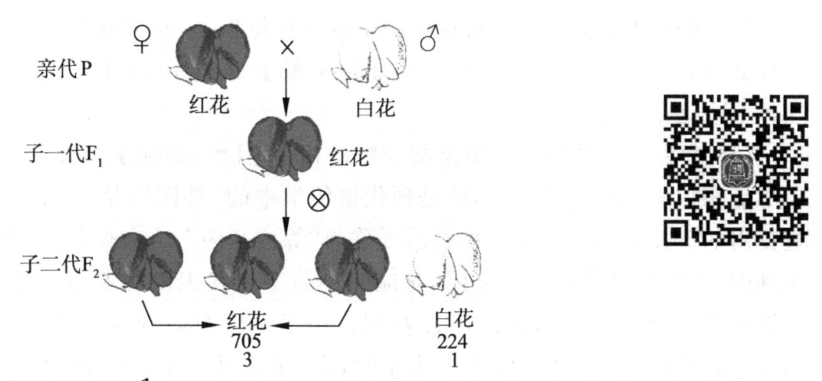

P—亲本；♀—雌性（母本）；♂—雄性（父本）；×—杂交；⊗—自交；F_1—子一代；F_2—子二代

图 2-1 豌豆花色的显、隐分离现象

由图 2-1 可见，红花×白花形所产生的 F_1 全部为红花，F_2 出现红花、白花两种类型，共 929 株，其中红花占 705 株，白花占 224 株，两者比例接近 3∶1。反过来用白花做母本与红花做父本杂交也得到同样的结果。并且，孟德尔在豌豆其他 6 对相对性状的杂交实验中都获得一致的结果，见表 2-1。

表 2-1　孟德尔豌豆杂交实验结果

性　状	杂交组合	F_1	F_2		
		性状	显性性状	隐性性状	比例
花色	红花×白花	红花	705 红花	224 白花	3.15∶1
种子形状	圆粒×皱粒	圆粒	5474 圆粒	1850 皱粒	2.96∶1
子叶颜色	黄色×绿色	黄色	6022 黄色	2001 绿色	3.01∶1
豆荚形状	饱满×皱缩	饱满	822 饱满	299 皱缩	2.95∶1
未熟豆荚色	绿色×黄色	绿色	428 绿色	152 黄色	2.32∶1
花的位置	腋生×顶生	腋生	651 腋生	207 顶生	3.14∶1
植物高度	高茎×矮茎	高茎	787 高茎	277 矮茎	2.84∶1

以上实验结果有三个共同点：

(1) F_1 只出现一个亲本的性状，孟德尔把在 F_1 中表现出来的亲本性状称为显性性状，而没有表现出来的称为隐性性状；

(2) 在 F_2 代群体中两个亲本的性状又分别表现出来，这种现象称为性状分离；

(3) F_2 代群体中，具有显性性状的个体与具有隐性性状的个体呈一定的分离比，而且接近 3∶1，即分离定律。

2.1.2　分离现象的解释

为什么会出现分离现象呢？孟德尔提出遗传因子假说以解释分离现象，他认为：

(1) 相对性状的遗传由相对的遗传因子所控制，每对因子控制一个相对性状；

(2) 遗传因子在体细胞中成对存在，每对因子中的一个来自父本，另一个来自母本；

(3) 杂种体细胞内的成对遗传因子各自保持独立，互不混杂。形成配子时，成对的因子彼此分开，进入不同的配子中。由于每个配子只含有成对因子中的一个，因而，配子在遗传上永远是单纯的；

(4) 杂种产生各种不同类型配子数目相等，且雌、雄配子结合的机会相等，是随机的。

孟德尔所说的遗传因子，就是现代遗传学中的“基因”，是 1909 年丹麦遗传学家约翰逊提出的。控制相对性状的相对因子称为“等位基因”，为方便起见，都统一用英文字母代表基因，大写字母代表显性基因，对应的小写字母代表隐性基因。则 C 代表控制红花的显性基因，c 代表控制白花的隐性基因。由于基因在体细胞中是成对的，故红花亲本为 CC，白花亲本为 cc。当亲本产生配子时，CC 亲本只产生 C 一种配子，cc 亲本只产生 c 一种配子，通过杂交，两种配子结合形成 F_1 个体为 Cc，由于 C 对 c 为显性，故 F_1 表现为红花。当 F_1 产生配子时，C 与 c 分离，分配到不同的配子中，故 F_1 产生两种配子且数目相等。F_1 自交雌雄配子随机结合，形成的 F_2 合子即有四种情况，如图 2-2 所示。

可见，红花占 3/4，白花占 1/4。我们把决定性状的遗传组成称为该性状的基因型，如 CC、Cc、cc；性状的外观表现称为表现型，如 CC、Cc 表现为红花，cc 表现为白花。表现型是基因型和内外环境相互作用的最终表现。

所以分离规律的实质是杂合子形成配子进行减数分裂的时候，等位基因随着同源染色体的分开而分离，分别进入两个配子中，独立地随着配子遗传给后代。

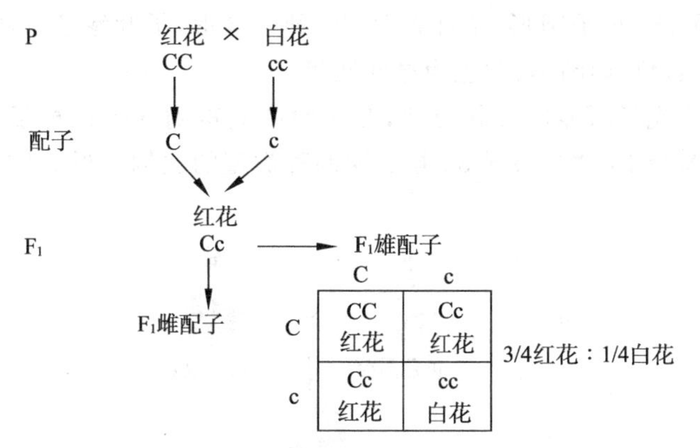

图 2-2　分离定律遗传因子图解

2.1.3　分离定律在人类遗传中的应用

人类有许多的正常性状和遗传疾病，是按分离定律向后代传递的。其中由显性基因控制的遗传表现称显性遗传，受隐性基因控制的遗传表现则称为隐性遗传。

正常性状如人的耳垂，受显性基因所控制，基因型 AA 与 Aa 个体有耳垂，aa 个体无。根据分离规律的原理和不同的婚配方式，其子女将有如下几种情况：

(1) AA 有×aa 无→Aa 有；

(2) Aa 有×aa 无→1/2Aa 有、1/2aa 无；

(3) Aa 有×Aa 有→1/4AA 有、2/4Aa 有、1/4 无。

隐性遗传如人类的白化现象称为白化病，它的传递也同样遵循着分离规律：

(1) BB 正常×bb 白化→Bb 正常；

(2) Bb 正常×bb 白化→1/2Bb 正常、1/2bb 白化；

(3) Bb 正常×Bb 正常→1/4BB 正常、2/4Bb 正常、1/4bb 白化。

据统计，先天缺陷和遗传疾病患者约占人口的 10%。有许多是属于单基因遗传病，其遗传表现符合分离定律。故了解分离定律及这些基因的遗传表现，就可对相应疾病的发病规律及特点进行分析，从而能够准确诊断，并采取适应的防治措施。同时，还可根据显、隐遗传疾病的不同情况，了解它们在群体内或家族内发生的可能性。但应指出，人类的生育能力是有限的，大多数人一生只有少数子女，尤其实行计划生育后，绝大部分年轻夫妇只生一个孩子，所以从一个家庭很难看到上述相应的分离比例。如果将若干个家庭中相同婚配方式所生的子女总计起来分析，就接近分离比例了。

2.2　自由组合定律

2.2.1　两对相对性状的实验

在豌豆杂交实验中，孟德尔还分析研究了两对遗传因子的遗传现象，揭示了遗传的第二个基本规律——自由组合定律。

如图 2-3 所示，P_1 种子圆形、子叶黄色，P_2 种子皱形、子叶绿色。两者杂交后，F_1 均为圆形种子，子叶黄色，即圆形，黄色为显性性状。

F_1 自交，F_2 出现了明显的性状分离，在实验中共得到 556 粒种子，其中圆黄为 315 粒，皱黄 101 粒，圆绿 108 粒，皱绿 32 粒。这四种类型的比例接近 9∶3∶3∶1，如图 2-3 所示。

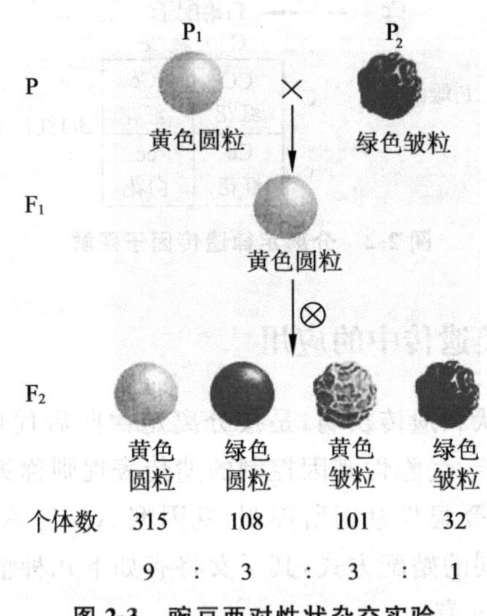

图 2-3　豌豆两对性状杂交实验

从图 2-3 可知，F_2 出现的四种类型，其中有两种和亲本一样，圆黄和皱绿，称为亲组合。另两种与亲本不同，是亲本性状的重新组合，称重组合，如将性状分别统计可得出表 2-2 数据。

表 2-2　对每一对相对性状单独分析

种子类型	数　目	百分比(%)	比　率
圆形	315+108=423	76.1	3.18
皱形	101+32=133	23.9	1
黄色	315+101=416	74.8	2.97
绿色	108+32=140	15.2	1

从表 2-2 可知，上述实验中，每一对相对性状只涉及一对遗传因子，因而符合分离定律，而两对性状综合分析，F_2 分离比恰是 $(3:1)^2$。说明两对遗传因子在各自分离的基础上彼此是随机组合的。

2.2.2　自由组合现象的解释

两对相对性状自由组合的内部遗传机制是什么？为了解释这种现象，孟德尔提出了遗传因子自由组合假说，其要点是：不同对遗传因子在形成配子时的分离是独立进行的，它们彼此的组合是随机的，自由搭配的。

这样即可在分离定律的基础上解释自由组合现象。用 R，r 分别代表种子的圆与皱，

Y,y代表子叶的黄与绿。即 P_1 为 RRYY,P_2 为 rryy。都包含两对基因,且分别位于不同对的染色体上,杂交时两亲本各产生一种配子,P_1 为 RY,P_2 为 ry,F_1 形成 RrYy 一种类型。

由 R 对 r 显性,Y 对 y 显性,故 F_1 为圆黄。F_1 自交在形成配子时等位基因 R 与 r,Y 与y 彼此分离,各自独立地分配到配子中去,在配子中不同的等位基因随机组合,即 R 与 Y,R 与 y 及 r 与 Y,r 与 y 的组合是随机的,这种不同对的等位基因称为非等位基因,故基因型为 RrYy 的 F_1 在形成配子时等位基因分离,非等位基因自由组合,因而形成数目相等的四种类型的配子,即 RY、Ry、rY、ry,其比例为 1∶1∶1∶1。F_1 自交,雌雄配子的四种类型随机结合,就形成 F_2 的 16 种组合,9 种基因型和 4 种表现型,其比率接近 9∶3∶3∶1,如图 2-4 和表 2-3 所示。

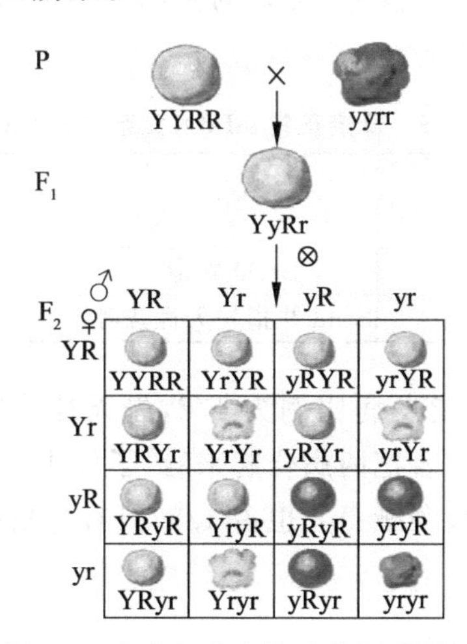

图 2-4 自由组合定律遗传因子图解

表 2-3 两对相对性状自由组合结果

表现型	基 因 型	表型比率
圆黄	RRYY、2RrYY、2RRYy、4RrYy	9
圆绿	RRyy、2Rryy	3
皱黄	rrYY、2rrYy	3
皱绿	rryy	1

所以,自由组合定律的实质是:具有两对(或更多对)相对性状的亲本进行杂交,在 F_1 产生配子时,在同源染色体上的等位基因分离的同时,非同源染色体上的非等位基因表现为自由组合。也就是说,一对等位基因与另一对等位基因的分离与组合互不干扰,各自独立地分配到配子中。

2.2.3 自由组合定律在人类遗传中的运用

人的正常性状如有无耳垂和眼睛的颜色,有耳垂(A)、棕色眼(B)是显性,有耳垂蓝色眼(Aabb)的女性和有耳垂棕色眼(AaBb)的男性婚配,其后代见表 2-4。

表 2-4 aaBb(女)×AaBb(男)

女 \ 男	AB	Ab	aB	ab
Ab	AABb 有棕	AAbb 有蓝	AaBb 有棕	Aabb 有蓝
ab	AaBb 有棕	Aabb 有蓝	aaBb 无棕	aabb 无蓝

一些遗传病的遗传同样遵循自由组合定律,如父亲是并指的患者,母亲正常,婚后生过一个先天性聋哑的患儿,他们以后所生子女的发病情况将如何?

分析:并指由显性基因 S 决定,先天性聋哑由隐性基因 d 决定。假定父亲是并指杂合子(Ss),母亲正常(ss),由于他们生了一个先天性聋哑的患儿(dd),所以他们夫妇都是先天性聋哑基因的携带者(Dd)。这样,父亲的基因是 SsDd,母亲的基因是 ssDd,他们婚后所生子女的发病情况见表 2-5。

表 2-5 母亲正常 ssDd×父亲并指 SsDd

母 \ 父	SD	Sd	sD	sd
sD	SsDD 并指	SsDd 并指	ssDD 正常	ssDd 正常
sd	SsDd 并指	Ssdd 并指先天性聋哑	ssDd 正常	ssdd 先天性聋哑

由表 2-5 可见,子代的并指发病比例为 1/2,先天性聋哑、携带者、正常的比例仍是 1∶2∶1,即发病患者仍占 1/4,若把两病合起来看,子代中并指和先天性聋哑同时发病者占 1/2×1/4=1/8,只有先天性聋哑患儿也占 1/8,只有并指的占 3/8,正常儿也占 3/8。

2.3 连锁交换定律

2.3.1 果蝇杂交实验

美国遗传学家摩尔根在孟德尔遗传规律研究的基础上,选用大量果蝇为材料进行杂交实验,运用统计学的方法分析所得的实验数据,归纳出新的遗传规律,即连锁交换定律。摩尔根用灰身长翅(BBVV)雌果蝇与黑身残翅(bbvv)雄果蝇交配,B 灰身 V 长翅为显性。F_1 为灰身长翅,再以 F_1 代雄果蝇与黑身残翅(bbvv)测交(杂种子代与隐性纯合亲本的杂交),按自由组合律应有四种类型,而且为 1∶1∶1∶1,但结果却出现了完全和亲本性状相同的两种类型并各占 50%,如图 2-5 所示。如用 F_1 的雌果蝇与黑身残翅雄果蝇测交,则出现四种类型,但各占比例不同,不是 1∶1∶1∶1,如图 2-5 所示。

2.3.2 连锁交换定律

上述实验为何与孟德尔的自由组合律不同?摩尔根认为,基因 B 与 V 在一条染色体上,b 与 v 又在一条染色体上,这样,决定不同性状的基因位于同一染色体上,就不能自由组合了。假如它们位置保持不变,杂种 F_1 只产生两种配子,测交结果只能得到和亲本相同的组合,没有重组合出现。遗传学上把这种在同一染色体上的基因连在一起传递的倾

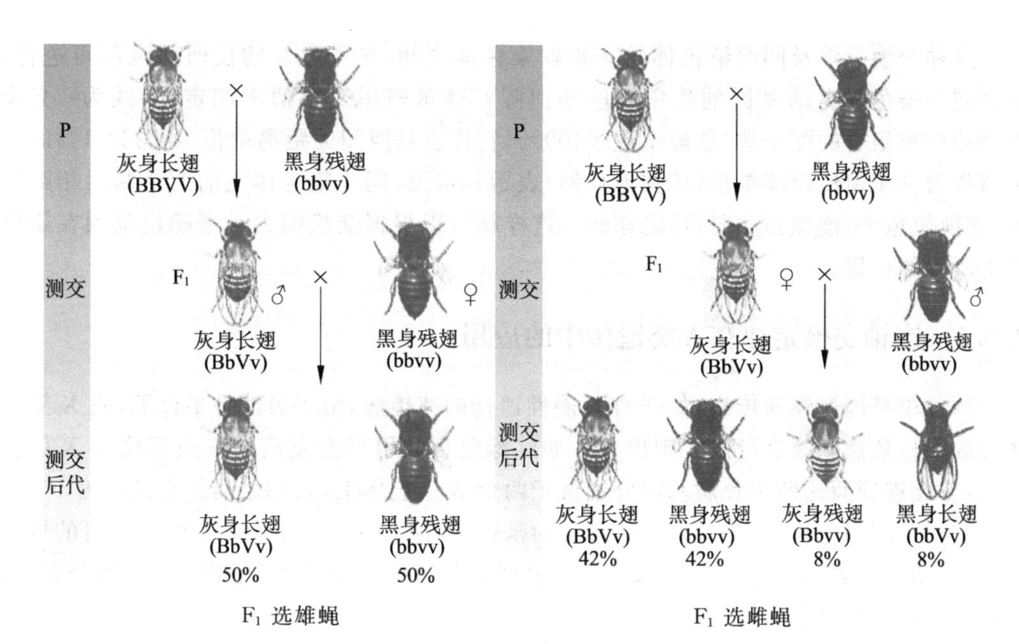

图 2-5　果蝇杂交实验

向称为连锁遗传。那么，同一条染色体上的基因，它们在遗传过程中不能独立分配，而是紧密连在一起传递到子代中去，这就是完全连锁遗传。

如果同源染色体在减数分裂过程中，对应节段发生交叉、断裂及重接，就会导致等位基因间的交换，从而产生了重组类型，但与自由组合律比较，重组类型比率显著减少。这种遗传现象称为不完全连锁。这种规律即连锁交换定律，为遗传的第三大基本规律。用符号"—"代表一条染色体，那么上述果蝇的遗传实验可表示为如图 2-6 所示。

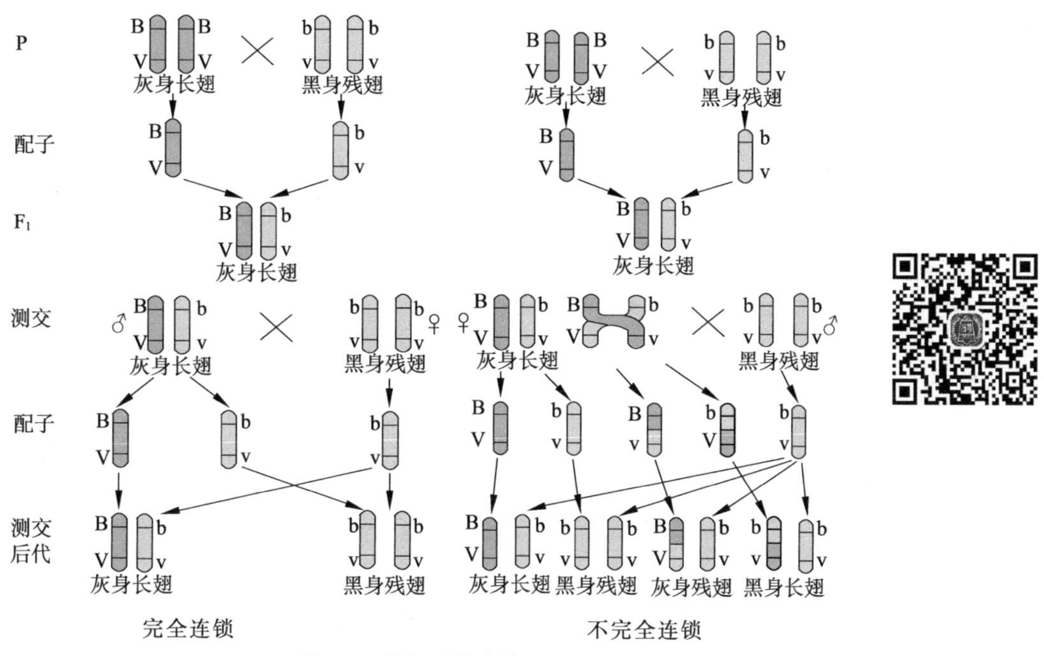

图 2-6　果蝇连锁交换图

这种交换只涉及同源染色体的非姐妹染色体之间，在染色体的任何部位都可进行。那么同一染色体上的基因的连锁程度如何呢？摩尔根用交换值来测定，公式为：交换值(%)＝重组合的配子数/总配子数×100%，它代表基因间的距离单位，通常以1%的交换值作为一个遗传距离单位，用厘摩(cM)表示。可见，同一染色体上的两个基因相距愈远，交换值愈大，连锁强度弱，反之亦然。这样就可以根据交换值大小来确定基因在染色体上所处的位置。

2.3.3 连锁交换定律在人类遗传中的应用

两种单基因连锁遗传病，如X伴性隐性遗传的遗传病，由于男性是半合子，故X染色体上的隐性致病基因都可以表现出来。如红绿色盲和甲型血友病的基因都位于X染色体上，彼此连锁而这两个致病基因分别位于两个X染色体上，它们之间的交换值为10%。

父亲是红绿色盲患者，母亲外表正常为携带者，他们的子女中女儿有红绿色盲的机会占50%，儿子中绝大多数应是红绿色盲或甲型血友病患者，极少出现正常或两病兼有，这是由于连锁的基因发生了交换的结果。

对常染色体上基因，研究其连锁交换要比研究X染色体上基因的连锁交换更为复杂。

第3章

遗传病及其发病原理

3.1 遗传病概述

3.1.1 遗传病

遗传病是指生殖细胞或受精卵的遗传物质在结构上或功能上发生了改变而引起的遗传性疾病。遗传病的发生需要一定的遗传物质基础，遵循一定的遗传方式，通过一定的环境条件才能表现出来。遗传病按照一定的遗传规律，将致病基因从亲代传给子代，具有垂直遗传的特点。但遗传病不是传染病，夫妇双方中有一方是遗传病患者，不会使配偶患同样的遗传病。

3.1.2 遗传病的特点

(1) 遗传性。遗传病是由于遗传物质改变而导致的疾病。它可按一定的遗传方式、一定的比例往后代传递并引起发病，因而造成患者家庭的上、下垂直发病或同代间的水平发病，因而家族中往往有多个发病的个体。

(2) 先天性。大多数遗传病的传递是由于亲代的精子或卵子带有异常的基因，或者受精卵是正常的，但在受精卵发育早期，遗传物质发生了异常的改变，致使胚胎存在遗传危害，出生后表现出病症，因而给预防、治疗造成极大困难。例如白化病患者在出生时就表现出全身性的色素缺乏、怕见阳光等病症；又如先天愚型(白痴)患者在出生时就具有先天愚型的特殊面容；也有例外，有的患者虽然具有致病的染色体畸变或基因突变，但病症要到一定年龄才表现出来，出生时表现正常，在现象上看不到先天性，例如肌营养不良症要到儿童期才发病；慢性进行性舞蹈病要30岁以后才出现症状；男性的睾丸发育不全综合征(小睾症)和女性的性腺发育不全综合征都是由染色体畸变引起，患者在胎儿时期已能查出，但在出生时的体征都正常，随着年龄的增长，尤其到性成熟时，才表现出明显的病症。然而，有一些在出生时就表现出来的先天性病症却不是遗传病，例如胎儿的风疹病毒感染(宫内感染)，亦可产生先天性心脏病、先天性白内障等出生缺陷，故不能把先天性疾病和遗传病等同起来。

(3) 家族性。在有的家庭或家族内，经常有几个人都患同一种遗传病，称家族性。例如短指症、多指症经常在一个家庭或连续若干世代出现多名患者。但是，有的遗传病，特别是常染色体隐性遗传病，经常是散发的，在一个家庭或家族内往往只出现一个患者，如白化病患者的父母是表型正常的致病基因的携带者，他们的隐性致病基因传递给后代，致使其子女发病。而有家族史的疾病也不一定是遗传病，如地方性甲状腺肿，此病症在一个家族中可有几个成员，能连续多代，但发病原因是缺碘，故不是遗传病。所以，不能把遗传病与家族性疾病混为一谈。

(4) 终生性。因为目前的医学还不能根治遗传病，只能治标，不能治本。有些遗传病经治疗，症状可减轻或甚至消除，但致病基因仍存在，使其在后代中潜伏或得以表现。

3.1.3 人类遗传病的分类

遗传病一般分为基因病和染色体病。基因病又分为单基因病和多基因病。单基因病按遗传方式又可分为常染色体显性遗传病、常染色体隐性遗传病、X连锁显性遗传病、X连锁隐性遗传病、Y连锁遗传病、线粒体遗传病和其他遗传病如从性遗传病和限性遗传病等几类；染色体病又分为常染色体异常和性染色体异常两大类。归纳起来，通常可将遗传病分为单基因病、多基因病和染色体病三大类。若按目前最新的分类方法，则可分为单基因病、多基因病、染色体病、线粒体病和体细胞遗传病五类，见表3-1。

表3-1 人类遗传病的分类

<table>
<tr><th colspan="3">人类遗传病的类型</th><th>特点</th><th>常见病例</th><th>备注</th></tr>
<tr><td rowspan="5">单基因遗传病</td><td rowspan="2">常染色体</td><td>显性遗传</td><td>无性别差异，连续遗传</td><td>多指、软骨发育不全、家族性多发性结肠息肉</td><td rowspan="5">家系传递，可用系谱分析的方法确定遗传病的类型和传递规律</td></tr>
<tr><td>隐性遗传</td><td>无性别差异，隔代遗传</td><td>白化病、苯丙酮尿症、先天性聋哑</td></tr>
<tr><td rowspan="2">伴X染色体</td><td>显性遗传</td><td>与性别有关，女性患病率高于男性，有交叉遗传现象，男病母女病</td><td>抗维生素D佝偻病</td></tr>
<tr><td>隐性遗传</td><td>与性别有关，男性患病率高于女性，有交叉遗传现象，女病父子病</td><td>红绿色盲、血友病、进行性肌营养不良</td></tr>
<tr><td colspan="2">伴Y染色体</td><td>男性代代相传</td><td>人外耳郭多毛症</td></tr>
<tr><td colspan="3">多基因遗传病（受两对以上基因控制）</td><td>有家族聚集现象，群体发病率高，且易受环境因素影响</td><td>原发性高血压、唇裂、精神分裂症、哮喘</td><td>每对基因间无显隐性关系，但有累加效应</td></tr>
<tr><td rowspan="4">染色体病</td><td rowspan="2">常染色体</td><td>数目畸变</td><td rowspan="4">先天性多发畸形，智力低下，发育迟缓，有的还有特殊的皮肤纹理改变；50%伴有先天性心脏病；具有染色体异常的胚胎，大部分流产或死产；性染色体异常患者还有内外生殖器异常或畸形</td><td rowspan="4">21三体综合征（先天愚型）、5P综合征（猫叫综合征）、先天性卵巢发育不全（特纳氏综合征）、先天性睾丸发育不全（克氏综合征）、脆性X染色体综合征</td><td rowspan="4">随母亲年龄增大，生先天愚型患儿的风险增高</td></tr>
<tr><td>结构畸变</td></tr>
<tr><td rowspan="2">性染色体</td><td>数目畸变</td></tr>
<tr><td>结构畸变</td></tr>
<tr><td colspan="3">线粒体病</td><td>致病基因由母亲传递</td><td>Leber视神经萎缩、线粒体肌病</td><td>表现母系遗传</td></tr>
</table>

3.1.4 遗传病发病概况

由于卫生保健和医疗技术的发展，以及抗生素等的有效应用，一些严重危害人民健康的传染病、流行病如鼠疫、霍乱、天花、结核等已基本得到控制，在人群中的发生和发病率也逐渐降低。而遗传病和先天畸形的发生率却相对升高，遗传病对人类健康的威胁日益严重。对遗传病的发生，可这样加以概括：遗传病种类繁多，发病率高，死亡率、流产率高，危害严重。

(1) 种类繁多

《人类孟德尔遗传》(MIM)被誉为人类遗传学的"圣经"，是目前世界上最具权威性的一套大型资料书。从 1966 年出版第 1 版至今已经再版 12 次。截至 1998 年的第 12 版，已经统计入册的遗传病(包括异常性状在内)种类已达 8 587 种，其中常染色体遗传病(包括显性和隐性遗传病)有 8 005 种，X 连锁遗传病(也包括显性和隐性遗传病)有 495 种，Y 连锁遗传病有 27 种，线粒体遗传病有 60 种。1966—1998 年，遗传病总数由 1966 年的 1 487 种猛增到 1998 年的 8 587 种，平均每年增加 229 种。1966—1998 年共 12 版 MIM 所统计的数值见表 3-2。

表 3-2 人类遗传病的病种和类型

年份(版次)	AD 遗传病	AR 遗传病	X 连锁遗传病	Y 连锁遗传病	线粒体遗传病	总数
1966(1)	837	531	119			1 487
1968(2)	793	629	123			1 545
1971(3)	943	783	150			1 876
1975(4)	1 218	947	171			2 336
1978(5)	1 489	1 117	205			2 811
1983(6)	1 827	1 298	243			3 368
1986(7)	2 201	1 420	286			3 907
1988(8)	2 259	1 477	310			4 346
1990(9)	3 047	1 554	336			4 937
1992(10)	3 711	1 631	368			5 710
1994(11)	4 457	1 730	412	19	59	6 677
1998(12)	8 005		495	27	60	8 587

截至 2014 年 3 月 28 日，在线人类孟德尔遗传数据库 OMIM 的信息统计：人类单基因遗传病、性状和单基因座已达 22 279 种，其中常染色体遗传 20 949 种，X 连锁遗传 1 206种，Y 连锁遗传 59 种，线粒体遗传 65 种。另目前已知的人类遗传病中，还有因染色体不正常引起的疾病约 500 多种，多基因遗传病约 150 多种。

遗传病的种类及数量仍在增加，一方面是由于对染色体及基因的研究进展，提高了对遗传病的认识及诊断水平，一些严重危害人类健康的常见病已证明和遗传因素有关。如肿瘤、糖尿病、高血压、精神分裂症、心脏病、动脉粥样硬化、支气管哮喘等，这些人们最常见又最不了解的疾病已经确定为多基因遗传病。新中国成立以来，我国曾进行过 3 次大规模的高血压流行病学调查。最近一次的 2002 年中国居民营养与健康状况调查结果显示，我国 18 岁以上居民高血压患病率为 18.18%，估计全国患病人数 1.6 亿多。与 1991 年比较，患病率上升 31%，患病人数增加 7 000 多万人。高血压并发症（脑卒中、心脏病及肾脏病等）严重危害我国居民健康，成为重大公共卫生问题。十多年前认为早发性冠状动脉粥样硬化性心脏病（简称冠心病），只有 10%决定于遗传，现在已确定 80%～90%与遗传有关；另一方面更为重要的是，随着工业发展，在人类环境中人为造成一些致突变的物理和化学因素，使一些新的遗传病出现。同时，由于环境及生态体系的剧变直接影响微生物，致使其发生变异危害人类。因此，微生物影响人类遗传的问题也不能忽视。

(2) 发病率高

据联合国卫生组织（WHO）及美国等工业发达国家的统计资料，1956 年美国及工业发达的国家先天缺陷儿占 4%，1968—1969 年世界卫生组织的全球调查已是 6%，1971 年联合国辐射效应委员会报告竟达 10.8%。因此估计，每 100 个新生儿中就有 3～10 个患各种遗传病。美国科学院 1972 年发表的一份报告显示：新生儿中出现染色体病的占 5.1‰，出现单基因病的占 9.9‰，出现多基因病的占 70‰以上。也就是说，在美国，生下来就有“出生缺陷”的婴儿比率高达 8.5%。1971 年统计，美国有 117 万儿童为先天性智力低下，还有 100 余万儿童患有各类先天缺陷（如先天性失明、聋哑、性别异常、肌营养不良、先天性心脏病、重症糖尿病、唇裂、腭裂及其他畸形等），合计智力低下和先天性缺陷者共 250 万左右。

我国对各种先天性、遗传性疾病的普查工作开展较晚，1980 年武汉市和黑龙江省曾对 350 482 名儿童进行遗传病的普查，检出各类遗传病患者 6 201 人，发病率为 17.86‰。其中武汉市对 177 057 名 12 岁以下的小儿进行普查，检出遗传病患者 4 316 名，发病率为 24.38‰。又如上海地区仅就畸形儿这一项作过调查统计，十年活产儿44 710名，其中，畸形发生率为 15‰，另有 12 000 例初生五天新生儿畸形发生率亦为 15.60‰，这些患儿大部分是由遗传因素引起的。上海儿科医院在 1963 年对本院 4 476 名病儿进行调查分析，其中患先天性及遗传性疾病的占 9.44%；1978 年，该院又对 4 323 名病儿进行了分析，先天性及遗传性疾病已占到 16.57%，发病率明显上升，这说明遗传病患者的比例逐年增加。根据我国一些省市与地区对遗传病现患者调查的结果，推算估计我国有不同程度的精神分裂症患者约 200 万；先天缺陷者 100 万以上，先天愚型患者 150 万；还有属多基因遗传的智能低下者约 400 万～500 万。因此，当时估计，我国至少有 1 000 万儿童患有各种智力上和体力上的先天性、遗传性缺陷，而且我国每年大约出生 1 500 万婴儿，其中就有 30 万～50 万婴儿患各种遗传病，这确实是个庞大的数字。

2000—2011 年，先天性心脏病、多指（趾）、唇裂伴或不伴腭裂、神经管缺陷、先天性脑积水等 10 类疾病是我国围产儿前 10 位高发畸形病。2000 年这 10 类畸形病占所有出生缺陷病例的 72.1%，2011 年这一比例下降到 65.9%；2011 年，先天性心脏病占所有监测发现病例的 26.7%。报告测算，我国每年将新增先天性心脏病超过 13 万例，神经管缺陷约 1.8 万例，唇裂和腭裂约 2.3 万例，先天性听力障碍约 3.5 万例，唐氏综合征 2.3～2.5 万例，先天性甲状腺功能低下症 7 600 多例，苯丙酮尿症 1 200 多例。2012 年9 月，卫生部发布的《中国出生缺陷防治报告》显示，目前我国围产期（即从怀孕28 周至出生一周后）发现有出生缺陷的新生儿已达到 5.6%左右，而这个数字在 2000 年仅为 1.09%。按当前我国每年约有新生儿 1 600 万计算，平均不到 30 秒就有一名“缺陷儿”出生，每年新增 90 万例。

(3) 死亡率、流产率高

遗传病不仅种类繁多、发病率高，而且儿童期的死亡率高、胎儿期的流产率高。遗传病是造成人类死亡的重要因素。资料显示，我国 15 岁以下死亡的儿童中，约 40%是由遗传病和先天畸形所致。遗传病已经成为当前危害人类健康最为严重、病死率最高的三大类疾病(肿瘤、心血管病、遗传病)之一，而且有些肿瘤和心血管病也属于遗传病。遗传病不仅影响患者本身的生活和生存，同时也给家庭其他成员带来许多精神和经济负担，既影响家庭幸福，又给社会造成许多负面影响，并且还直接影响民族的健康素质和国家的兴旺发达。

卫生部 2012 年发布的《中国出生缺陷防治报告(2012)》显示，我国是出生缺陷高发国家，11 年时间出生缺陷在全国婴儿死因中的构成比已从第 4 位上升到第 2 位，近 20%的婴儿因出生缺陷死亡。报告提出，随着我国社会经济的快速发展和医疗服务水平的提高，婴儿死亡率和 5 岁以下儿童死亡率持续下降，虽然危害儿童健康的传染性疾病逐步得到有效控制，但出生缺陷问题凸显，逐渐成为影响儿童健康和人口素质的重大公共卫生问题。出生缺陷在发达国家已成为婴儿死亡的第一位原因，这一趋势在我国也逐渐显现。

(4) 危害严重

遗传病对人类的危害有两个方面：一方面是遗传病对人的智力与体力有严重影响，使人失去正常的劳动与生活能力，加之目前能治疗的遗传病种类甚少，还停留于治表(消除病症)而不能治本(染色体和基因的异常不能治疗)阶段，因此，遗传病对人体的危害是终生的；另一方面，遗传病可以通过遗传物质世世代代地传递下去，虽则有些患者经过治疗其症状可以减轻，甚至可以消除，但致病基因仍存在，还可传递给患者的后代，在后代中潜伏或得以表现，人群中保存有害的遗传物质，危害民族的健康，对种族具有潜在的遗传危害。因此，如任由遗传病患者结婚和生育，势必直接威胁人类的健康和繁衍。

3.2 染色体畸变及染色体病

3.2.1 染色体病概况

染色体病是指染色体数目异常或结构畸变所引起的疾病。染色体是遗传物质——基因的载体，人类单倍染色体组约有结构基因 3 万多个。平均计算，每条染色体上至少有上千个基因。美籍华人蒋有兴(1956)查明人类染色体为 46 条，Caspersson 等(1970)首次发表人类染色体显带。各染色体上的基因有严格的排列顺序，各基因间的毗邻关系也是较恒定的。因此，在人类的 24 种染色体上，形成了 24 个基因连锁群。所以染色体如发生数目异常，甚至是微小的结构畸变，都必将导致许多基因改变而引起多种异常症状。因此，染色体异常表现为多种症状的综合，包括多发畸形、生长发育迟缓和智力低下，此外，还可见到一些特征性的皮肤纹理改变。

现已发现人类的染色体数目异常和结构畸变 500 多种。这些畸变如涉及第 1～22 号染色体的，称常染色体病，如涉及 X、Y 性染色体的称性染色体病。另据调查，染色体异常占流产胚胎的50%，占死产婴儿的8‰，占新生儿死亡6‰，占新生活婴儿的5‰～10‰。

在染色体病中，较常见的有：21三体综合征（又称先天愚型）、唐氏综合征（Down综合征）也就是人们平时所说的白痴；18三体综合征，又称爱德华综合征（Edwards综合征）；13三体综合征，又称帕吐综合征（Patau综合征）；先天性睾丸发育不全症，又称克兰费尔特综合征（Klinefelter综合征）；先天性卵巢发育不全综合征，又称杜纳氏综合征（Turner综合征）；XYY综合征，又称YY综合征或超雄综合征；等等。此外，还有猫叫综合征（Criduchat综合征）、脆性X染色体综合征（Martin-Bell综合征）、多X综合征等。文献中有关的染色体异常主要类型发生率见表3-3。

表3-3 染色体异常主要类型发生率

自然流产（总发生率）	40%～60%
晚期死胎和围产期死亡	5%～7%
活婴	0.5%
男性性染色体畸变	1∶400
{47,XXY	1∶1 000
47,XYY	1∶1 000
女性性染色体畸变	1∶700
{47,XXY	1∶1 000
45,X	1∶8 000
常染色体三体型	1∶500～800
{21三体型	1∶10～1 600（取决于母龄）
18三体型	1∶7 500
13三体型	1∶15 000
结构重排	1∶440
{平衡易位	1∶500
不平衡易位	1∶2 400

人类染色体数目及结构是比较稳定的，不会因种族、肤色及地区的差异而有所不同。染色体数目和结构的完整性对人体的正常发育是不可缺少的。但由于受某些因素的影响，也可使细胞中的染色体发生数目与结构的改变，这一类变化称为染色体畸变或称染色体异常。

染色体畸变可分为数目异常和结构畸变两大类。

1. 染色体数目异常

正常二倍体染色体整组或整条染色体数量上的增减，称为染色体数量畸变。有两种形式：一种是整组染色体数目增加，即形成多倍体；或成倍减少，形成单倍体，后者在人类中尚未发现；另一种是单个染色体的增加或减少，形成非整倍体。

(1) 多倍体。人的正常体细胞中的染色体数目为46条即23对，称为二倍体，以2n表示。精子或卵细胞中经减数分裂后只有23条染色体，称为单倍体，以n表示。如果一个细胞中的染色体数为单倍体的三倍，称为三倍体（3n=69）；为单倍体的四倍则称为四倍体（4n=92），以此类推，三倍体以上通称为多倍体。

多倍体在动植物中是有意义的，而在人类中则可导致胚胎死亡，故仅在流产儿中见到，据报道，在由染色体异常引起的自发性流产中，三倍体占17%，四倍体占5%。在葡萄胎内可以见到三倍体，在一些恶性肿瘤细胞中，常可以看到多倍体。由于多倍体不能完成胚胎发育，故能活至出生者甚为罕见。唯一见到的一例死胎患者如图3-1所示。

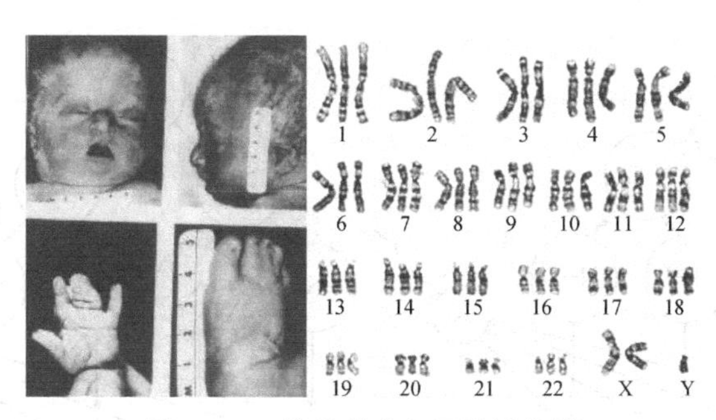

图3-1　三倍体综合征死胎及核型

(2) 非整倍体。一个细胞内的染色体数目只有一个或几个的增减，则形成非整倍体。这是一类最常见的染色体畸变，主要有单体型和三体型。它可导致胚胎致死或发育畸形。在人类自发性流产的胎儿中，约有1/2为常染色体三体，1/4为X染色体单体。

① 单体型。染色体总数为45条，是2n−1。在核型的23对染色体中，某一对染色体缺少一条。主要见于性染色体，多由于X染色体的丢失所造成。在人类的单体中，除X单体、21和22单体可能有部分个体出生并存活之外，其他单体几乎全是胚胎致死而导致流产。

② 三体型。染色体总数为47条，是2n+1，在核型的23对染色体中，某一对染色体增加一条，即有三条。常染色体以13、18和21三体型常见。除17和19号染色体目前尚未见三体型报道外，其余各对均有报道。性染色体三体型有XXX、XXY和XYY三种最为常见。大部分三体型也因胚胎致死而流产。若能存活的，在智力与体力方面也有严重的多发性畸形。三体型中增加的染色体如有部分缺失，称为部分三体型。

非整倍体一般是由于生殖细胞减数分裂时，部分染色体发生不分离，形成染色体数目异常的生殖细胞受精后所形成。所谓不分离，就是在减数分裂中同源染色体配对以后，未能分离，联合进入同一生殖细胞中。如果不分离发生在第一次减数分裂，结果1/2的生殖细胞多一条染色体，1/2的生殖细胞少一条染色体，与正常的生殖细胞结合后，将形成三体型和单体型个体而不形成核型正常的个体；如果不分离发生在第二次减数分裂，结果将有1/4的生殖细胞多一条染色体，1/4的生殖细胞少一条染色体，1/2的生殖细胞染色体数目正常，与正常生殖细胞受精后，将形成三体型、单体型个体或核型正常的个体，如图3-2所示。

受精卵的前几次分裂中如果发生了体细胞的不分离，将形成染色体数目不同的细胞系，如果这样的细胞系都能生存，那么就会有两个以上细胞系构成一个个体，叫嵌合体。受精卵的前几次分裂中，有时还会发生后期滞留，即某一条染色体的着丝粒未能与纺锤丝相连，未移向两极而滞留于赤道面处，分裂结果一个细胞中将少一条染色体，另一细胞有正常数目的染色体，如果这两种细胞均能生存并形成两个细胞系，就将形成嵌合体。

2. 染色体结构畸变

在物理、化学、生物等因素的作用下，染色体或染色单体发生了断裂，这是造成染色体畸变的根本原因。断裂后，染色体的断端富有黏着性，能与其他断端再接合。由于染色体发生断裂的部位、次数和重接的方式不同，可以表现出各种类型的畸变。在细胞学水平上可以识别的染色体畸变有如下几种，如图 3-3 所示。

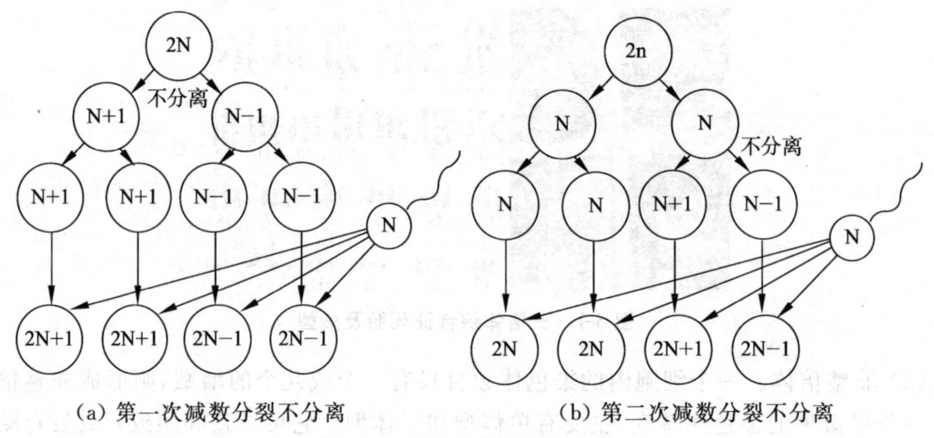

(a) 第一次减数分裂不分离　　(b) 第二次减数分裂不分离

图 3-2　非整倍体形成示意图

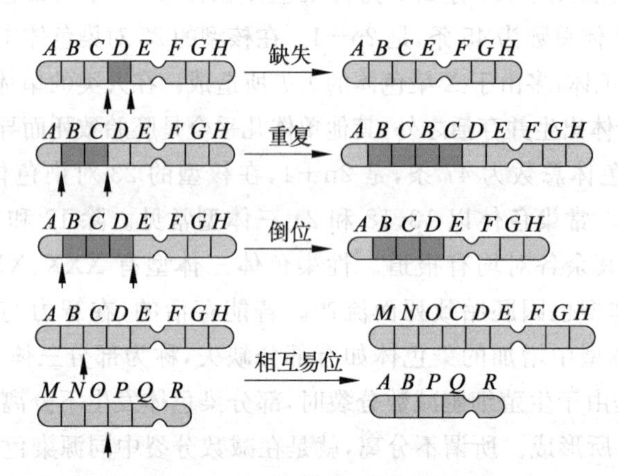

图 3-3　染色体结构畸变示意图

(1) 缺失。缺失是指染色体臂的部分丢失。染色体臂发生断裂后，断片未能重接而丢失，致使带有着丝粒的断片少了一部分染色体遗传物质，但依然保持复制能力和一定的遗传功能。缺失可按发生的部位分为末端缺失与中间缺失。末端缺失是在臂上端发生一次断裂，断片未能重接而丢失，使臂的末端出现缺失，如猫叫综合征($5P^-$ 综合征)是由于第 5 号染色体短臂末端缺失所致；中间缺失是在一条臂上发生两次断裂，中间的断片未能重接而丢失，结果在臂的中部出现缺失。如视网膜母细胞瘤($13q^-$)是第 13 号染色体长臂中间缺失所致。

(2) 重复。一条染色体内的某一段有两分以上的，称为重复，大多由于同源染色体之间发生了不等互换所造成。

(3) 倒位。一条染色体上发生两处断裂，中间断片倒转 180°后又重新连接，致使这一断片上的基因序列出现颠倒的现象称作倒位。如果两个断裂点都在一条臂内，叫臂内倒位；如果两个断裂点分别位于长、短臂中，叫臂间倒位，人类臂内倒位尚无报道，臂间倒位较常见。

(4) 易位。一条染色体断裂后,其断片转移到另一条非同源染色体的新位置上,这一现象称为易位,易位包括以下几类。

① 单向易位。指一条染色体的断片插入另一条非同源染色体的非末端区段当中。

② 相互易位。两条非同源染色体各发生一处断裂,并交换其无着丝粒节段,分别形成新的衍生染色体。相互易位的断片经常是不等长的,致使易位后的染色体形态出现明显改变。关于相互易位对表现型的效应,随易位涉及的染色体以及易位发生的位点不同而有区别。在多数情况下,相互易位由于不发生染色体遗传物质的缺失,是一种平衡易位。当不因基因位置的改变而影响其功能时,相互易位可不产生位置效应,对表现型就没什么影响,这样的个体称为平衡易位携带者。但平衡易位携带者可产生不平衡型的性细胞,在与正常的性细胞受精后,由于不同程度的缺失与重复,导致致死或致畸,往往是临床上反复自发性流产的重要病因之一。

③ 罗伯逊易位即罗式易位,又称为着丝粒融合。只发生在近端着丝粒染色体之间(即D组与G组共五对染色体之间),是染色体重组的主要形式。两条近端着丝粒染色体在其着丝粒区发生断裂,两者的长臂在着丝粒区附近彼此连接,形成一条新染色体,两者的短臂也可能彼此连接成一条小染色体,一般在以后细胞分裂中消失。罗伯逊易位的结果使核型中减少了两条近端着丝粒染色体,增加了一条近中央着丝粒染色体,染色体总数减少了一条。由于丢失部分含基因不多,对表现型不产生明显的效应,所以罗伯逊易位携带者在智力和体力方面的表现基本正常,如图3-4所示。

罗伯逊易位发生率约为1/1 100活婴,多为14号和21号染色体之间易位。

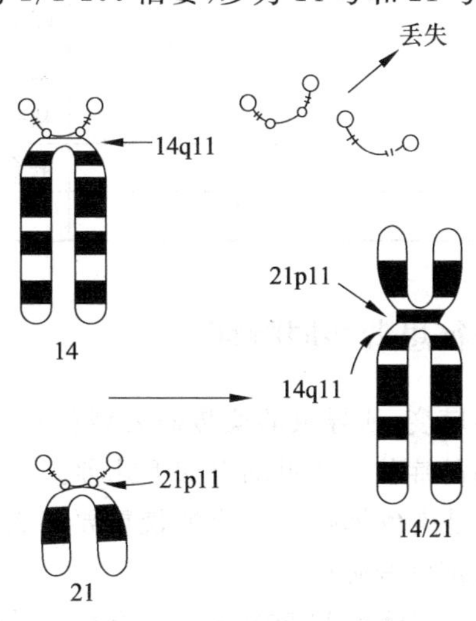

图3-4 罗伯逊易位示意图

3. 染色体的符号和描述

国际会议对染色体各个部分正常与异常结构的描述有统一的缩写符号,见表3-4。对染色体异常有两种描述系统,一种是简述系统,另一种是详述系统。后者精确地描述重排类型，并说明各个异常染色体的组成，临床多使用简述系统。符号排列次序为：染色体总数、性染色体成分、染色体畸变情况。例如：46，XX 染色体总数为 46，性染色体为 XX，表明为正常女性核型。

表 3-4　染色体形态结构改变的名称缩写符号

缩　写	染色体改变	缩　写	染色体改变
A～G	染色体组	mat	来自母亲
1～22	常染色体序号	mos	同源嵌合体
X，Y	性染色体	pat	来自父亲
+，−	数目前代表整个染色体的增减，数目后代表染色体长度的增减	r	环状染色体
		rea	重排
p	染色体短臂	rec	重组染色体
q	染色体长臂	rcp	相互易位（代替“t”）
ace	无着丝粒断片	rob	罗伯逊易位
cen	着丝粒	s	随体
chi	异源嵌合体	sce	姐妹染色单体互换
ct	染色单体	t	易位
del	缺失	tan	串联易位
dic	双着丝粒染色体	ter	末端或端部
dup	重复	pter	短臂末端
end	核内复制	qter	长臂末端
g	裂隙	:	断裂（没有重接）
h	次缢痕	::	断裂并重接
i	等臂染色体	?	染色体结构不明或有疑问
ins	插入	⟶	从→到
inv	倒位	/	嵌合体
Mar	标记染色体		

3.2.2　染色体畸变综合征患者共同特征

每个染色体都可能产生畸变，所导致的遗传病表型各有特点，但有不少相似之处，即多种染色体畸变引起相类似的症状。常见的有如下几种。

（1）智能发育不全。这是染色体畸变综合征最重要的表现特征，几乎所有染色体畸变综合征都有不同程度的智能发育障碍。

（2）生长发育迟缓。除 8 三体型与 $20P^{-}$ 外，所有染色体畸变综合征均有生长迟缓，身体矮小，这往往与大脑发育不全同时出现。

（3）伴有多发性畸形。各种染色体畸变综合征伴有五官、四肢、皮纹、内脏等方面多发性先天畸形。在性染色体异常的个体，主要是性征发育不全，伴有多发性畸形。

3.2.3 常见染色体畸变综合征

1. 21 三体综合征(Down 氏综合征)

21 三体综合征,又称先天愚型,如图 3-5 和图 3-6 所示。本病是最早报告的也是最常见的一种染色体畸变综合征。1866 年英国医生 Langdon Down 首先报道了这类病人,故称 Down 氏(唐氏)综合征(Down syndrome,DS,OMIM #190685)。在 Down 描述此病 100 年后,才由 Lejeune 于 1959 年证实此综合征患者有 47 条染色体,21 号染色体多了一条,故命名为 21 三体型。这是最早发现的由于染色体异常而导致的疾病,也是最常见的染色体病。

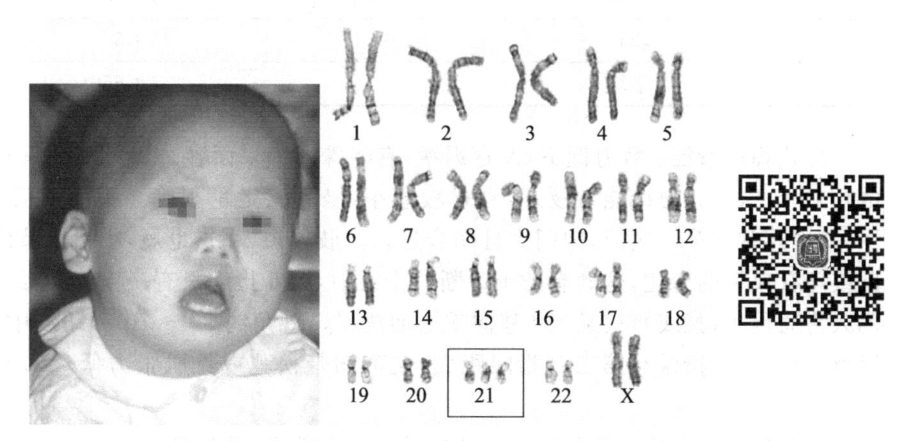

图 3-5 先天愚型患者及核型(21 三体综合征)(冯肇松摄)

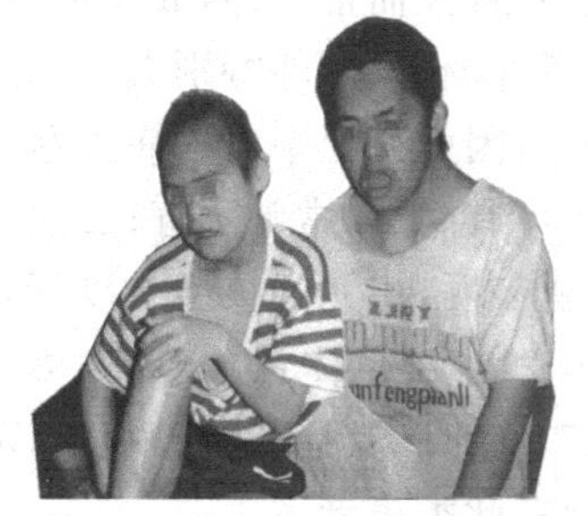

图 3-6 先天愚型患者(他们非亲非故,却如此相似)(冯肇松摄)

活婴发病率为 1/1 000～2/1 000,是儿童智力低下中最多见的一种,约占全部智力低下的 10%～20%。我国大约有 60 万以上的 Down 氏综合征患儿,全国每年出生的 Down 氏综合征患儿 27 000 例左右。Down 氏综合征发病率随母亲生育年龄的增高而增高,尤其当母亲大于 35 岁时,发病率明显增高,如表 3-5 所示。

21 三体综合征发病率为什么与母亲的年龄有关呢?因为女性在出生时已拥有全部的卵子(卵的发育在减数分裂前期,以后停留在这个阶段),从青春期起,每月只有一颗卵子成熟并排出,当妇女年龄越大,则排出的卵子年龄也越大,若母亲 40 岁,此时所排出的卵子也经历了 40 年的漫长时间,经受着各种环境的影响,卵子也可能发生了许多衰老的变化,因而导致同源染色体发生不分离的现象。而男性的精原细胞发育成精子，一般只需70天左右，所以精子都是新生年轻的。因时间短，受不良环境的影响比卵子少得多。

表3-5　母亲年龄与21三体综合征发病率的关系

母亲年龄(岁)	21三体综合征发病率
<25	1∶1 800
25～29	1∶1 500
30～34	1∶800
35～39	1∶250
40～44	1∶100
≥45	1∶50
平均	1∶650

患儿临床特征：智力低下，发育迟缓，有特殊的痴呆面容。智力水平只有同龄正常人的1/4～1/2，抽象思维能力极差，身材较矮小，坐、立、走都很晚。头颅前后径短，枕骨扁平，初生儿常有第三囟门，囟门大且闭合迟。四肢较短，手指也短，小指末节内弯。患儿皮肤纹理有典型的变化，这颇有助于诊断。指纹中，第5指上只有一横纹；掌纹中，一半以上的人为通贯手(猿线)，三叉点t移向掌心而成t′，atd角约50°～70°。跖纹中，拇趾球区有胫侧的弓形纹，拇趾与第二趾指间距大，关节韧带松弛或见肌张力低。40%有先天性心脏病。

患儿呈特殊面容：眼裂狭小、外侧上倾、有内眦褶、眼距宽、鼻骨发育不良、鼻梁扁平、鼻短、呈马鞍鼻、张口、流涎、傻笑、舌大而常外伸，故又称"伸舌样痴呆"、舌有裂纹且干燥、牙齿多缺失、闭合不良、多数患者耳畸形、耳郭特别大、耳低位。

患儿常有肺炎等呼吸道感染，因此死亡率高。病人存活期不一，有半数不到5岁便夭折，也有生存至成年。男性患者可有隐睾，常常不育；女性可有生育能力，并能遗传给后代(后代半数患此症)。染色体分析表明，患儿的核型有以下几种类型。

(1) 21三体型。核型47，+21。染色体总数为47，多了一条21号染色体，占95%。

(2) 嵌合型。核型为46/47，+21。其症状变异很大，可从无症状到典型的先天愚型，这取决于异常细胞系是否占优势，此类患者占1%。

(3) 易位型。常见的是14染色体与21染色体的易位，核型为46，XX(XY)—14，+t(14q21q)，占4%。

21三体型产生的原因主要是由于女性生殖细胞在减数分裂时第21号染色体的两个成员不发生分离，一起进入同一个卵子中，当该卵子与精子结合受精时，精子也有第21号染色体的一个成员，结果受精卵中的第21号染色体便有三个成员，故成了21三体型。

2. 18三体综合征(Edwards氏综合征)

Edwards于1960年首先报道此综合征，故又称Edwards氏(爱德华氏)综合征。1961年Patau证实了该病是多了一条18号染色体，故定名18三体综合征，此病也较为常见，如图3-7所示。

新生儿发病率为 1/3 500～1/7 500。男女发病的比例为 1∶4，约 95%的 18 三体胎儿可能自发流产，患儿平均寿命为 70 天，30%死于出生后第一个月，50%死于第二个月，活过一岁者不到 10%。

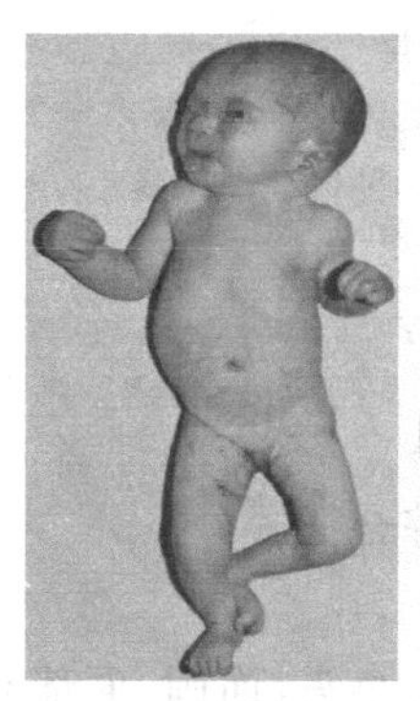

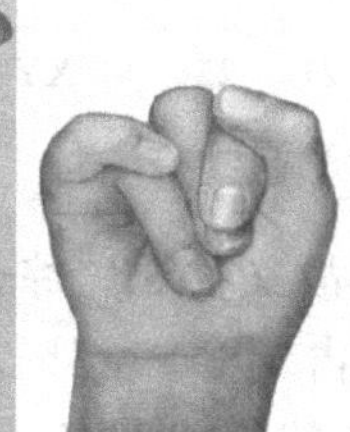

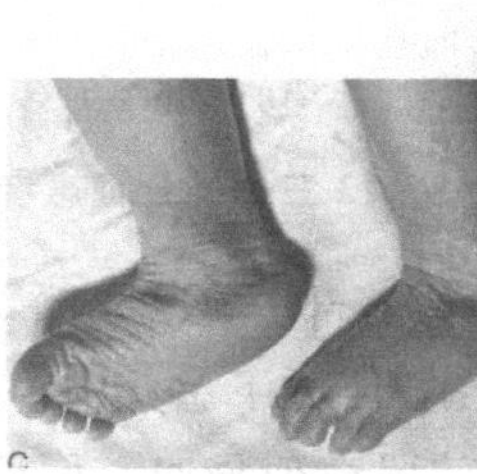

图 3-7　18 三体综合征患者（表示特殊握拳及摇椅样船形足）及核型

临床特征：生命力严重低下，多发畸形，生长、运动和智力发育迟缓。异常表现有：小头、枕部后突、下颌后缩、眼裂狭小、眼距宽、耳低位而畸形、胸骨短小、特殊姿势握拳（拇指紧贴掌心，3、4 指紧贴手掌，2、5 指压于其上）。摇椅样船形足，肌张力高，90%以上有先天性心脏病，生长迟缓，智能障碍，皮纹也有特征性表现，85%指纹属弓形纹，第 5 指只有一横纹，三叉点 t 移向掌心，常早年夭折。

核型分析表明，患儿 80%的核型为 47，XX(XY)＋18，多了一条 18 号染色体；10%核型为 46，XX(XY)/47，XX(XY)，＋18 的嵌合型；其余为各种易位，主要是 18 号与 D 组染色体易位。18 三体型的产生多由母亲卵细胞减数分裂发生的 18 号染色体不分离所致，其发生与母亲年龄增大有关。

3. 13 三体综合征（Patau 氏综合征）

1960 年由 Patau 等人首先发现，故称 Patau 氏（巴图氏）综合征。

新生儿发病率为 1/25 000，女婴明显多于男婴，发病率与母亲年龄增大有关，是比 21 三体及 18 三体综合征更为严重的多发性先天性畸形。99%的 13 三体胚胎导致流产，出生后有半数在第一个月内死亡，绝大多数六个月内死亡。

临床特征：小头，前额倾斜，有严重的中枢神经系统畸形，如无嗅脑、整个前脑缺失等。小眼球或无眼球、眼距宽、大扁平三角鼻、耳畸形而低位、小颌、有半数患儿唇裂、有 3/4 患儿腭裂、多指（趾）、特殊姿势握拳、“摇椅底”足。80%有先天性心脏病，男婴 90%为隐睾，女婴 50%有双角子宫，卵巢发育不良，生长迟缓，严重智力障碍，如图 3-8 所示。

患儿的核型为 47，＋13，多了一条第 13 号染色体，偶有 D/D 易位型者，核型为 46，－13＋t(13q13q)。

4. 猫叫综合征（5P⁻综合征）

1963 年首先由 Lejeune 描述，由于患儿哭声轻而音调高似猫叫，故又称猫叫综合征。

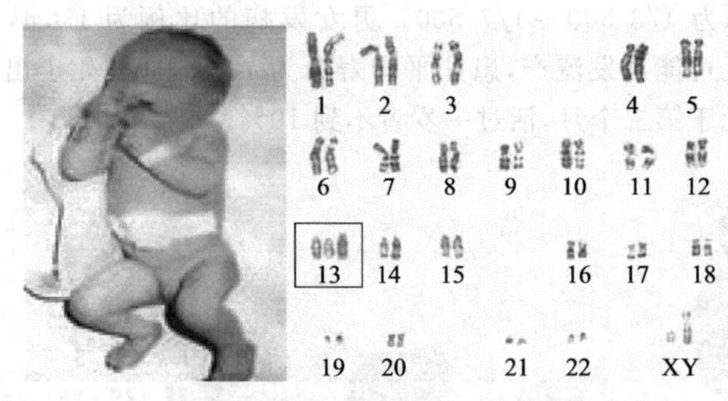

图 3-8　13 三体综合征患者及核型

1964 年证实该病为第 5 号染色体短臂部分缺失所致，故又称 $5P^-$ 综合征。

新生儿发病率为 1/50 000，在智能低下患儿中约占 1%～1.5%。

临床特征：患儿在婴幼儿期的哭声似猫叫。面部特征很明显：小头、面圆、面部有奇异机警表情，眼距过宽，眼裂外侧向下倾斜，并有斜视，有内眦褶，下颌小，生长迟缓，智能障碍，肌张力低，半数有先天性心脏病，多在早年夭折，如图 3-9 所示。

核型为 46，XX(XY)，$5P^-$，现已查明，断裂点主要在 5P15。也有部分嵌合型。80% 的病例为染色体片段的单纯缺失，10%为不平衡易位引起，环状染色体或嵌合体较少见。多数病例是父母生殖细胞中新发生的染色体结构畸变引起，约有 10%～15%是平衡易位携带者产生的异常配子所引起。

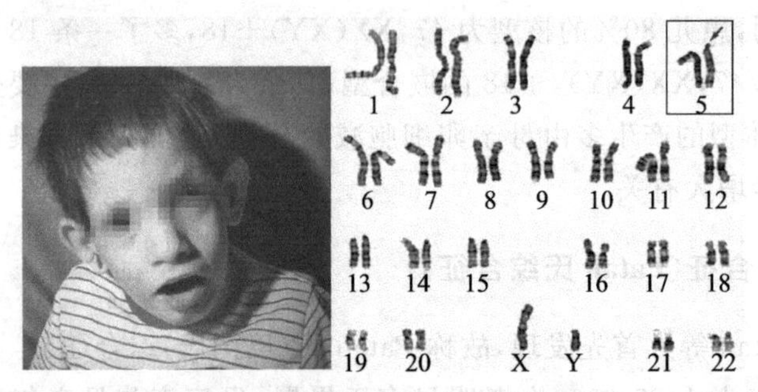

图 3-9　猫叫综合征患者及核型

5. 先天性性腺发育不全(Turner 氏综合征)

Turner 于 1938 年记叙了这种性幼稚型综合征，故又称 Turner 氏(特纳氏)的 X 染色质综合征，随后发现患者体内有条索状卵巢，无卵泡发生，因此又称为性腺发育不全。1954 年发现多数患者的 X 染色质阴性。1959 年 Ford 发现本病核型为 45，X(即 45，X0)。

新生女婴发病率为 1/5 000，多见于流产儿中。在原发性闭经的病人中有 1/3 为此综合征。

临床特征：表型女性，身材矮小、蹼颈、肘外翻、外阴呈幼稚型。这些被统称为"Turner 表型"。此外患者还有以下特征：特殊面容(眼距宽、内眦褶、脸下垂、低位畸形耳、塌鼻梁、上唇弯而下唇平的"鲨鱼嘴"、下颌小)，后发际低，扁平盾状胸，乳头发育不良，乳头间距宽，性腺发育不良，卵巢萎缩呈索条状，其中有卵巢基质而无卵泡，原发性闭经，不育，智能稍低，如图3-10所示。

常见核型为X单体型，45，X，少了一条X染色体，这表明两条X染色体的存在是卵巢正常发育的条件。少数为嵌合体，45，X/46，XX。但也有等臂染色体，核型为46，X，i(Xq)或46，X，i(Xp)，与有X染色体部分缺失，核型为46，X，Xp^-或46，X，Xq^-。

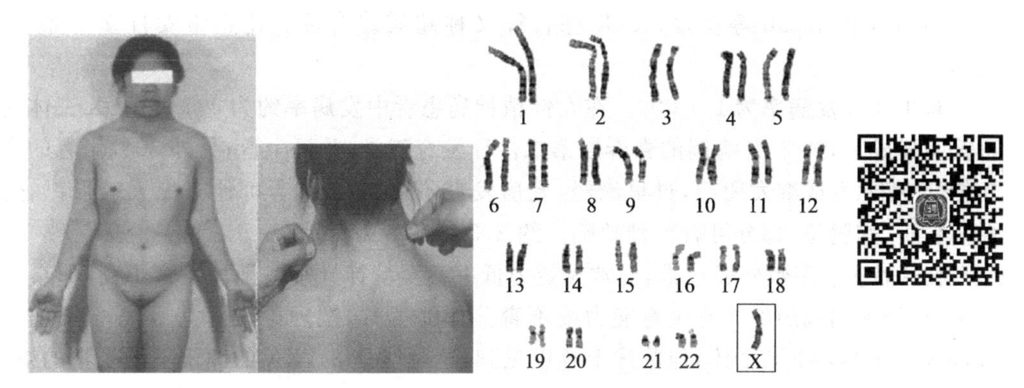

图3-10 先天性性腺发育不全患者(示蹼颈、肘外翻)及核型

6. 先天性睾丸发育不全(Klinefelter氏综合征)

Klinefelter于1942年首先描述，故称Klinefelter氏综合征，又称小睾丸症或先天性睾丸发育不全。1956年Bradbury等在患者的细胞内发现X染色质阳性(正常男性为阴性)，1959年Jacob和Strong证实患者核型为47，XXY，即比正常男性多一条X染色体。是男性性染色体遗传病，男性不育症中常见的一种。

发病率较高，约占男性新生儿的1/1 000～2/1 000。

临床特征：患者在儿童期时无任何症状，一般在青春发育期才出现症状。表现为体高，无力，睾丸小而坚硬，无精子发生，不育。男性第二性征发育差，呈女性化，如乳房发育，皮肤细嫩，体毛稀少，大多无胡须、无喉结，声音尖细。性情、体态均表现趋向女性化。约25%的患者发育出女性型乳房，如图3-11所示。

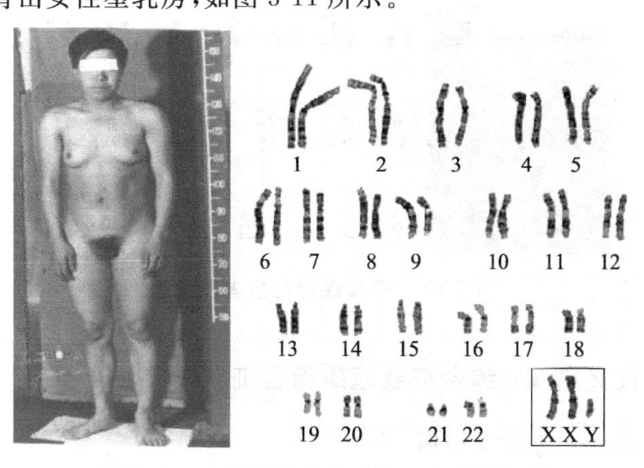

图3-11 先天性睾丸发育不全患者及核型

患者核型80%以上为47,XXY,也有核型为46,XY/47,XXY的嵌合型。嵌合型占15%。还可见48,XXXY,49,XXXXY,48,XXYY等,一般而言,核型中X染色体的数量越多,表现的症状越严重。

7. XXX综合征

1959年由Jacob等首报,XXX综合征又称超雌综合征。比正常女性多一条X染色体。

新生女婴发病率为1/1 000。在女性精神病患者中发病率约为4/1 000。X三体女性可无明显异常,约70%病例的青春期第二性征发育正常,并可生育;另外30%患者的卵巢功能低下,原发或继发闭经,过早绝经,乳房发育不良;1/3患者可伴有先天畸形,如先天性心脏病、髋脱位;部分可有精神缺陷。约2/3患者智力低下。

临床特征:多数外表正常,但常见智力低下甚至精神异常。乳房发育不良,卵巢功能异常,月经失调或闭经。有生育能力或不育。如能生育,按理论推算其后代将有50%为47,XXX或47,XXY个体,但临床上难以见到,这可能是24,XX的卵子不易受精的缘故,如图3-12所示。

患者核型多数为47,XXX。X染色质有两个。少数核型为46,XX/47,XXX,故称多X综合征。也曾有人引用果蝇遗传学的名词,称超雌综合征,但实际上,从生理、生殖功能上,它并不强于正常女性,故目前一般已不应用此名称。除47,XXX外,尚有核型为48,XXXX(有3个染色质);49,XXXXX(有4个染色质)的患者。症状与47,XXX相似,但X染色体数越多,症状越严重,如严重智力低下(智商在40以下)和伴发其他畸形,如眼距宽、内眦赘皮、下颌前突,多发性骨骼畸形(如桡尺骨连合,第5指弯曲,髋、膝外翻,脊柱侧突,骶椎畸形)等。

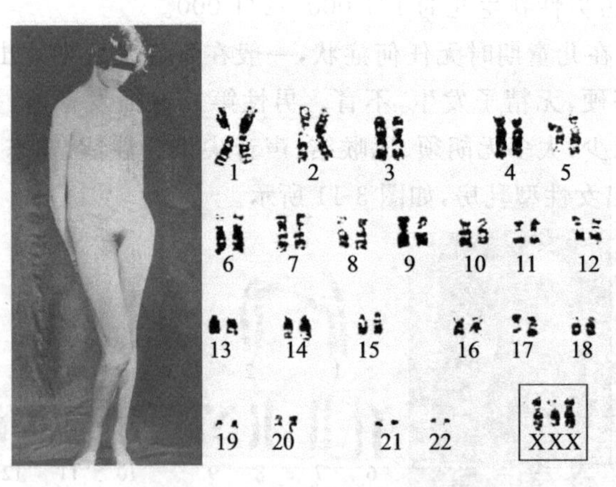

图3-12 XXX综合征患者及核型

8. XYY综合征又名YY综合征或超雄综合征

1961年由Sandburg等首次报道。

发病率约占男性的1/750~1/1 500。监狱中和精神病院中的男性发病率较高,约占

3%。体高在 1.81～1.99m 的男性中，发病率为 1/200；体高在 1.89～1.90m 的男性中，发病率约占 1/30；而在 2m 以上的男性中，发病率高达 1/10。发生频率有随身高而增加的趋势。

临床特征：儿童中期生长加快，身材高，多数是表型正常的男性。有生育能力，少数可见外生殖器发育不良。智力正常或轻度低下，多数有性格、行为异常（性情暴躁、惹是生非），如图 3-13 所示。

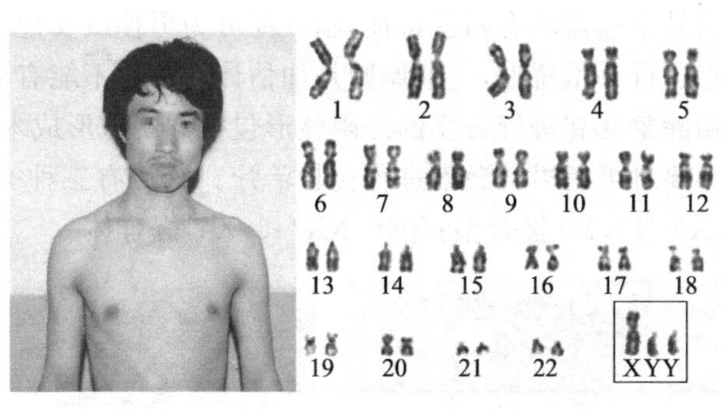

图 3-13　XYY 综合征患者及核型

47,XYY 核型的产生原因，主要是在患者父亲的精子发生中，第二次减数分裂时发生了 Y 染色体不分离，而形成 24,YY 精子的结果。已有文献报道两例 47,XYY 的男性各生育一个 47,XYY 儿子的病例。除 47,XYY 核型外，尚有 48,XYYY；49,XYYYY；45,X/49,XYYYY 类型，但较少见。患者智力发育较差，有指畸形等。

9. 脆性 X 染色体综合征（Fragile X Syndrome）

1969 年由 Lubs 在一个 X 连锁的智力低下家庭中发现。脆性 X 染色体是指在 Xq27 和 Xq28 之间的染色体呈细丝样，而致其相连末端呈随体样结构。由于这一细丝样部位容易发生断裂丢失，故称脆性部位。高分辨染色体带表明脆性位点在 Xq27.3。

男性中发病率为 1/1 250，女性携带者可有轻度智力低下。

临床特征：智力低下，大多数男性患者的智商（IQ）低于 50；语言能力差，多动，性情孤僻，害羞；方额，长脸，下颌大而突出，大耳朵；大睾丸。加强优生指导，即做好携带者检出，婚育指导，产前诊断，以及生过患儿的父母不宜再生育等，以防止患儿出生。目前已可用杂交印迹方法（选用基因组探针 StB12.3）对本病作出产前基因诊断，如图 3-14 所示。

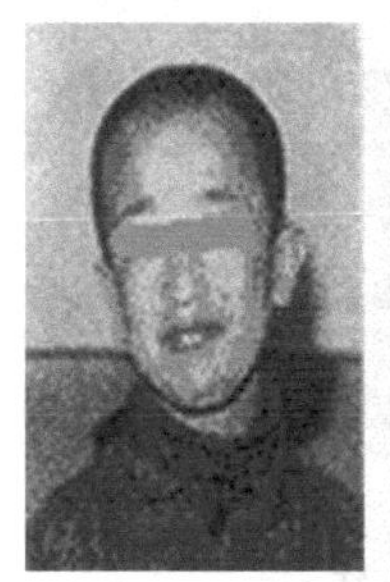
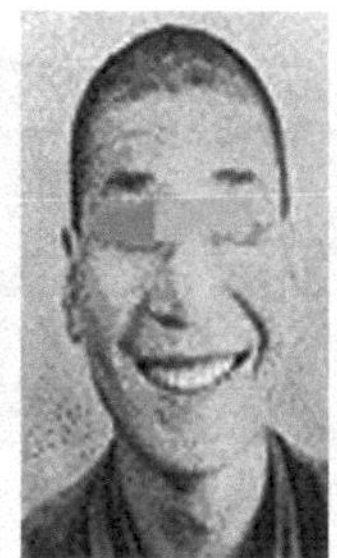
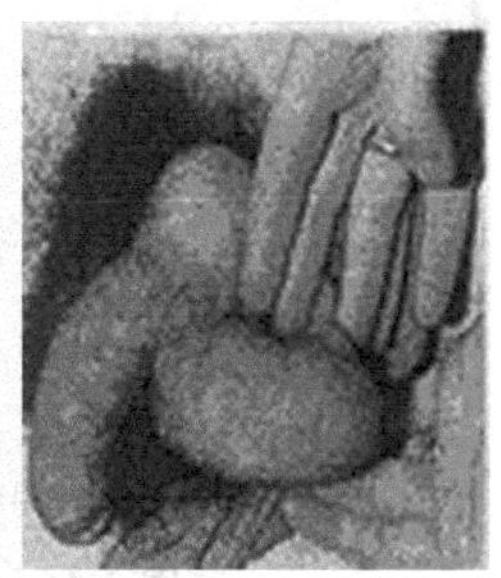

图 3-14　脆性 X 染色体综合征患者

10. 两性畸形

两性畸形是指一些患者其性腺、内外生殖器副性征有两性特征，俗称“阴阳人”，外观既不像男人，又不像女人。两性畸形有真假之分。

(1) 真两性畸形如图 3-15 所示，具有两种生殖腺，其中约 40%一侧为卵巢，一侧为睾丸；约 40%患者一侧为卵巢或睾丸，另一侧为卵睾；约 20%患者的两侧均为卵睾，二者间有纤维组织间隔。内外生殖器均有两性特征，副性征可为男性或女性。此类患者确诊后，可根据外生殖器特点进行手术矫形，一般原则是如估计治疗后不能有男性功能时，可向女性矫正，此时，必须切除睾丸和进行必要的外阴整形包括假阴道形成术。如主要表型为男性，可切除卵巢等，必要时可用男性激素进行代替治疗。核型有三种类型：①46，XX/47，XXY 嵌合型；②46，XY/45，X0 嵌合型；③46，XX/46，XY 嵌合体。

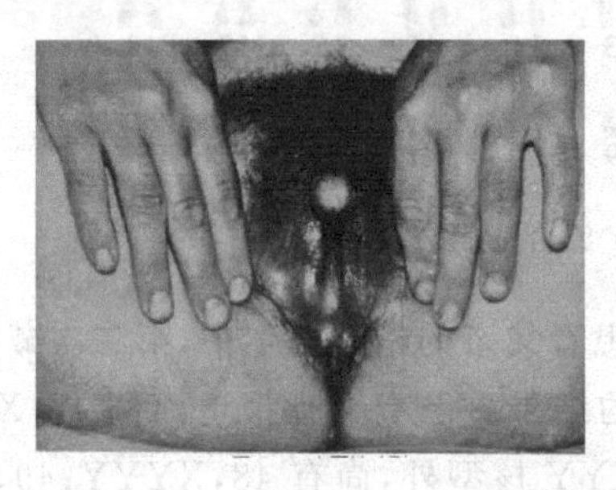
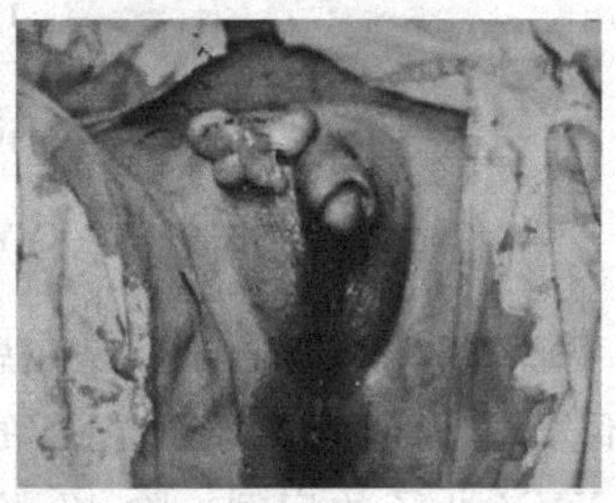

图 3-15　两性畸形患者的两套外生殖器

(2) 假两性畸形或称假阴阳人，患者的核型、性腺只有一种，但其第二性征或外生殖器都有两性的特征或畸形。其产生原因或者是性发育过程中因性激素水平异常，或者是由于胚胎发育异常，而产生假两性畸形。尽管这类畸形的病因不是染色体异常，但临床检测诊断时，均需先作核型分析，然后再作进一步的分析诊断。

① 男性假两性畸形。核型为 46，XY。X 染色质阴性，Y 染色质阳性。在男性假两性畸形中，睾丸女性化综合征较为常见。首次报道于 1817 年。1953 年 Morris 提出“睾丸女性化”一词沿用至今，近年来有人提出为“雄性素不敏感综合征”，如图 3-16 所示。

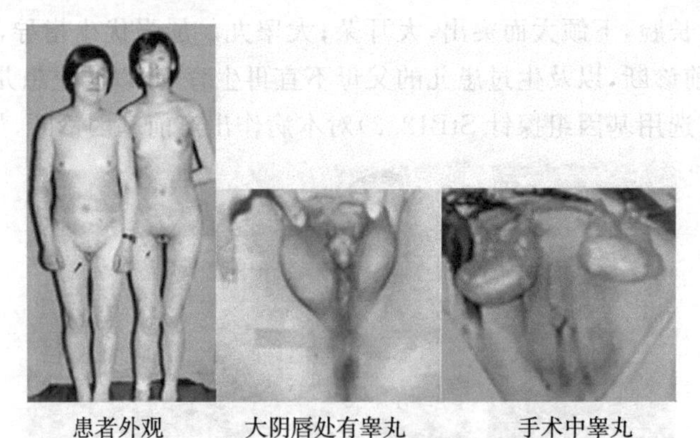

患者外观　大阴唇处有睾丸　手术中睾丸

图 3-16　睾丸女性化综合征

② 女性假两性畸形。核型为46,XX。X染色质阳性,Y染色质阴性。在女性假两性畸形中,先天性肾上腺性征异常综合征较常见,患者有卵巢,内生殖器有子宫、输卵管。阴蒂肥大,两侧阴唇愈合成似中空的"阴囊"样。患者有原发性闭经,副性征多呈男性,如图3-17所示。

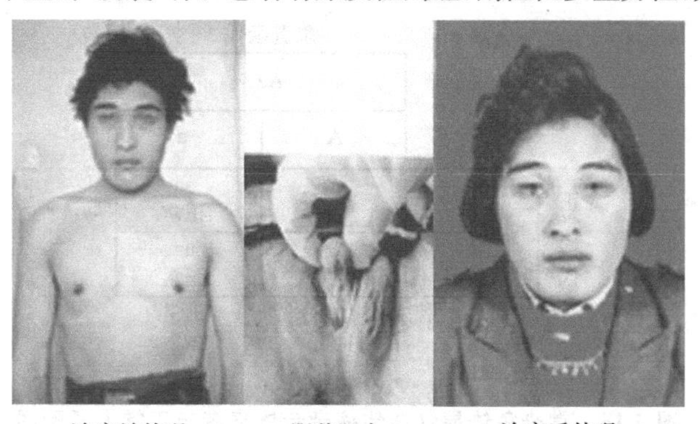

治疗前外观　　阴蒂肥大　　治疗后外观

图 3-17　先天性肾上腺性征异常综合征

3.3　单基因遗传病

单基因遗传病简称单基因病,是指受一对等位基因控制的遗传病,人类的绝大多数遗传病是单基因遗传病。截止2014年3月28日,在线人类孟德尔遗传数据库OMIM的信息统计:人类单基因遗传病、性状和单基因座已达22 279种,人群中的发病率约为2%,据欧美国家的统计,在出生的婴儿中,患有已知严重的或较严重的单基因病者也占1%。各种代谢缺陷很多是单基因病。

由于致病基因的位置不同和显隐性差异,单基因病又可分为常染色体显性遗传病、常染色体隐性遗传病、X连锁显性遗传病、X连锁隐性遗传、Y连锁遗传以及线粒体遗传病等几种病。

3.3.1　常染色体显性遗传病(简称AD)

致病基因位于常染色体上,其传递方式是显性的。在遗传分析中,基因性质可以用符号来表示,显性性状的基因可用大写的英文字母表示,如A等,隐性性状者用小写英文字母表示,如a。由于体细胞中的基因都成对存在,所以一个个体的基因型可能为AA、Aa或aa,基因型为AA和aa的个体,等位基因彼此相同,叫纯合体;基因型Aa的个体,等位基因彼此不同,叫杂合体。

在人类中,致病基因最初都是正常基因突变而来的,所以,其频率很低,大多介于0.001~0.01。因此,对常染色体显性遗传病来说,患者大多数为杂合的基因型(Aa),患者因显性致病基因A而发病,而很少看纯合基因型(AA)患者。当杂合的患者(Aa)与正常人(aa)婚配后,后代中,将有1/2个体是显性遗传病患者,1/2个体为正常人。当杂合子患者(Aa)相互婚配时,每胎胎儿(包括流产与死亡)得病的概率是0.75,同一婚配类型家庭的子女中将有3/4得病。

常染色体显性遗传病的系谱特点是：①患者的双亲中，起码有一位是患者；双亲都正常，一般生育的子女也正常；②患者的同胞中约有 1/2 是发病的患者，而且男女发病机会均等；③患者的家族中连续几代都可能有患者出现，如图 3-18 所示。

患者亲代

		Aa	
		A	a
正常亲代 aa	a	Aa 患者	aa 正常
	a	Aa 患者	aa 正常
子代表现型		患者	正常
概　率		1/2　：	1/2
概率比		1　：	1

图 3-18　常染色体显性遗传病杂合体患者与正常人婚配图

然而，在显性遗传病中，杂合子有时出现不全的外显率。也就是说，由于内、外环境的影响，使理论上应为患者的杂合体，症状没有显示出来，即未能发病，表现正常。但是，当他们和正常人配婚后，子女中照常有 1/2 可能要发病。这表明显性基因的外显率受很多因素的制约。当弄清何种因素影响外显率时，就有希望控制其发病。例如视网膜母细胞瘤就是如此，父母是发病者，但他们的子女却没有发病。当子代与正常人配婚后，第三代中又有 1/2 发病，这是因为杂合子有时有不全的外显率，在一定的条件下未能发病。

显性遗传病中还存在不同的表现度，这是指具有同一基因型的不同个体中，发病程度却不一。例如并指畸形患者的临床表现差异很大，虽都是并指，但有的表现为骨性并指，有的是皮肤性并指，有的是蹼样并指。一个家族中各代和同代之间表现可各不一样，都是杂合体，但表现度有不同。

常见的常染色体显性遗传病有：并指、短指、多指、遗传性共济运动失调（脊髓小脑型）、遗传性进行性慢性舞蹈病、遗传性多发性结肠息肉、蜘蛛脚样指（趾）综合征、先天性肌强直、视网膜母细胞瘤、原发性低血压、眼睑下垂、软骨发育不全、遗传性掌角化症、遗传性毛囊角化症、结节性硬化、遗传性震颤、银屑病（牛皮癣）、牙齿异常（外形、排列、数目等方面）、多囊肾（成年型）、膀胱外翻、尿崩症、遗传性神经性耳聋、成骨不全等。

常见病例如下。

（1）家族性多发性结肠息肉

本病为肠道腺瘤，不伴肠道外症状。通常在 10 岁以后，40 岁以前逐渐形成，发病平均年龄为 23 岁。息肉多分布于一段结肠，息肉从滴珠状隆起，随后增大、增多，满布肠壁以致阻塞肠腔，发展为腺瘤，如图 3-19所示，患者多在 40 岁以前发生癌变。临床上症状不明显，偶有腹泻、肠道出血、梗阻或肠套迭等症状，后期镜检可见大量息肉。本病具有明显家族倾向，致病基因位于 5 号染色体长臂上

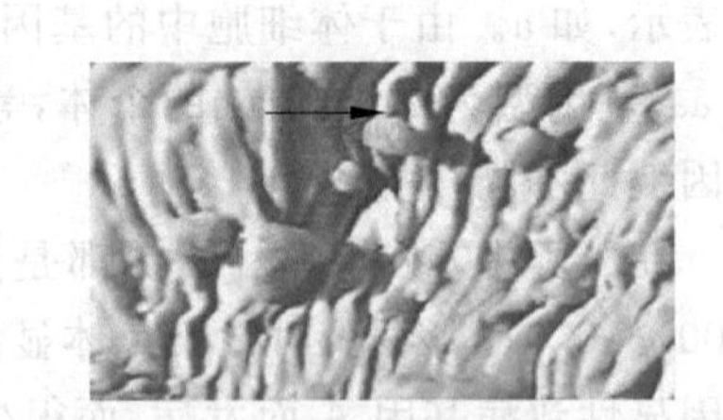

图 3-19　遗传性多发性结肠息肉患者（结肠黏膜上长满了大小不等的息肉）

(5q21)。杂合子患者(Aa)的结肠上有许多息肉,常有血性腹泻而常被误诊为肠炎。这是一种癌前病变,在此基础上,如果再发生体细胞突变,就可能恶变为结肠癌,癌变可发生于几岁至六十几岁,发病率约为 1/8 000。

(2) 慢性进行性舞蹈病

本病又称为 Huntington 舞蹈病。患者为大脑皮质、基底核病变,最初面部运动及手势增加,后呈不随意的舞蹈样运动,动作缓慢,易激动,吞咽困难,早期有智能减退,晚期为进行性痴呆及全身衰竭,如图 3-20 所示。这是一种延迟性遗传的典型病例。致病基因位于 4 号染色体短臂(4p16)。杂合体 Aa 在青春期可无任何临床症状,一般在35~45 岁以后才发病,此时,患者多已结婚、生育子女,所以从遗传病预防的角度来看困难较大。

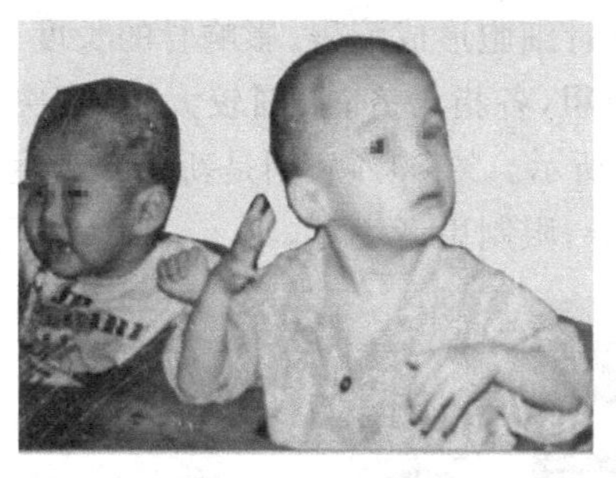

图 3-20 舞蹈病患儿手不停地运动(冯肇松摄)

(3) 蜘蛛脚样指(趾)综合征

本病为骨骼畸形、眼病及心血管病三联症。患者身长瘦弱,指(趾)细长似蜘蛛样,头颅狭长,脊柱后侧,漏斗胸,足内翻,关节松弛,肌肉无力,眼晶状体异位,心血管病变,如图 3-21 所示。多数为 AD,少数为 RD,表现度有较大差异。群体发病率为 1.72/10 000。25%~30%的病例为散发。致病基因位于第 15 号染色体上(15q21.1)。平均死亡年龄为 40 岁。应加强优生指导。

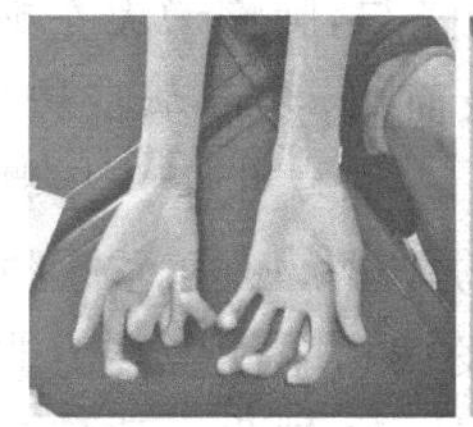
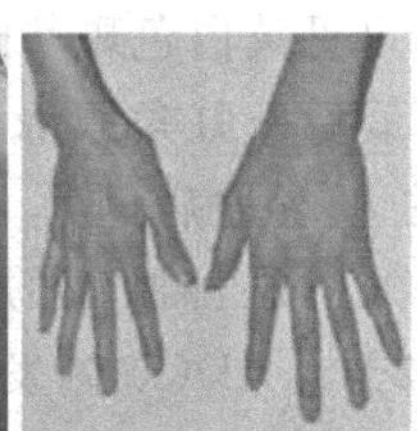
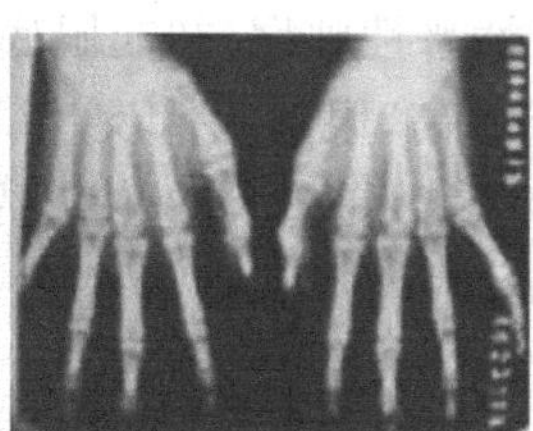
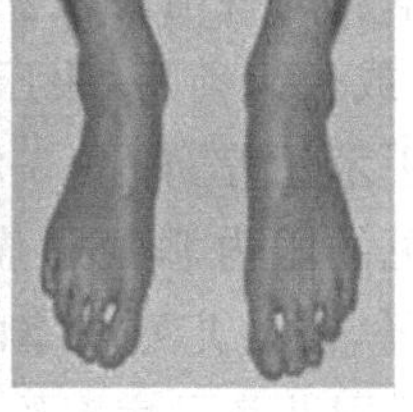

图 3-21 蜘蛛脚样指(趾)综合征

(4) 成骨不全

本病以骨脆、蓝色巩膜、耳聋为主要特征。患者由于骨骼发育不良,骨质疏松,出生后及儿童期反复发生骨折,故有“玻璃人”之称。患者骨骼变形,长骨不长,肱骨明显短。脊柱畸形,身高只有 66 厘米,属短肢体侏儒,如图 3-22 所示。致病基因位于 17 号染色体长臂上(17q21.31-22.1),常表现不规则显性遗传(杂合体 Aa 在不同条件下,可以表现为显性,也可以表现为隐性,传递方式有些不规则,故称不规则显性)。患病率 1/30 000 新生儿。无有效疗法,以防止受伤、骨折为主。应加强优生指导。

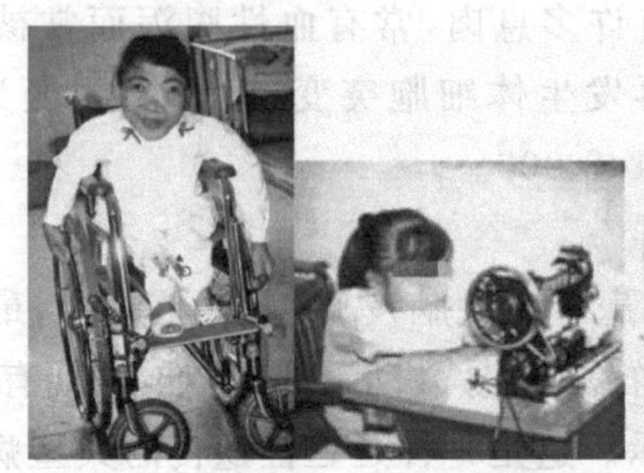
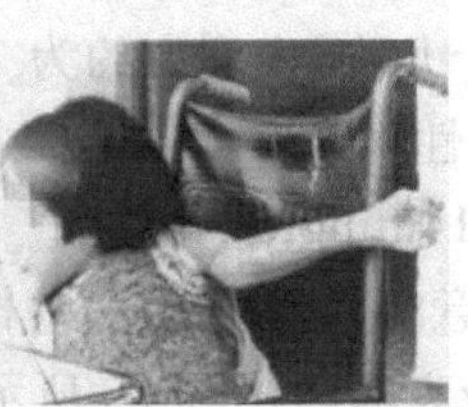

图 3-22 成骨发育不全(冯肇松摄)

(5) 软骨发育不全

本病主要是长骨干端软骨细胞形成障碍,影响骨的长度。患者四肢短小,躯干相对的长,垂手不过髋关节,手指短粗,各指平齐;头围较大,前额突出;腰椎前,臂部后,下肢内弯。肌张力低下,如图 3-23 所示。约 80%病例是新突变产生,活婴中发病率约 1/12 000。无特效疗法,应加强优生指导,限制患者生育。

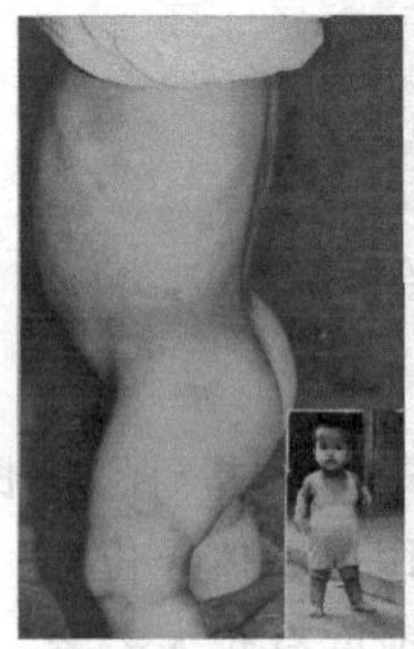
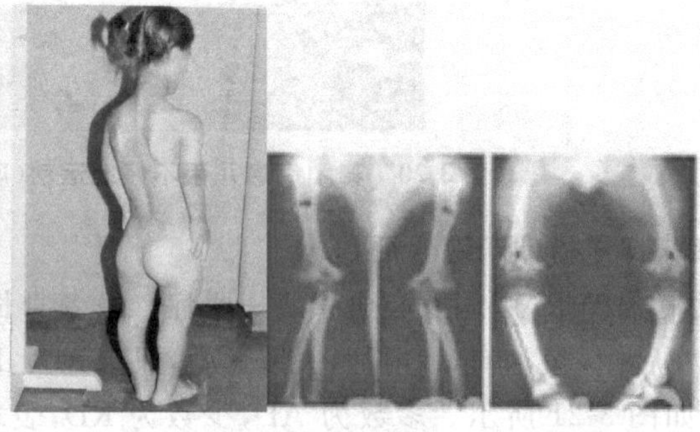

图 3-23 左示腰椎前凸(冯肇松摄),中示臀部后凸,右示变形骨骼

(6) 视网膜母细胞瘤

本病为视网膜原发性恶性肿瘤,初起眼底可见黄白色斑状隆起,肿瘤增大充满于玻璃体,或长入前房,眼压增高,眼球扩大突出,最后破虹角膜缘而出,并可全身转移,须及早手术治疗,如图 3-24 所示。幼年发病,约 85%的病例为 1~5 岁儿童。是婴儿中最常见的眼内恶性肿瘤,占儿童恶性肿瘤的 3%,眼部肿瘤的 33%,眼内恶性肿瘤的 90.7%,占幼儿死亡率的 1%,占盲童总数的 5%。AD(双侧发病),单侧者多为非遗传型。我国儿童发病率约 1/10 000~1/1 500。患者常有染色体 13q14 缺失。致病基因位于 13q14.1-q14.2。70%病例有等位基因杂合性缺失(LOH)。常因肿瘤蔓延、转移而死亡。及早发现和摘除眼球可保存生命。应加强优生指导,可作产前诊断。遗传方式:显性遗传,外显不全。

(7) 地中海贫血-重型 β 地贫

出生后即严重贫血,肝脾肿大。生长缓慢,反应迟钝。骨质疏松,骨变形,有特殊的地中海贫血面容;头大、扁鼻梁,眼距宽,颅骨突起,如图 3-25 所示。患者几乎无 β 链合成。AD 遗传,两广及四川的发病率为 2.19%~5.1%。致病基因位于第 11 号染色体上(11p15.5),需持续输血以维持生命,多在未成年即死亡。应加强优生指导。

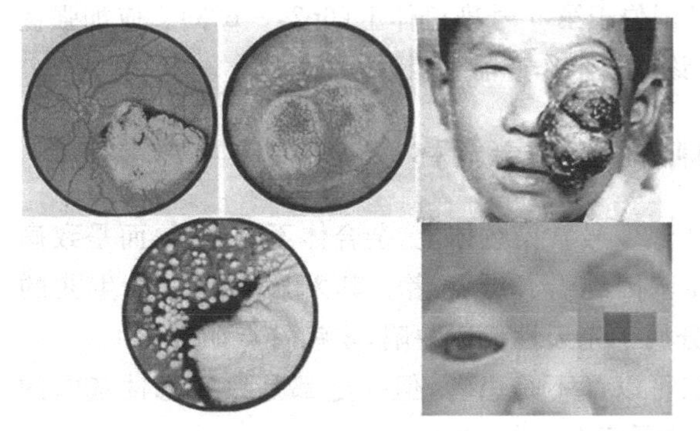

图 3-24　视网膜母细胞瘤

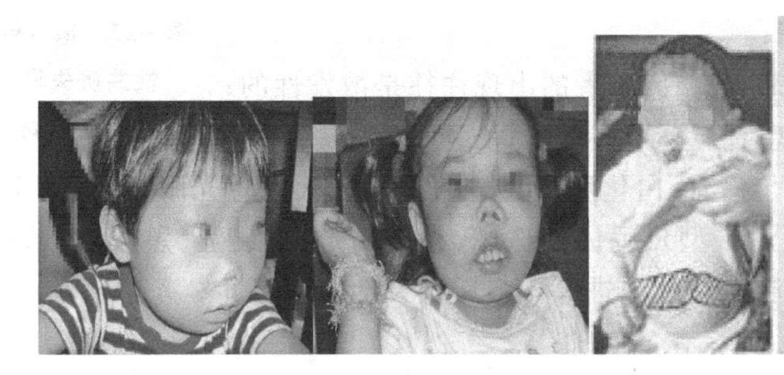

图 3-25　地中海贫血(示特殊面容、脾脏肿大及脾脏手术后)

(8) 多指(趾)

指(趾)数增多。增加的指(趾)可有完整的全指(趾)发育,或只单个指(趾)骨增多,或只有软组织增加形成的指状物,如图 3-26 所示。分轴前型多指(位拇指侧)和轴后型多指(位于小指侧)。单纯性多指(趾)为 AD。常为某些综合征的临床症状之一。轴后型多指(趾)常与下述综合征联合:13 三体综合征;软骨外胚层发育不全;Saldino-Noonan 综合征;Mecdel 综合征;Bardet-Biedl 综合征;Opitz 病;口面指综合征等。如 13 三体综合征中 75%有轴后型多指(趾)。可手术切除。

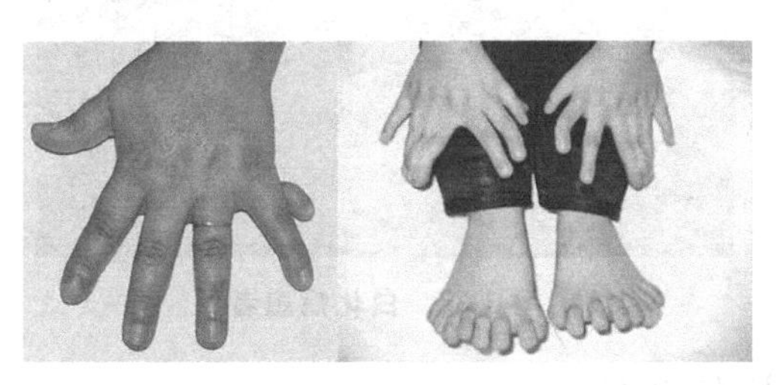

图 3-26　多指

(9) 遗传性小脑性共济失调

本病又称 Marie 共济失调或遗传性痉挛性共济失调。也是延迟性显性遗传的,初起症状为步态不稳,以后出现上肢的痉挛性共济失调,不能做快速交替动作。说话口齿不清、顿挫断续。眼球震颤。如图 3-27 所示不能准确指鼻。多在成年发病。肌张力高,深反射亢进,腹壁反射消失,跖反射亢进,下肢有锥体束征。CT 检查小脑干萎缩。为 AD,发病有逐代提前趋势。致病基因位于第 6 号染色体上(6p24－p23)。应加强优生指导。可用 DNA 诊断技术作产前基因诊断。

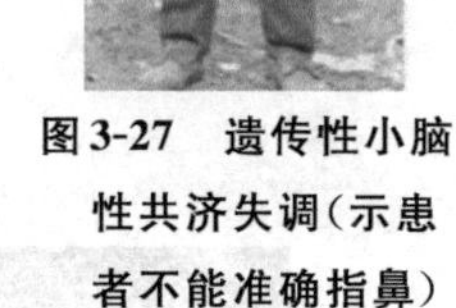

图 3-27　遗传性小脑性共济失调(示患者不能准确指鼻)

3.3.2　常染色体隐性遗传病(简称 AR)

致病基因位于 1～22 号常染色体上,杂合体不是患者,而是致病基因的携带者,隐性基因纯合体是患者。其发病率约占新生儿的 2.5‰,有相当一部分属于先天性代谢缺陷,本病特点如下。

(1) 患者的双亲可以都不是患者,但一定都是致病隐性基因的携带者,才能生出纯合子患儿;

(2) 若父母是杂合子,子女中有 1/4 机会为正常人,1/4 为病人,2/4 为携带者,男女机会均等;

(3) 一般不是连续几代都有患者,患者的出现往往是散发性的;

(4) 近亲婚配中的后代患者显著增多。

常见的常染色体隐性遗传病有:白化病、先天性聋哑、先天性青光眼、先天性全色盲、肝豆状核变性、肌营养不良(肩带型)、垂体性侏儒、小头畸形、早衰症、黑尿症、苯丙酮尿症、半乳糖血症、原发性甲状旁腺功能亢进等。多属先天性代谢病。

常见病例如下。

(1) 全身性白化

本病是黑色素代谢障碍致使皮肤、头发和眼部黑色素沉着减少或缺如为特征的遗传病。此病遍及全世界,总的发病率为 1/10 000～1/20 000,患者表现为全身皮肤、头发、眼缺乏黑色素。皮肤白色,头发呈淡黄色,虹膜呈浅灰或浅红色,如图 3-28 所示。视网膜缺乏黑色素,故有羞光、视物模糊、日晒后皮肤可增厚、角化过度和发生鳞状上皮癌。致病基因位于第 11 号染色体上(11q14-q21)。是因为基因的突变,导致酪氨酸不能转化为黑色素。

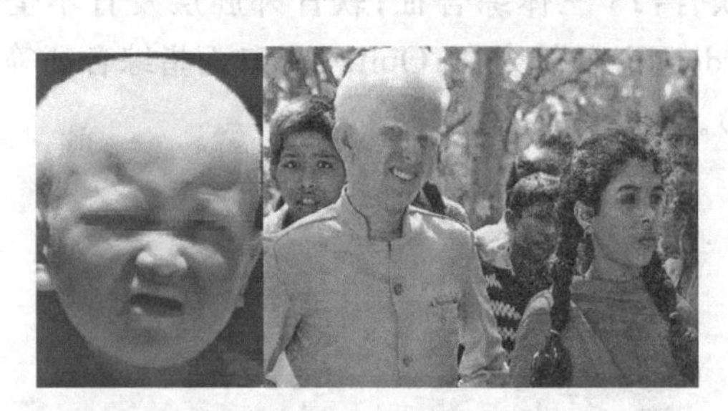

图 3-28　白化病患者

(2) 苯丙酮尿症(简称 PKU)

本病患者由于缺乏苯丙氨酸羟化酶,出生后,一旦进食苯丙氨酸含量高的食物(如母乳或牛奶),即可引起体内苯丙氨酸累积中毒而发病,患者除毛发、肤色浅淡等外,主要损伤为智力低下,60%患儿有脑电图异常,如图 3-29 所示。头发细,皮肤色和虹膜淡黄色,惊厥,尿有“发霉”臭味或鼠尿味。肌张力高,易患湿疹性皮疹。如果出生早期经筛查确诊后,控制饮食(饮食疗法),可使患者智力不受损或少受损伤。致病基因位于第 12 号染色体。我国的发病率总体 1∶11 000。北方人群高于南方人群,在中国人群中已发现 70 以

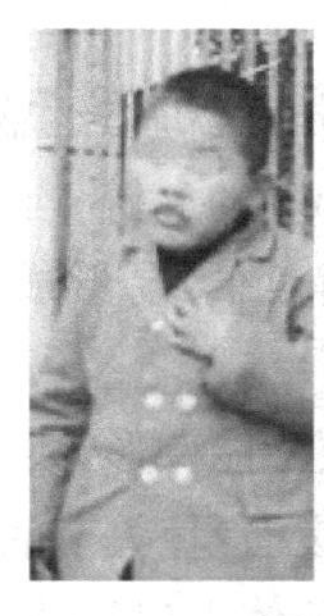
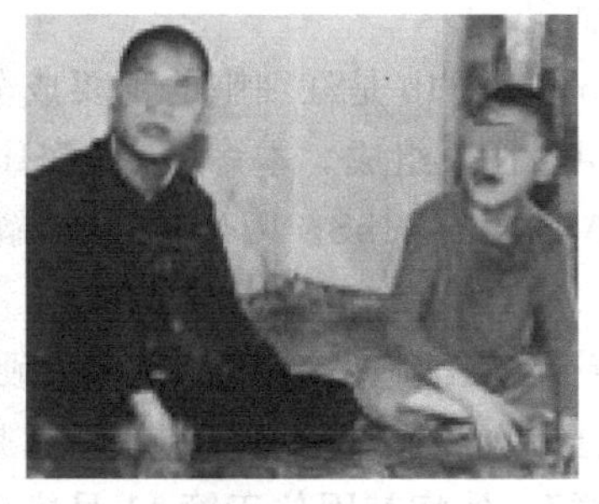

图 3-29　苯丙酮尿症患者

上的基因突变。

(3) 黏多糖贮积症Ⅰ型

本病又称 Hurler 综合征，a-L-艾杜糖醛酸酶缺乏症。本病特征：进行性发育迟缓，体矮，智力低下，舟状头，颈短，面容粗陋，有角膜混浊，关节僵硬，活动受限，驼背，如图 3-30 所示。视网膜色素沉着，耳聋，胸廓畸形，肝脾肿大，腹大，心脏瓣膜缺损和动脉硬化等。活婴发病率为 1/100 000。致病基因位于第 4 号染色体上(4p16.3)。

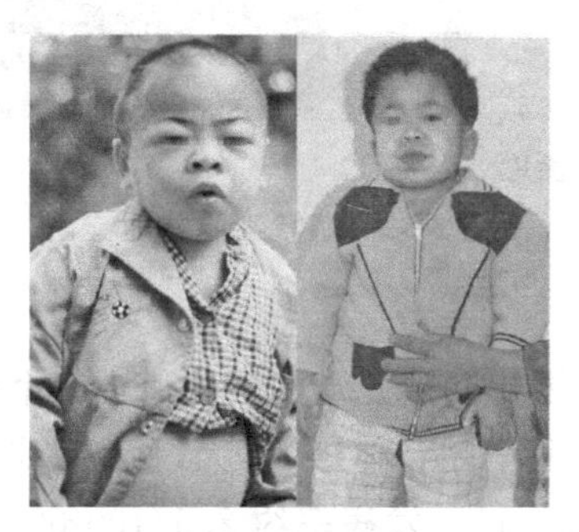

图 3-30　黏多糖贮积症Ⅰ型患者(示体矮、腹大和面容粗陋)

(4) 早老症(Hutchinson Giford Progeria Syn-drome，HGPS)

儿童早老症是由于基因突变导致的疾病，它的发病率很低，大概是八百万分之一。患者出生的早期就开始出现衰老的容貌，外貌与实际年龄不相称，呈老人容貌，出现衰老性改变，常婴儿期即开始衰老，毛囊退化，脱发，掉牙，皮肤薄，萎缩干燥，皮下脂肪消失，骨发育不全，5 岁即可出现动脉粥样硬化，如图 3-31 所示。矮小，名关节纤维变性、发硬、活动受限。常于 20 岁前死于动脉硬化症。有 AR 家系，也有 AD 家系。致病基因位于第 1 号染色体上(lq21.2-q21.3)。

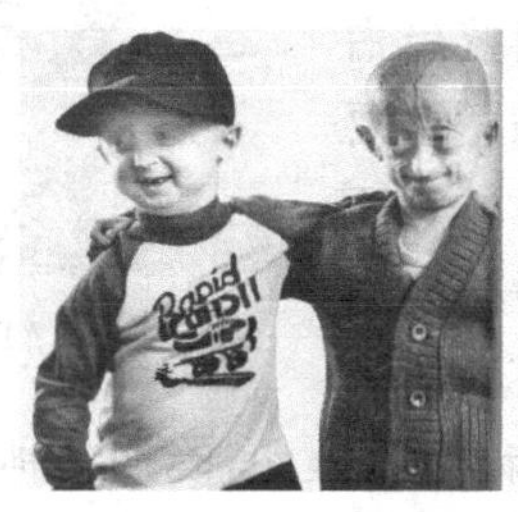
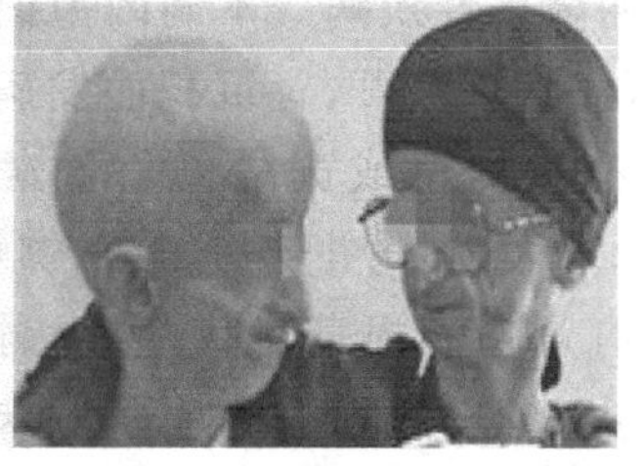

图 3-31　早老症患者

(5) 镰状细胞贫血症

一种血红蛋白(Hb)病。Hb是红细胞的主要成分,是机体运输氧气的重要工具。正常成人的Hb中,97%由HbA组成。本病患者的HbA的β链上的第6位谷氨酸被缬氨酸取代,故患者无HbA而仅有HbS。因HbS的溶解度低,易形成细长的纤维状结晶,使红细胞呈镰刀状,如图3-32所示。

本病的主要临床特征:红细胞呈镰刀状,胞膜发硬不能变形,故通过脾脏的毛细血管窦时,易破坏而产生溶血性贫血和血管栓塞。其他还有腹痛,骨关节痛,脾脏肿大。X线显示颅穹隆部的骨呈"竖发样"。致病基因位于第11号染色体上(11p15.5)。多数于早期死亡。应加强优生指导。用胎儿脐带血或绒毛、羊水细胞作DNA分析,可作出产前基因诊断。

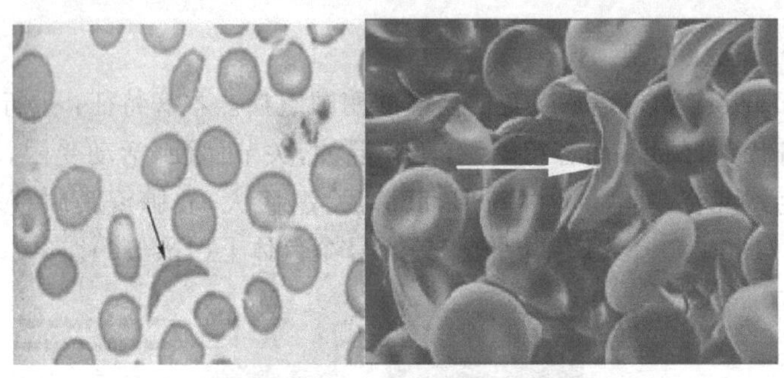

(a) 血涂片　　(b) 示意图

图3-32　镰状细胞贫血症

(6) AR型小头畸形

严重智力低下。头小(头围比同龄儿童的平均值小3个标准差以下;重量为正常脑的1/3~1/4),前额低斜,前囟小而早闭。体矮,耳大,枕部平坦,如图3-33所示。致病基因位于第1号染色体上(1q31-q32.1)。发病率约2.5/100 000。诊断时应排除环境因素染色体综合征(如13三体型综合征)所致小头畸形。并应与AD型小头畸形(智力、体高可正常)、狭颅症(矢状缝、冠状缝早闭、尖头、舟状头或三角形头等)相鉴别。应加强优生指导以避免患者家系再生患儿。必要时可用B超作产前诊断。

(7) 肝豆状核变性(hepatolenticular degeneration, HLD)

肝豆状核变性由Wilson在1912年首先描述,故又称为Wilson病(Wilson Disease, WD),是一种常染色体隐性遗传的铜代谢障碍性疾病。本病因为铜蓝蛋白合成障碍致铜在脑(豆状核)、肝、肾沉积而发病。主要特征是:角膜周边有黄棕色或黄绿色角色素环(KE环),如图3-34所示;肝大、硬化并伴有黄疸,蜘蛛痣,腹水;锥体外系症征;有肾功能损害症状;血清铜酶活力降低;面具式脸孔,手足徐动式舞蹈状运动,口齿不清,癫痫,晚期精神表现为忧郁、痴呆。WD的世界范围发病率为1/30 000~1/100 000,致病基因携带者约为1/90。致病基因位

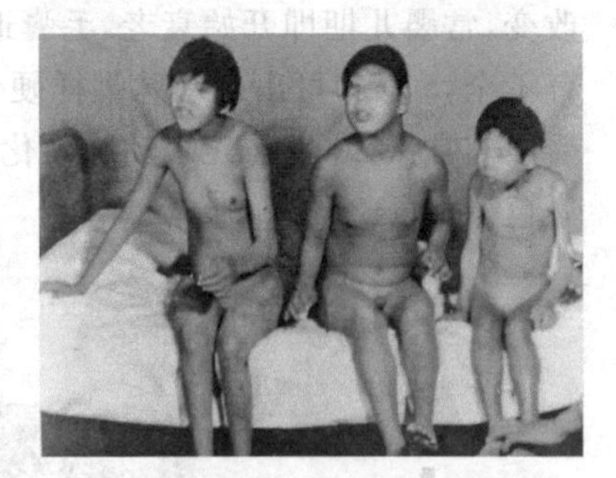

图3-33　AR型小头畸形患者

于第13号染色体上(13q14.2-q21)。50%死于发病后4～5年。本病在中国较多见。WD好发于青少年,男性比女性稍多,如不恰当治疗将会致残甚至死亡。也是至今少数几种可治的神经遗传病之一,关键是早发现、早诊断、早治疗。治疗时限制铜的摄入和应用排铜剂有较好疗效。

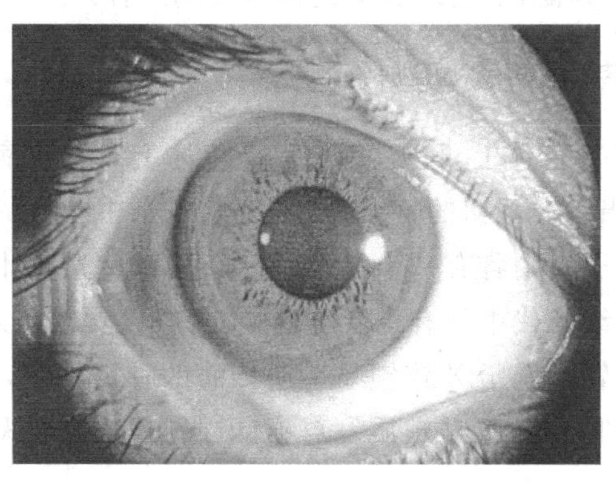

图3-34 肝豆状核变性(患者角膜)

(8) 先天性聋哑

出生时双耳即无听力,主要为感音性聋,右有前庭功能障碍。由于听不到声音,不能学习说话,导致大多数病人又聋又哑,如图3-35所示。存在遗传异质性(是指临床上可以看到一些症状相同的疾病,却是由不同的遗传基础决定的,称遗传异质性,由于遗传基础的不同,它们的遗传方式、发病年龄、病情进展、严重程度、受损部位、愈后以及复发率等,都可能是不同的)。遗传类型多数为AR,少数为AD或XR。故诊断时应根据家系资料以及孕期有无风疹、弓形体等感染、氨基甙类抗生素(链霉素等)用药史等作出鉴别。上海地区群体的病率为1/700。无特殊疗法,应注意加强优生指导。

(9) 遗传性垂体性侏儒Ⅰ型

患者因垂体前叶生长激素(GH)缺乏而致身材严重矮小,但身材比例对称,智力发育正常,如图3-36所示。外生殖器发育较慢,青春期后正常并可生育。血浆中GH及生长素介质基质均很低。致病基因位于第17号染色体上(17q22-q24)。注射外源性GH后生长素介质明显增高,疗效好。根据GH缺乏与否可作出产前诊断,应加强优生指导。

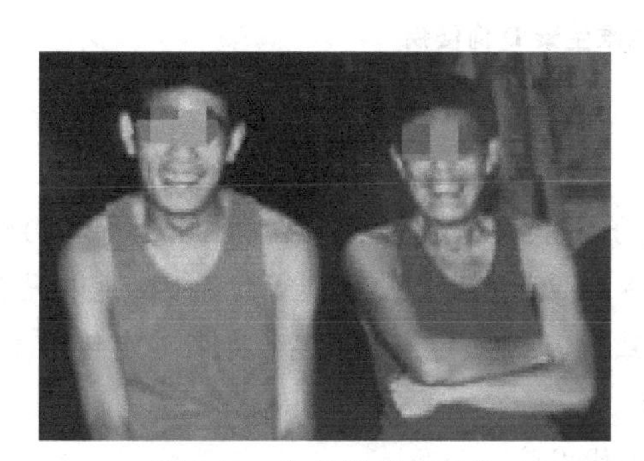

图3-35 先天性聋哑患者

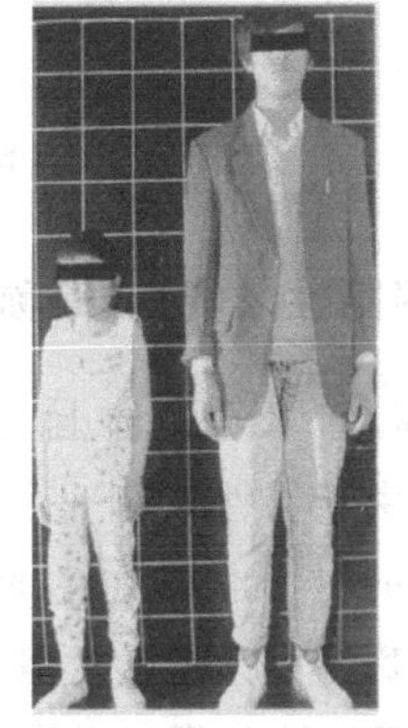

图3-36 遗传性垂体性侏儒Ⅰ型

3.3.3 伴性遗传病

伴性遗传病是指决定该病的基因位于性染色体上，遗传的疾病与性别相关联，包括X连锁显性遗传病、X连锁隐性遗传病、Y连锁遗传病三种。

1. X连锁显性遗传病(简称XD)

致病基因存在于X染色体上，只要一个X染色体上有此致病基因，即可表现病理性状，所以女性杂合体是患者。系谱的特点是：①患者双亲中必有一方是患者；②若母亲为杂合体患者，父亲正常，子女中各有一半得病；母亲正常，父亲为半合子患者，则女儿全为患者，儿子均正常；③连续几代中常有患者出现；④一般以女性病人为多，但女性杂合体患者的症状远较男性患者轻。属于X连锁显性遗传病的种类不多，已知十余种。如抗维生素D佝偻病、遗传性慢性肾炎、牙珐琅质发育不良、脂肪瘤、色素失禁症等。

常见病例如下。

抗维生素D佝偻病(vitaminD-resi-stantRickets)是一种肾小管遗传缺陷性疾病，造成维生素D和磷、钙代谢发生异常。由于患儿的染色体上有一个抗维生素D的基因，造成肾小管对磷的重吸收障碍，肠对磷、钙吸收不良，形成佝偻病，多于一岁左右发病，最先出现的症状为“O”形腿，严重的有进行性骨骼发育畸形，多发生骨折、骨疼、不能走路、生长缓慢症状，如图3-37所示。发病率约1∶25 000。有低血磷性和低血钙性两种。比较多见的是低血磷性抗维生素D佝偻病，又称家族性低磷血症(familialhypophosphatemia)，或肾性低血磷性佝偻病(renalhypophosphatemicrickets)。致病基因位于X染色体上(Xp22.2-p22.1)。

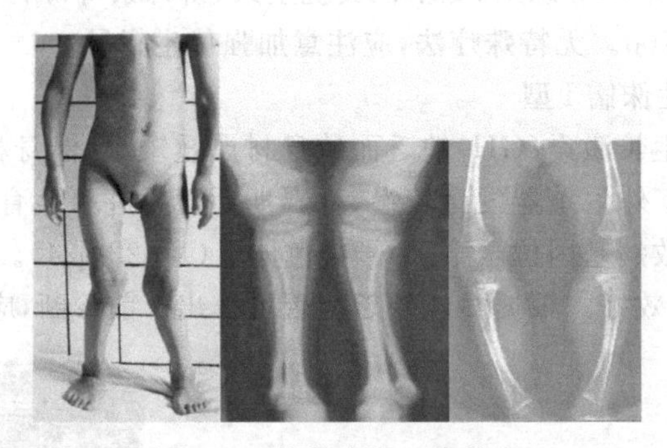

图3-37 抗维生素D佝偻病

2. X连锁隐性遗传病(简称XR)

致病基因位于X染色体上，女性杂合子不表现病理性状，仅女性纯合子和男性半合子才能表现。由于男性只有一个X染色体，Y染色体上没有其等位基因，所以只有一个隐性致病基因的男子也是患者，而且他的致病基因一定来自母亲，将来一定传给女儿，这样的遗传方式称为交叉遗传。其特征如下。

(1) 一般不连续几代出现患者，多为隔代发病；

(2) 若母亲为杂合子，父亲正常，则其女儿一半为携带者，一半正常(都不患病)，儿子一半正常，一半为病人；

(3) 若父亲为患者，母亲正常，其子女全部不发病，但女儿全是致病基因携带者，儿子全部正常。即由父亲传给女儿(不表现)，而母亲传给儿子(表现)。

(4) 男性患者多于女性患者。

常见的X连锁隐性遗传病有：肛门闭锁、缺丙种球蛋白血症、血友病、红绿色盲、鱼鳞癣、血管瘤、黏多糖过多症、假性肥大型进行性肌营养不良、先天性外胚层发育不全等。

常见病例如下。

(1) 血友病A

本病主要临床特征：患者因凝血因子(抗血友病球蛋白，即第Ⅲ因子)缺乏不能使血酶原变成凝血酶，最后造成纤维蛋白原不能变成纤维蛋白，导致血液不能凝固。当患者因意外损伤引起流血不止，血液不易凝固，如果不及时采取医疗措施会造成流血过多而死亡。有时还会有自发性出血倾向。轻伤即持续出血或渗血，肌肉深部出血可形成血肿，如图3-38所示。发病率约1/5 000男性，女性极少见。多有家族史，新突变产生的约占20%～30%。致病基因位于X染色体上(Xq28)。以预防为主，应对检出的携带者进行生育指导，及采用探针作产前基因诊断，防止患儿出生。

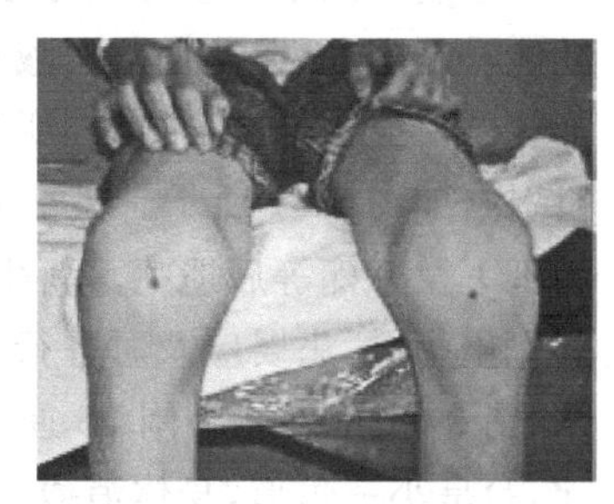

图3-38 血友病A患者

(2) 假性肥大型进行性肌营养不良

假性肥大型进行性肌营养不良为进行性肌营养不良症中最常见类型，如图3-39所示。多在一岁后起病，进行性加重。腓肠肌假性肥大，下肢无力，上楼梯和起立困难，走路摇晃，呈鸭行步态，易摔跤。仰卧位起立出现Gower征，即患儿从仰卧位站起时需先转身俯卧，然后双手必须支撑腿、膝等部位才能站起。另有"翼状肌"，三角肌、舌肌也有肥大改变。腱反射减弱或消失。80%以上有心肌病。因肌细胞膜通透异常，致血清中肌酸磷酸激酶(CPK)等酶增高，CPK值可高达数千单位，可据此作为主要确诊依据。肌肉活检显示肌纤维大部消失，由大量脂肪或纤维组织取替，肌梭附近存在少数变性肌纤维。

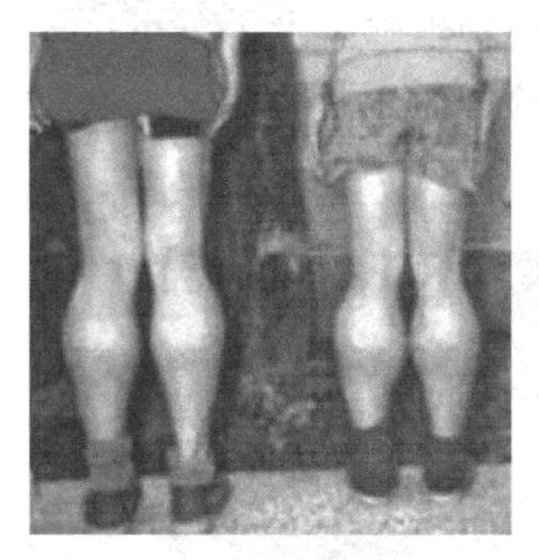

图3-39 假性肥大型进行性肌营养不良

(3) 无汗性外胚层发育不全

无汗性外胚层发育不全又称Christ-Siemens综合征或Christ-Siemens-Touraine综合征，少汗性外胚层发育不良。患者出生体重轻，皮肤呈果皮样，似早产儿。皮肤发育不良、薄，汗腺和皮脂腺缺如或缺少，故无汗或少汗。秃发或毛发稀少。无牙或少牙，指(趾)呈营养不良状态，如图3-40所示。泪器功能差故眼发干，智力轻度低下，有明显语音障碍。马鞍鼻，突额。夏季常发烧，易发生惊厥，肺部感染、败血症及湿疹等。

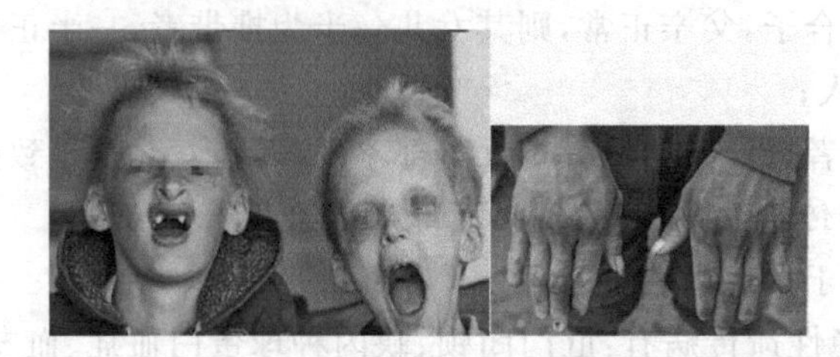

图 3-40　无汗性外胚层发育不全(示马鞍鼻及牙、指发育不良)

(4) 脑积水

本病为脑室内脑脊液分泌过多或脑脊液循环通路阻塞,或者吸收脑脊液的血管失去功能。新生儿、婴儿期脑积液过多,导致脑室扩大,颅大,头形变圆,额、顶部突出,囟门明显分开,两眼球下旋,形成"落日"样,如图 3-41 所示。头部静脉鼓起。伴有失明、瘫痪、智力低下及癫痫等后遗症。新生儿发病率约 4/10 000。应加强优生指导,患婴应及时进行手术治疗。正常儿头围 56 厘米,图 3-41 中患儿头围 65 厘米,头皮非常薄。与大头颅相比,脸呈小三角形,身体消瘦。

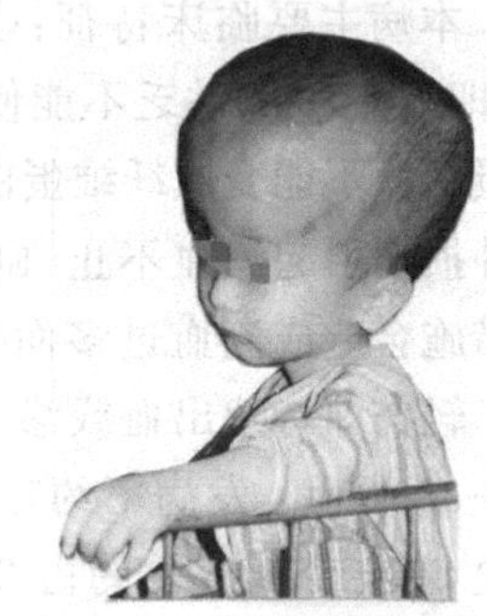

图 3-41　先天性脑积水
(冯肇松摄)

(5) 红绿色盲

红绿色盲是一种最常见的部分色盲,分为红色盲和绿色盲。患红绿色盲的人不能区分红色和绿色,他们把整个光谱看成两种基本的色调:长波(红、橙、黄、绿)部分为黄色,短波(青、蓝、紫)部分为蓝色。凯尼格(K. E. Koenig)认为,红绿色盲者视网膜上缺少感受红光或绿光的锥体细胞。菲克(A. Fick)认为,患者视网膜上同样具有正常人感受红光和绿光的两种锥体细胞,但把来自这两种细胞的信息混合在一起,故大脑分不清是红光,还是绿光,红绿色盲检查图如图 3-42 所示。

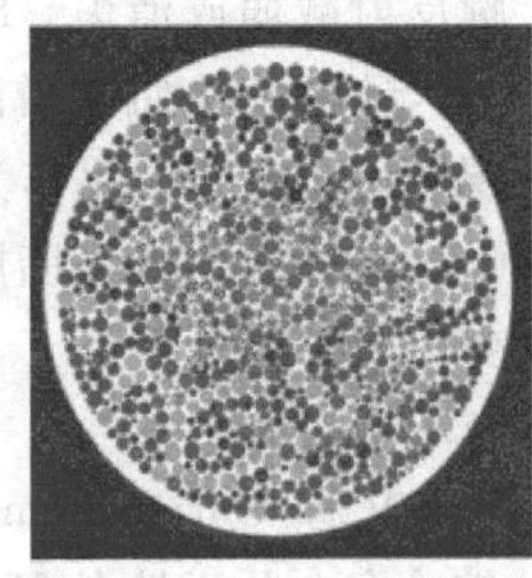

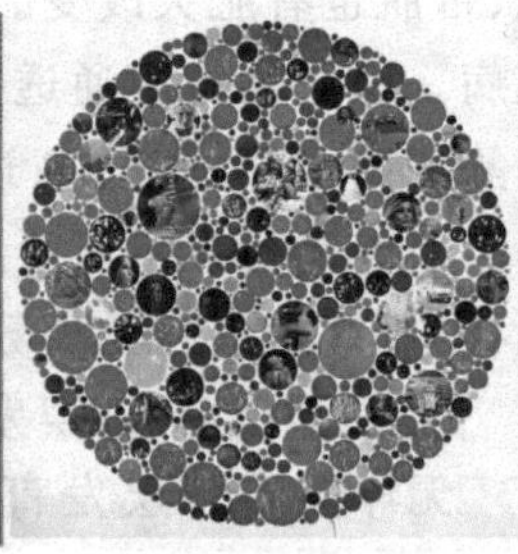

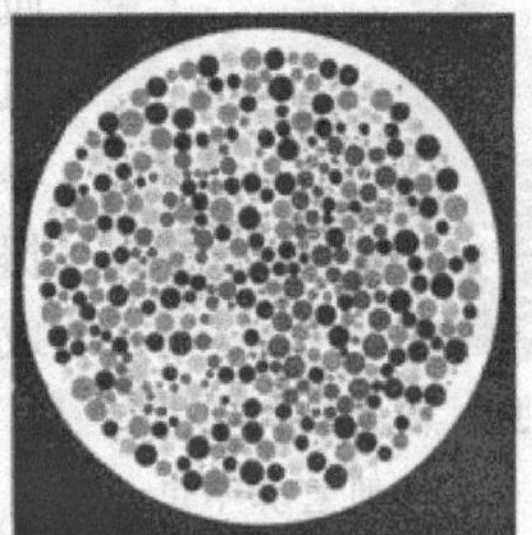

图 3-42　红绿色盲检查图

3. Y 连锁遗传病

致病基因位于 Y 染色体上,患者全是男性,如外耳郭多毛症等,如图 3-43 所示。

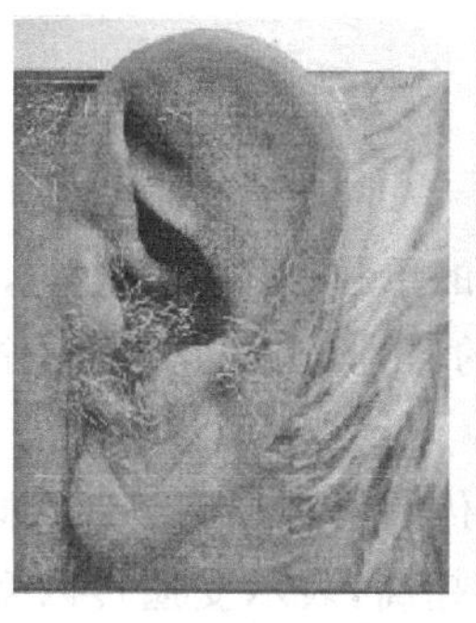

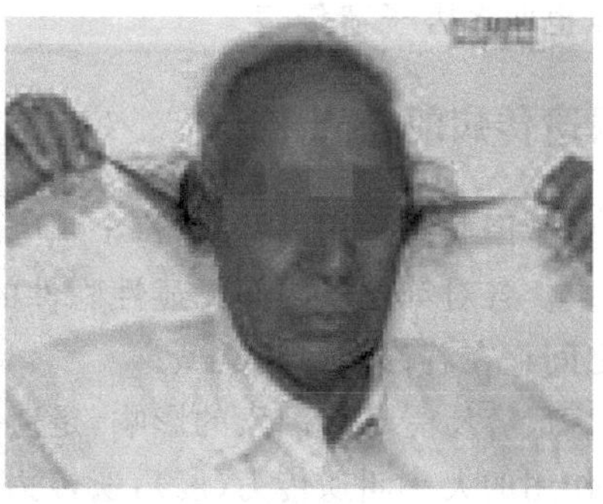

图 3-43 外耳郭多毛症患者

3.3.4 线粒体遗传病

线粒体遗传病有 65 种，线粒体是细胞质内的一个重要细胞器，它是细胞的氧化中心和动力站，因此它是细胞内能量储存和供给的场所。线粒体 DNA（mtDNA）是人类细胞核外唯一存在的 DNA（基因组），由 16 569 个碱基对组成，是一双链闭环分子，两条链均具有编码功能，每个 mtDNA 分子共编码 2 个 rRNAs、22 个 tRNAs 及 13 条与细胞氧化磷酸化有关的多肽链。每个细胞中有上百个线粒体和上千个线粒体 DNA 分子。它们的突变不但累及脑、心肌、骨骼肌、肾脏和内分泌腺，而引起人类多种疾病，而且还与人类的衰老过程有关。目前临床上所见的主要线粒体病为 Leber 视神经萎缩（又称 Leber 遗传性视神经网膜病，家族性球后视神经炎），如图 3-44 所示。主要症状为视神经快速萎缩、坏死、视力迅速丧失。眼底可见视乳头盘血管膨胀、颜色苍白、视乳头水肿，中心暗点消失。常伴发神经系统、心血管疾患。一般在青年期急性发病。最常见的突变是第 11778 位核苷酸 G-A（即精氨酸替代了组氨酸），导致电子传递功能降低，因而对视神经的 ATP 供应减少，引起视神经蜕变。男多于女。本病例为双胞胎兄弟患者。视力将逐渐减退或消失，无特殊治疗方法。应加强优生指导，特别是女性患者应绝育。

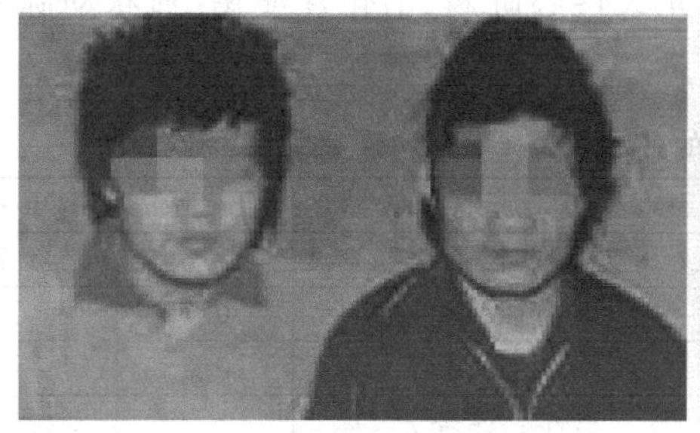

（a）双胞胎兄弟患者

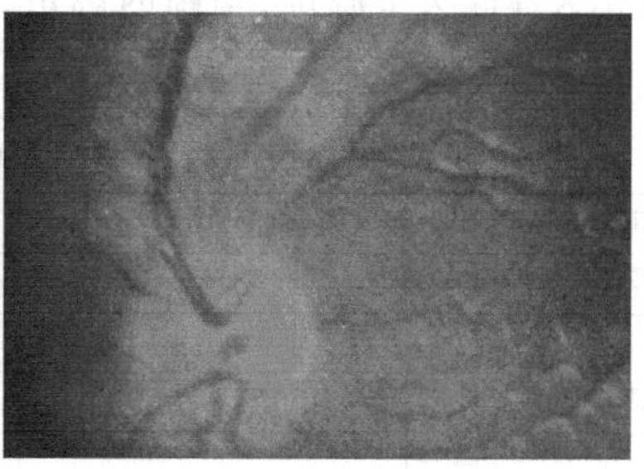

（b）视乳头盘血管膨胀、视神经萎缩

图 3-44 Leber 视神经萎缩

3.4 多基因遗传病

多基因遗传病（简称 MF）是由多个基因作用形成的疾病。多基因遗传病又易受环境因素的影响，所以也叫多因子遗传病。

3.4.1 多基因遗传病的特点

由于它是许多基因共同作用的结果，每个基因的单独作用是微小的，但累加起来可形成明显的致病效应。各对等位基因间无显性隐性的区别，因此它没有“全有”或“全无”之分，在同类患者之间存在着许多中间类型。

多基因遗传病最容易受环境因素的影响，是遗传因素与环境因素共同作用的结果，其中遗传因素所起作用的大小叫遗传力(度)，遗传力越高，表示受遗传因素影响越大，而受环境因素影响越小。一般认为遗传力大于60%者，遗传因素对该病起主要作用，低于40%者，遗传因素退居次要地位。

多基因病的家族性特点：①多基因病在患者亲属中的发病率比一般人群要高，亲属关系愈密切，患病率愈高。例如唇裂在一般人群中的发病率为0.1%，在病人一级亲属(父母、子女、兄弟姐妹)的发病率为4%，二级亲属(伯、叔、舅、姨、姑、祖父母、外祖父母等)0.7%，三级亲属(堂、表兄弟姐妹)0.3%。②严重患者的亲属发病率较高，如唇裂者的亲属发病率为3.5%，唇裂加腭裂者的亲属发病率为6.1%。③家族内病例数越多，再发危险率越高。如生了一个唇裂子女后，再生另一个唇裂孩子的危险率为4%，但已生了两个唇裂孩子后，再生唇裂孩子的危险率就上升到9%。④发病率是有性别差异的，发病率低的某一性别患者的一级亲属发病率高。因为该患者必须带有更多的致病基因才会发病。例如先天性幽门狭窄的男性发病率高于女性，女性患者的儿子中发病率为19%，女儿为7%。男性患者的儿子发病率为5%，女儿为2%。

3.4.2 多基因遗传病的常见病

多基因病包括一些常见病和常见的畸形病。例如精神分裂症、原发性高血压病、脊柱裂、无脑儿、子宫颈癌、胃癌、乳腺癌、躁狂抑郁性精神病、原发性癫痫、先天性巨结肠、唇裂与腭裂、先天性髋关节脱位、马蹄内翻足、先天性心脏病、消化性溃疡、冠状动脉病等，见表3-6。

表3-6 一些常见的多基因遗传畸形和疾病

病　名	群体发病率(%)	患者一级亲属发病率(%)	男：女	遗传率(%)
唇裂＋腭裂	0.17	4	1.6	76
腭裂	0.04	2	0.7	76
先天性髋关节脱位	0.1～0.2	4	0.2	70
先天性幽门狭窄	0.3	男性先证者2 女性先证者10	5.0	75
先天性畸形足	0.1	3	2.0	68
先天性巨结肠	0.02	男性先证者2 女性先证者8	4.0	80
脊柱裂	0.3	4	0.8	60
无脑儿	0.5	4	0.5	60

续表

病　名	群体发病率(%)	患者一级亲属发病率(%)	男∶女	遗传率(%)
先天性心脏病(各型)	0.5	2.8	—	35
精神分裂症	0.1～0.5	4～8	1	80
糖尿病(青少年型)	0.2	2～5	1	75
原发性高血压	4～8	15～30	1	62
冠心病	2.5	7	1.5	65
支气管哮喘	4	20	0.8	80
胃溃疡	4	8	1	37
强直性脊柱炎	0.2	男性先证者 7 女性先证者 2	0.2	70

常见病例如下。

(1) 唇裂、腭裂

本病为颜面严重畸形，患者上唇有缺口称唇裂，有单侧或双侧发病。可分完全性或不完全性。完全性的唇裂通常伴有腭裂(上腭有缺口)。如图 3-45 所示。从遗传角度来看，唇裂伴有腭裂者与单纯腭裂是不同的两种疾病。本病为多基因遗传，遗传度为 77.5%。新生儿发病率为 1/10 000，男婴多于女婴。许多遗传病伴发唇裂、腭裂。可作矫正手术。唇裂可在出生后 6 个月内进行，腭裂则在 2～4 岁时进行。

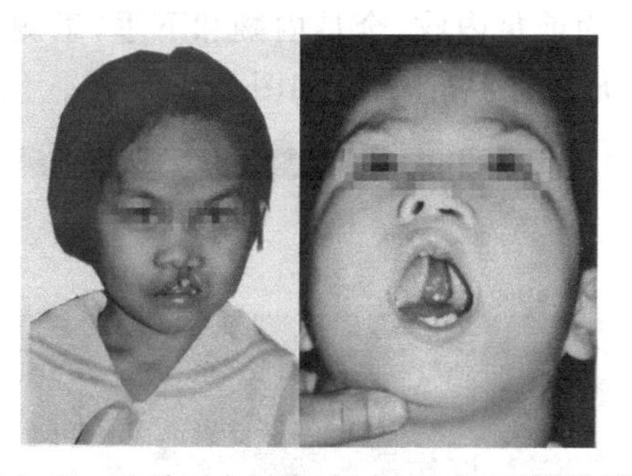

图 3-45　唇裂(左)与腭裂(右)患者(冯肇松摄)

(2) 脊柱裂

本病因胚胎发育早期，神经管闭合缺陷而产生。由于神经管的关闭过程自颈下段开始，分别向头、尾两端同时进行，因此关闭较晚的部位如枕部及腰骶部发生畸形的机会较多。神经管缺陷包括颅骨裂产生的脑膜的膨出，脑膜脑膨出，无脑畸形，露脑畸形等；脊柱裂产生的脊膜膨出，脊髓脊膜膨出，隐性脊柱裂等，如图 3-46 所示。

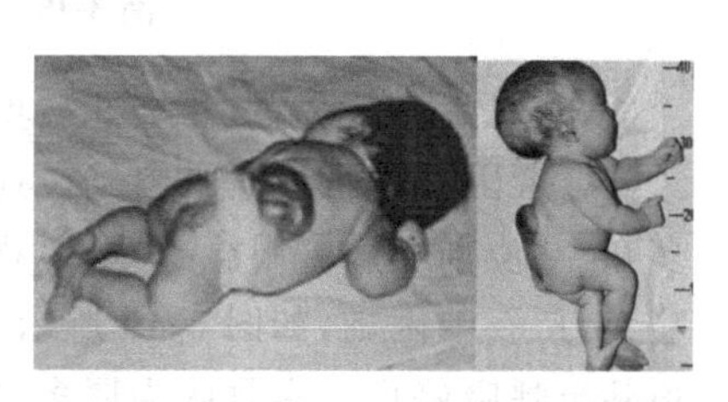

图 3-46　脊柱裂患儿 示脊髓脊膜膨出

本病为多基因遗传病，遗传度为 68%。我国人群发生率平均为 2.74/1 000。

妊娠期母体血清的甲胎蛋白(AFP)升高，据此可用于筛查。胎儿羊水

的 AFP 测定，X 线和 B 超检查可用作产前诊断。孕龄妇女补充叶酸(5mg/d～10mg/d)，不吃发芽土豆等有预防效果。

(3) 无脑儿

本病为胎儿脑部发育缺损，或脑部不发育的畸胎。表现为无脑、无头顶，前额窝缩短，眼突出呈“蛙脸状”，颅底有紫红色、形状不定的血管肿瘤块，可伴有脊柱裂，常不能存活，如图 3-47 所示。

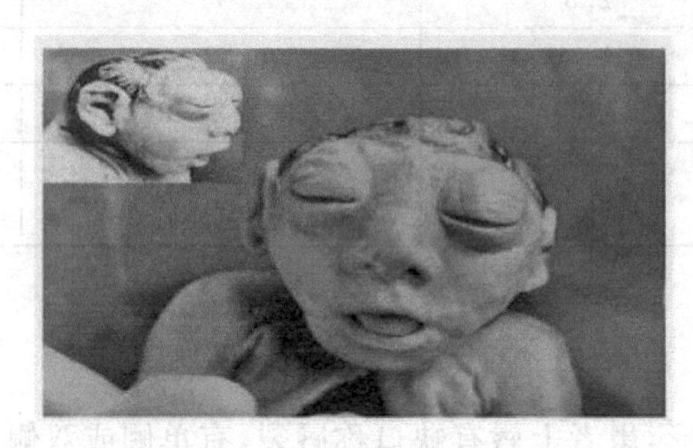

图 3-47 无脑畸形儿的头颅骨

(4) 马蹄内翻足

患者的足内翻，脚底弯曲，跗骨间的关节内收，前脚内旋和脚跟倒转。小腿肌肉萎缩，可伴发先天性髋关节脱位，为多基因遗传病。我国的群体发病率为 0.8/1 000。男女比例为 2∶1。这两位患儿表现为前足内收、全足内翻和下垂，患侧小腿肌肉萎缩。本病宜于新生儿时期尽早治疗。患儿还有手指畸形，如图 3-48 所示。

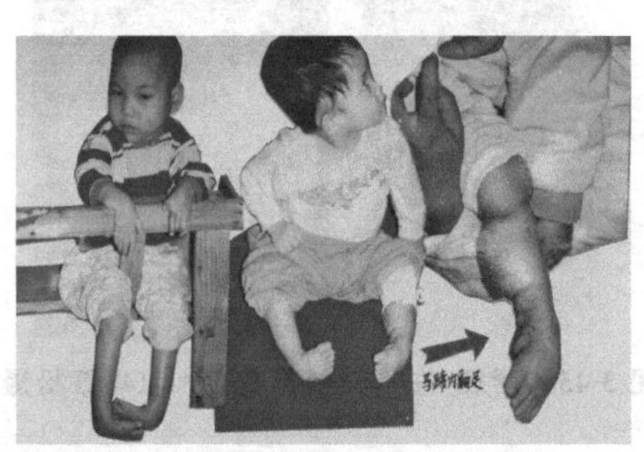

图 3-48 先天性马蹄内翻足(冯肇松摄)

(5) 重症肌无力(又称婴儿型重症肌无力症)

患者因骨骼肌神经肌肉接头处兴奋传递障碍，致受累肌群极易疲劳，劳累后加重。多在 10 岁前发病。眼睑下垂，复视，眼肌麻痹，表情肌无力，言谈不畅，讲话带鼻音，咀嚼无力，吞咽困难，如图 3-49 所示。可有小血管损害。严重者肋间和膈肌麻痹，呼吸窘迫甚至呼吸停止。多数认为属多基因遗传，也有人认为是 AR。发病率为 1/200 000～1/20 000。

应用抗胆碱酯酶类药物、肾上腺皮质激素或免疫抑制剂可获得较好疗效。根据临床症状，必要时可做肌疲劳试验，新斯的明试验即可作出诊断。诊断时应与先天性重症肌无力症相鉴别，先天性生后即有症状，眼肌损害明显，而呼吸、吞咽症状轻。

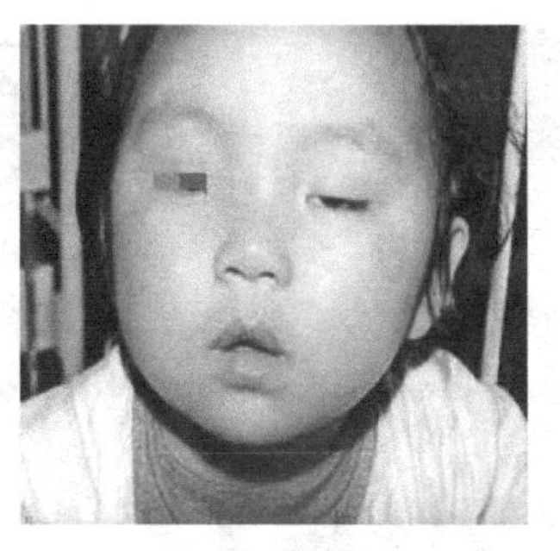

图 3-49　重症肌无力患者

(6) 地方性克汀病(又称地方性呆小病)

患者因胚胎期碘缺乏造成胚胎甲状腺激素合成不足,导致大脑和听觉中枢发育障碍。身材矮小,下肢比躯干短。智力低下,反应迟钝。聋、哑。舌大、腹大。基础代谢低,呼吸、心跳慢,体温低。额低、塌鼻梁,手足短粗,肌肉无力,步态呈鸭步,图 3-50(a)、(b)、(c)为患者外观,图(d)为患者与 18 岁同龄女孩比较。少数有甲状腺肿大。出牙晚,前囟闭合晚。遗传度为 40%～80%。病区长期食用含碘盐,妊孕期补充碘有良好效果。

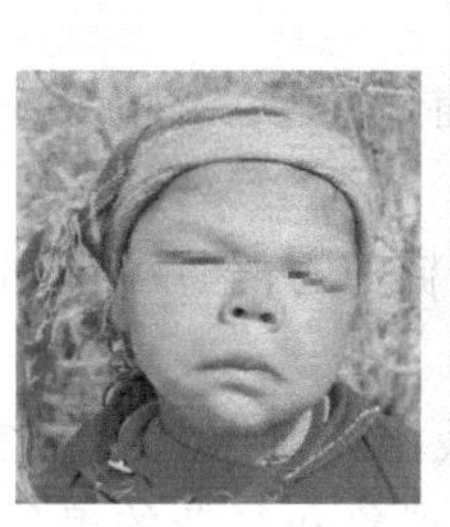

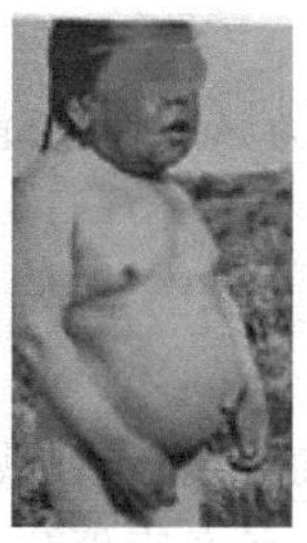

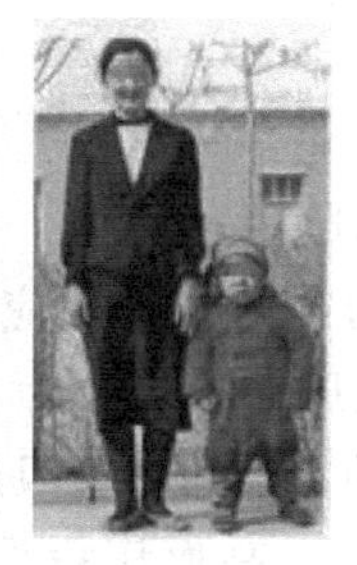

图 3-50　地方性克汀病(右:18 岁同龄女孩比较)

(7) 精神分裂症(schizophrenia)

本病是一种常见的精神病,据世界卫生组织估计,全球精神分裂症的终身患病率大概为 3.8‰～8.4‰,美国的研究,终身患病率高达 13‰;据我国 1994 年调查数据,城市地区患病率 7.11‰,农村 4.26‰。精神分裂症病因复杂,尚未得到彻底剖析。多起病于青壮年,表现为感知、思维、情感、意志行为等多方面障碍,精神活动与周围环境和内心体验不协调,脱离现实。一般无意识障碍和明显的智能障碍,可有注意、工作记忆、抽象思维和信息整合等方面认知功能损害。病程多迁延,反复发作,部分患者发生精神活动衰退和不同程度社会功能缺损,如图 3-51 所示。患者亲属中的患病率高于一般人群数倍,血缘关系越近,患病率越高。

(8) 糖尿病

典型症状可概括为“三多一少”,即多尿、多饮、多食和体重减轻。由于绝对或相对的胰岛素分泌不足导致血糖过高,出现尿糖。身体软弱、乏力。儿童患者身体发育差。胰岛素注射治疗后继发脂肪萎缩。其他可分为:胰岛素依赖型(IDDM)或Ⅰ型;非胰岛素依赖型(NIDDM)或Ⅱ型,即成年发病型。IDDM 患者其 HLA 为 DR3 和/或 DR4 者易发生胰

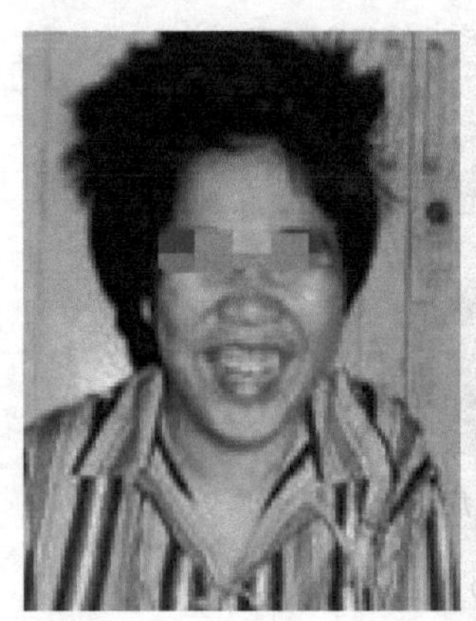
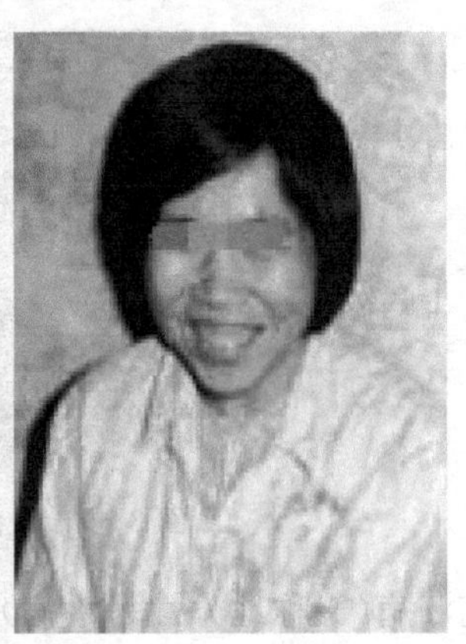

图 3-51　精神分裂症患者

岛 B 细胞自身免疫病，导致糖尿病，消瘦，易发生酮症。NIDDM 型与 HAL 类型无关，一般病因是由于植物神经类型混乱(副交感神经张力增加，交感神经张力减弱)导致低血糖，多吃和肥胖，很少发生酮症。NIDDM 中尚有一亚型即青少年的成年发病型糖尿病(MODY)，属 AD 型(家系中有连续数代发病患者，85％的双亲之一为患者，同胞中约 1/2 发病)。

遗传方式尚有争论，除 MODY 为 AD 外，目前多数认为Ⅰ、Ⅱ型为多基因遗传。I 型致病基因定位于 19p13.3。

治疗方法主要为：饮食治疗；应用胰岛素，降糖药物；合并症的控制与治疗。

(9) 原发性高血压

高血压病是一种复杂的多基因遗传病。在我国高血压病的患者高达 8 000 余万人，近十年来升高约 25％。高血压病具有家族聚集现象和复杂的遗传方式，其遗传率约为 30％～60％。在高血压病的发病中，环境因素(高盐饮食、精神紧张、肥胖、年龄等)也是众所周知的。高血压病早期一般无自觉症状，逐步可出现眩晕、头痛、耳鸣、心悸、失眠等症状。

第4章

遗传病的诊断和防治

4.1 遗传病的诊断

遗传病的诊断是建立遗传咨询、开展产前诊和防治工作的基础。遗传病的诊断除了按一般疾病的诊断方法外，还需辅以遗传学的特殊诊断手段，如染色体和性染色质的检查、特殊酶和蛋白质的生化分析、系谱分析、皮纹分析和携带者的检出等。这里只叙述系谱分析和皮纹分析两种方法。

4.1.1 系谱分析

系谱是表明在一个家系中，某种疾病发病的情况的一个图解，是对某种遗传病患者进行调查，弄清其家庭中各成员(包括直系或旁系的亲属)的发病情况，并按遗传学上的规格和符号绘制的图解，如图 4-1 所示。各种单基因遗传病常表现出特定的孟德尔式遗传。因此，通过系谱分析，对确定是否患有遗传病，以及遗传病的类型和传递规律具有重要的意义。它有助于区分单基因病和多基因病，也有助于区分某些表现型相似的遗传病，以及同一遗传病的不同亚型。

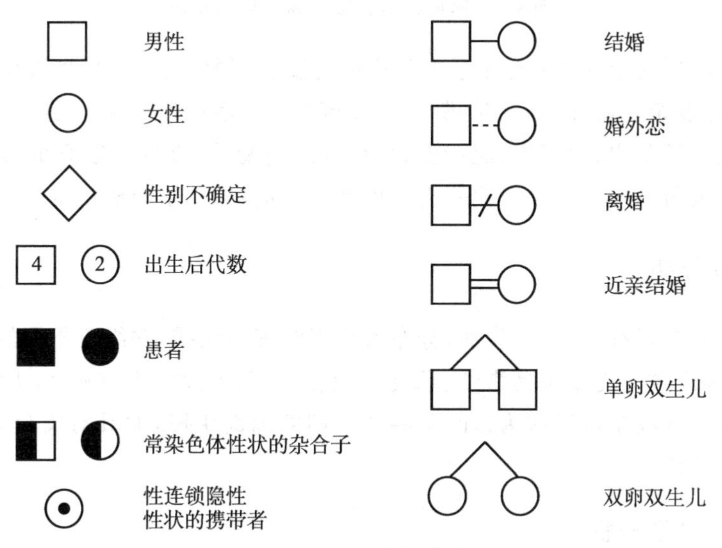

图 4-1　系谱中常用的符号

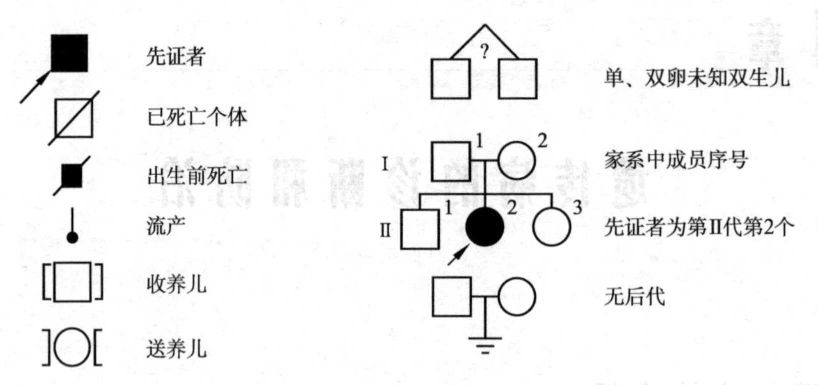

图 4-1 （续）

绘制系谱图的方法是从先证者（家族内首先来诊的患者）入手，通过问诊和随访诊查，患者家族（同胞、亲代、祖代和孙代）的成员构成、婚配、发育、发病、病情、有否诊断及治疗等情况，并把调查资料按规定的符号与方式绘制成系谱图进行系谱分析，如图 4-2所示。

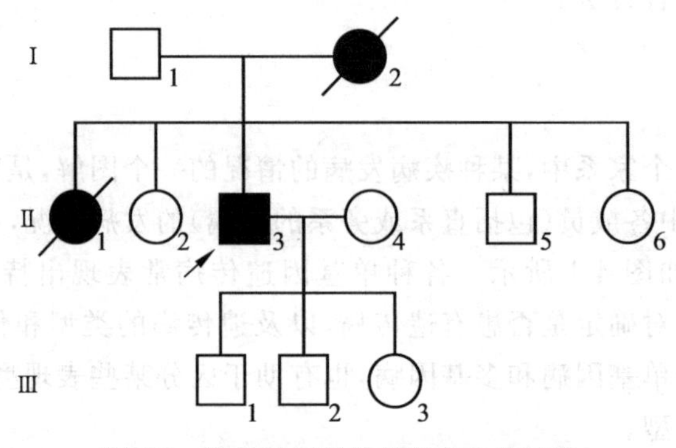

图 4-2 家族性多发性结肠息肉的系谱

进行系谱绘制时应注意：对家系中各成员的发病情况，应力求信息准确无误，对关键成员，医师最好能亲自诊查；查询时，除主要临床特征、发病年龄、病情进展、死因外，还应注意有关成员的怀孕史、生育史、流产史、是否近亲婚配等；查询的家系成员（特别是遗传病患者和近亲成员）越多越好，以便获得尽可能多的信息，利于分析认定。

4.1.2 皮纹分析

在手指、手掌、足趾、足掌的表面，分布着许多纤细的纹线，并组成不同的图形，这就是皮肤纹理，简称皮纹。皮纹包括指纹、掌纹、足底纹和掌褶纹。在妊娠 14 周便已形成，出生后不再改变。皮纹学可以作为诊断某些遗传病的辅助手段，尤其对染色体病的诊断有较重要的参考价值。

1. 指纹类型及分析

可分为弓形纹、箕形纹和斗形纹，如图 4-3 所示。

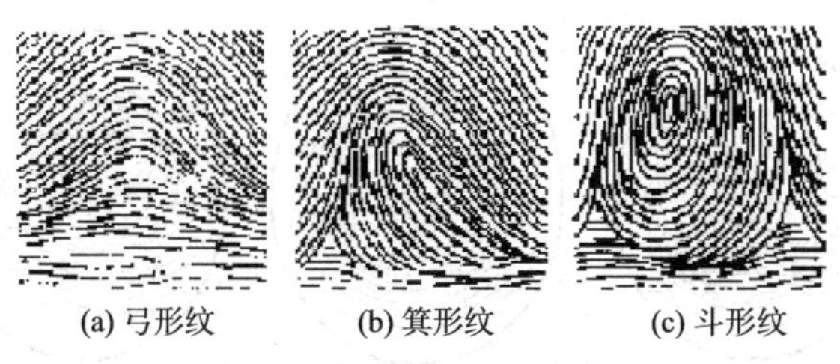

图 4-3　指纹的三种基本类型

(1) 弓形纹。纹线走行由一侧至另一侧，中间隆起呈弓形，无三叉点。有的弓形纹弯度较大呈帐篷状，称帐式弓，如图 4-4 所示。

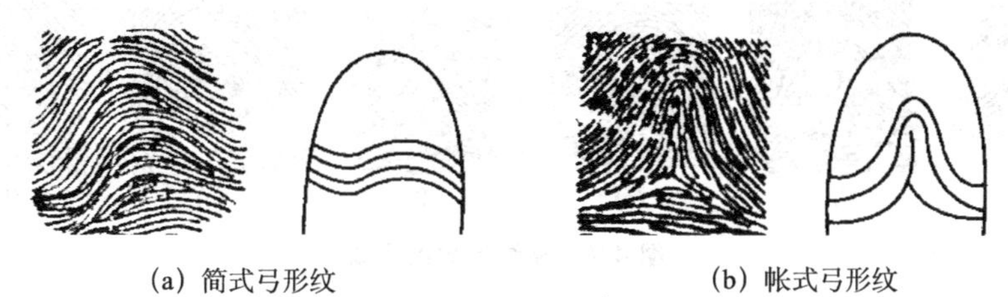

图 4-4　弓形纹类型

(2) 箕形纹。国外一般称攀形纹，我国俗称簸箕。因其纹线自一侧起始，向指尖方向耸起后又返回原侧，因形似簸箕而得名。箕口端向着尺骨一侧(小指侧)，称尺箕或正箕，向着桡骨一侧(拇指侧)，称为桡箕或反箕。在箕头下侧有一呈三方向走行的纹线，该中心点称三叉点，如图 4-5 所示。

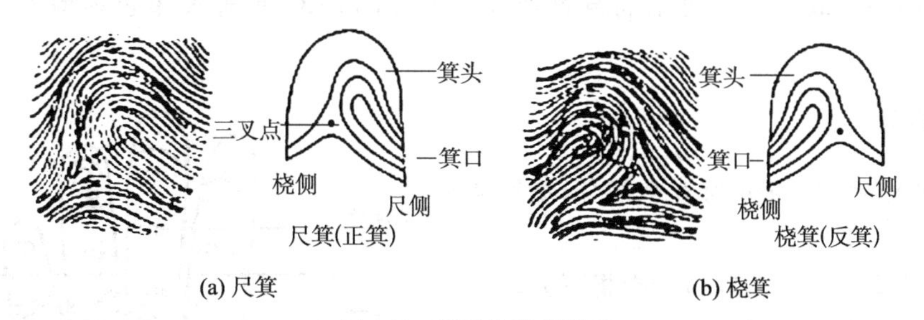

图 4-5　箕形纹的类型

(3) 斗形纹。特点是具有两个三叉点，又可分为环形斗、螺形斗和绞形斗等，如图 4-6 所示。环形斗的纹理呈同心圆，又称同心斗。其左、右下方各有一个三叉点；螺形斗的纹理呈螺旋形走行，左、右下方各有一个三叉点；绞形纹由两个箕纹朝相反方向走行，并各有一个三叉点即有二个三叉点。此外还有囊形斗、偏形斗、变形斗等其他多种变异型。

正常人各种指纹的出现率有种族、性别的差异，但在同一种族的正常人群中，各种指纹的频率基本近似。根据 Holt 于 1928 年的调查，正常东方人的指纹特点是尺箕和斗形纹较多，而弓形纹和桡箕纹较少见，特别是第 4、5 指的桡箕频率很低。我国有人统计也以正箕(48.5%)和斗形纹(46%)最多，而弓形纹和反箕则很少见。先天愚型则反箕较多。

(4) 嵴纹计数。嵴纹计数是指从箕形纹或斗形纹的中心点到三叉点的中心画一横线，然后计算这条横线经过的纹数的得数。因为弓形纹没有三叉点，所以得数为零，如

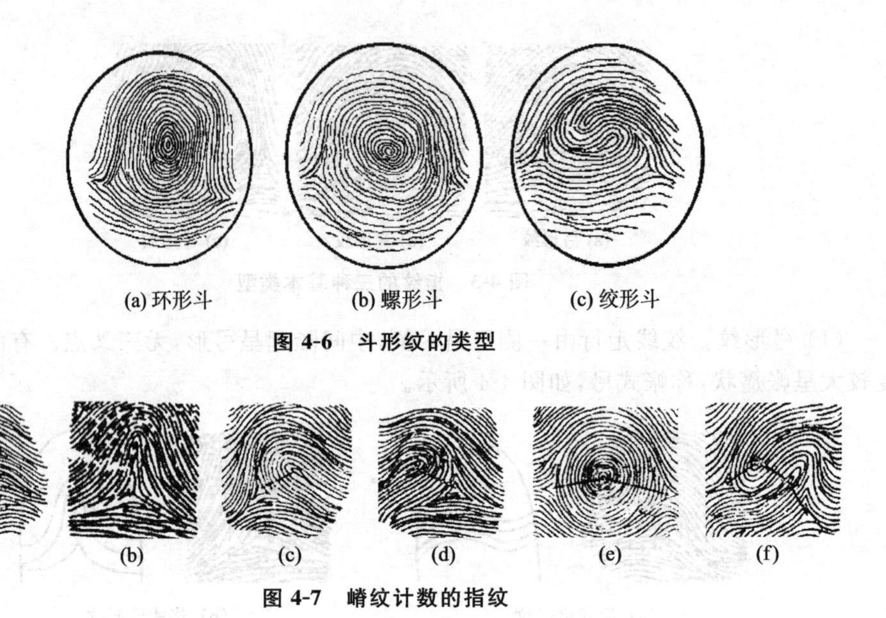

图 4-6　斗形纹的类型

图 4-7　嵴纹计数的指纹

图 4-7所示。临床应用时将左右双手 10 指的嵴纹数相加，求出总指嵴纹数(Total Finger Ridge Count，TFRC)。斗形纹有两个三叉点，故需进行二次计数，并将二者的得数计入表内，但计算 TFRC 时，只把较大的得数加入。嵴纹计数亦可间接反映个体各种指纹的比例情况。例如我国正常男性的 TFRC 为 144.7，正常女性为 138.5，而欧美人种的斗形纹比例较小，弓形纹多，故其 TFRC 较低。一些染色体患者的指纹类型比例，与正常人对比有明显差异，故 TFRC 亦有特异性改变。另外，TFRC 有随 X 染色体增多而递减的趋向。

2. 掌纹

正常人的掌纹可分为五个部分，如图 4-8 所示。

(1) 大鱼际。大鱼际位于拇指下方。

(2) 小鱼际。小鱼际位于小指下方。

(3) 指间区。自 $I_1 \sim I_4$ 的区间。

(4) 三叉点 a、b、c、d。分别位于第二、三、四、五指的基部。

(5) 三叉点 t。位于手掌基部的正中。三叉点 t_1 的量法有以下两种。

① 根据∠atd 大小计算。连接 at 和 dt 在"t"三叉点形成一夹角称∠atd，或 t 角。测定∠atd 的大小，可表明 t 的具体位置，如图 4-9 所示。正常人由于 t 点较近掌基，故∠atd 角较小，我国正常人的∠atd 平均为 41°。若 t 远移，∠atd 相应增大，先天愚型和某些其他染色体病患者∠atd 可大于 70°。

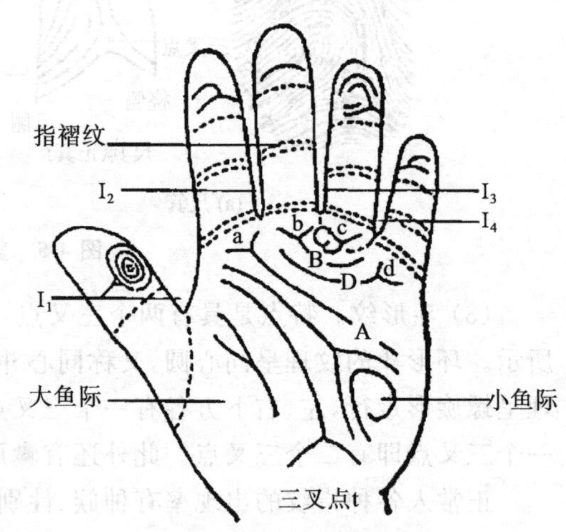

图 4-8　正常人掌纹特点

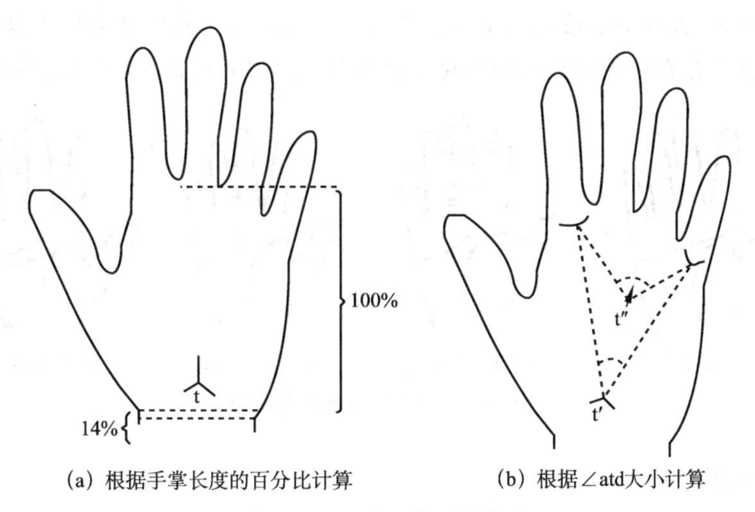

图 4-9　三叉点 t 的测量方法

② 根据手掌长度的百分比计算。以远侧腕关节褶线到中指基部褶线的距离为“掌长”标准，t 到远侧腕关节褶线的距离占整个掌长的比率称 t 百分率。正常 t 的比值应小于 14.9%，先天愚型患者的三叉点 t 向掌心移位，称三叉点 t′；13 三体患者的三叉点 t 向掌心移位更甚，称三叉点 t″，如图 4-9 所示。所以，临床检查时，应掌握三叉点 t 位置的测量方法。

3. 指褶纹和手掌褶纹

在手指和手掌屈曲面都有明显的褶纹。正常人的手指褶纹除拇指只有一条指褶纹外，其余各指都有两条指褶纹。正常人的手掌褶纹主要有三条：远侧横褶纹、近侧横褶纹和大鱼际褶纹(拇指垂直褶纹)，如图 4-10 所示。严格地说，褶纹不属于皮肤纹理，因两者组织学结构有别，胚胎发生的时间也略有不同。但由于染色体病患者的褶纹有特异性改变，故皮纹学的研究通常也包括此内容。

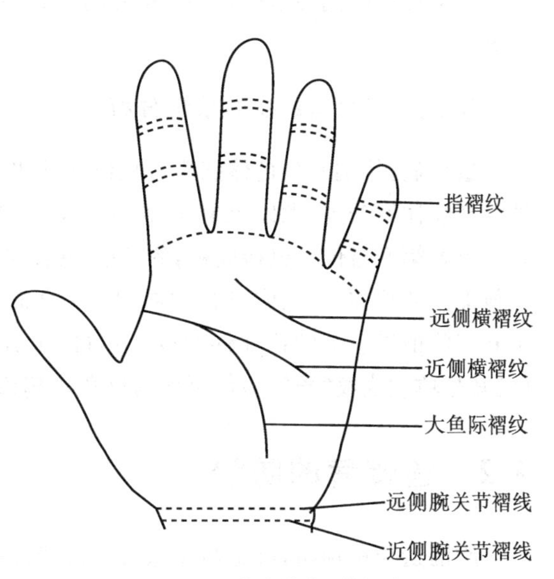

图 4-10　正常人的指、掌褶纹

在某些染色体病患者中，可以出现一种特殊的掌褶纹——通贯手，即远侧横褶纹和近侧横褶纹合并成一条直线并横贯手掌，称通贯线(国外称“猿线”)，这样的手称通贯手，如图 4-11 所示。一般认为在正常的人群中 4%～6%的人为单侧通贯手。通贯手与正常人掌褶纹变异类型，除典型的通贯线外，还有一些不典型或变异的通贯线，如远近掌横褶并不直接合并，而是在中间以短的横褶相连,或在通贯线的上下方又带有小的分支等。若近掌横褶本身通贯全手而远掌横褶仍独立存在,称悉尼手,因常见于澳大利亚悉尼的正常人,故以此命名。

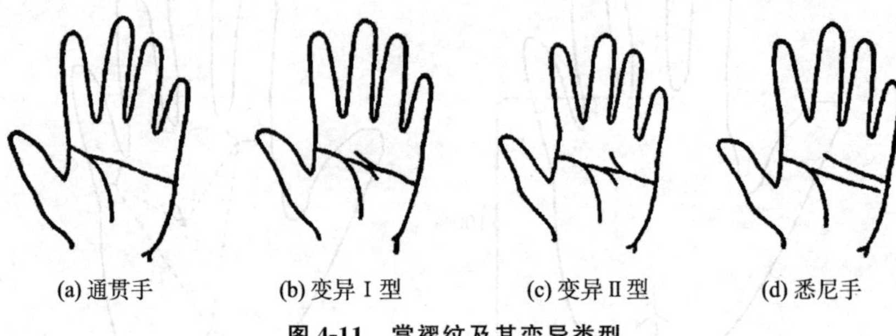

图 4-11　掌褶纹及其变异类型

4. 跖纹(足底纹)

跖纹研究得不如手掌和手指充分,因观察和取印都较困难。最有临床价值是拇趾球区的皮纹。拇趾球区皮纹一般有七种类型,如图 4-12 所示。

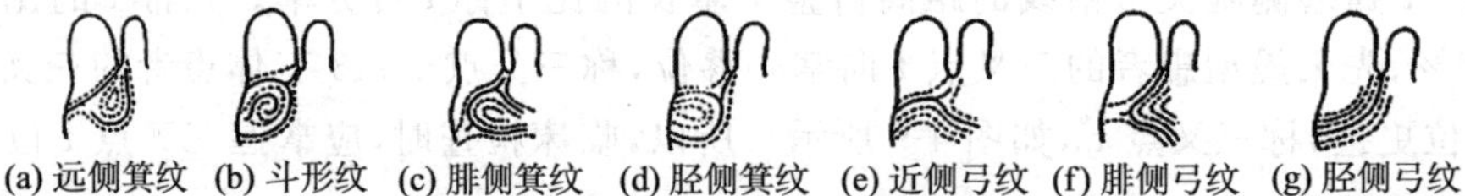

图 4-12　拇趾球区的皮肤纹理类型

拇趾球区胫侧弓形纹,约在 50%的先天愚型患者中可以看到这种纹型,其他人则很少见。

5. 遗传病患者的皮肤纹理分析

遗传病,特别是染色体病患者皮纹往往出现某些特定组合。例如:21 三体型患者指纹以箕纹比率升高,尤以尺箕为多,atd 角一般在 50～60°以上。约 50%患者为通贯手,17%患者第 5 指仅一道指间褶,约 70%患者在拇趾球区还有胫侧弓形纹,如图 4-12 所示。其他染色体病如 18 三体、13 三体、$5P^-$ 综合征、性腺发育不全症,先天性睾丸发育不全等都有某些值得注意的特征性改变。不过,少数正常人也可出现某些“异常”皮纹,故皮纹(尤其是单项皮纹“异常”)仅可作为染色体病诊断的参考。

4.2　遗传病的防治

所谓遗传病预防,就是防止患有严重遗传疾病的婴儿出生。遗传病的防治原则是:尽早诊断,尽早防治。一般防治方法如下。

4.2.1　预防

遗传病的预防主要注意下面几个环节:认识遗传病、环境保护、遗传携带者的检出、新生儿筛查、遗传咨询、婚姻与生育指导以及症状出现前的预防。

1. 认识遗传病

遗传病是指生殖细胞或受精卵的遗传物质(染色体和基因)发生突变(或畸变)所引起的疾病,涉及人体各系统和各个器官。我国常见的遗传病有地中海贫血、先天性神经管畸形、先天愚型、白化病、血友病、先天性聋哑、色盲症、软骨发育不全、黏多糖贮积症等大约40余种。

人们容易把遗传病和先天性疾病混为一谈。其实,先天性疾病一般是指孩子出生时就表现出症状的疾病。先天性疾病中有些是遗传因素引起的,属遗传病,如先天愚型(唐氏综合征);而有些却是孕期受外界不良因素影响而引起胎儿发育异常,不属于遗传病范畴,如先天性心脏病。由此可知,先天性疾病并不都是遗传病。

此外,遗传病也不一定是在出生时就有症状。有些遗传病要在个体成长到一定年龄时才表现出来。例如进行性肌营养不良,一般4～6岁才发病。许多遗传性智力低下患者,在婴幼儿期也不易发现。由于这类疾病早在胚胎期间乃至精子和卵子结合的时候就埋下了病根,所以,责任自然落在患者的父母身上。每一对准备做父母的夫妇都重视预防遗传病,这也是实现优生的一项重要内容。

2. 环境保护

随着工农业生产的发展,环境污染与日俱增。大量废水、废气、废渣正严重威胁着人类健康,并已造成一定危害,因为环境污染不仅会直接引起一些严重的疾病(如砷、铅和汞中毒及其他职业病),而且会造成人类的遗传物质的损害而影响下一代,造成严重后果。

环境污染对人类遗传的危害主要有下述几个方面。

(1) 诱发基因突变。能诱发基因突变的因素称诱变因素或诱变剂。除了电离辐射有强烈的诱变作用以外,食品工业中用以熏肉、熏鱼的着色剂、亚硝酸盐以及用于生产洗衣粉的乙烯亚胺类物质、农药中的除草剂、杀虫的砷制剂等都是一些诱变剂。

(2) 诱发染色体畸变。可诱发染色体畸变的物质称染色体断裂剂。如上述的乙烯亚胺;药物中的烷化剂如氮芥、环磷酰胺等,核酸类化合物如阿糖胞苷、5-氟尿嘧啶等;抗叶酸剂如氨甲蝶呤;抗生素如丝裂霉素C、放线菌素D、柔毛霉素;中枢神经系统药物如氯丙嗪、眠尔通等;食品中的佐剂如咖啡因、可可碱等都是染色体断裂剂。一些生物因素如病毒感染也可引起染色体畸变,应该特别注意的是电离辐射除有诱变作用以外,也是强烈的诱发染色体畸变的因素。

(3) 诱发先天畸形。作用于发育中个体体细胞能产生畸形的物质称为致畸因子或致畸剂。致畸因子虽已提出过很多,但有足够证据而公认的致畸因子并不多。

一般在胚胎发育的第20～60天是对致畸因子的高度敏感期,此时应特别注意避免与上述致畸因子接触。

综上所述,环境污染造成的公害影响是严重而深远的。因此,做好“三废”的妥善处理,避免超剂量接触电离辐射、诱变剂和致畸剂,宣传戒烟戒酒(已证明酒精和尼古丁对生殖细胞有损伤作用),对各种新化学产品在出厂前进行严格的诱变作用检测,并对其使用进行必要的限制，这种综合的“环境保护”措施，对防止可能造成的遗传损伤是十分重要的。

3. 遗传携带者的检出

遗传携带者是指表型正常，但带有致病遗传物质的个体。一般包括：①隐性遗传杂合子；②显性遗传病的未显者；③表型尚正常的迟发外显者；④染色体平衡易位的个体。

遗传携带者的检出对遗传病的预防具有积极的意义。因为人群中，虽然许多隐性遗传病的发病率不高，但杂合子的比例却相当高。例如苯酮尿症的纯合子在人群中如为1∶1 000，携带者（杂合子）的频率为2∶50，为纯合子频率的200倍。对发病率很低的遗传病，一般不做杂合子的群体筛查，仅对患者亲属及其对象进行筛查，也可以收到良好效果。对发病率高的遗传病，普查携带者效果显著。例如我国南方各省的α及β地中海贫血的发病率特别高（共占人群的8%～12%，有的省或地区更高），因此检出双方同为α或同为β地贫杂合子的机会很多。这时应进行婚姻及生育指导，配合产前诊断，就可以从第一胎起防止重型患儿出生，从而收到巨大的社会效益和经济效益，不仅降低了本病的发病率，而且可以防止不良基因在群体中扩散。

染色体平衡易位携带者生育死胎及染色体病患儿的机会很大。因此，对染色体平衡易位的亲属进行检查十分重要。

隐性致病基因杂合子检出方法的理论根据是基因的剂量效应，即基因产物的剂量，杂合子介于纯合子与正常个体之间，约为正常个体的半量，但因机体内、外环境各种因素对基因表达的影响，以及检测方法的不同（直接测定基因产物或测定基因间接产物），使测定值在正常与杂合子之间，杂合子与纯合子之间发生重叠，造成判断的困难。

杂合子携带者的检测方法大致可分为：临床水平、细胞水平、酶和蛋白质水平及分子水平。

临床水平：一般只能提供线索，不能准确检出，故已基本弃用。

细胞水平：主要是染色体检查，多用于平衡易位携带者的检出。酶和蛋白质水平的测定（包括代谢中间产物的测定），目前对一些分子代谢病杂合子检测尚有一定的意义，但正逐渐被基因水平的方法所取代。

DNA分子水平：随着分子遗传学的发展，可以从分子水平即利用DNA或RNA分析技术直接检出杂合子，而且准确，特别是对一些致病基因的性质和异常基因产物还不清楚的遗传病，或用一般生化方法不能准确检测的遗传病，例如慢性进行性舞蹈病、甲型和乙型血友病、DMD、苯酮尿症等；最后，对一些迟发外显携带者还可作症状前诊断，因而有可能采取早期预防性措施，如成人多囊肾病等。目前，用基因分析检测杂合子的方法日益增多，并逐步向简化、快速、准确的方向发展，比如一种基因检测服务，夫妇两人只需提供唾液样本接受简单的测试，便可以清楚自身是否带有变异的基因，或容易令下一代患上致命的遗传病，这种检测方式可以验出逾100种遗传病，从而消除孕育带有遗传病基因婴儿的机会。

4. 新生儿筛查

新生儿筛查是出生后预防和治疗某些遗传病的有效方法。一般采取脐血或足跟血的纸片进行。选择的病种应考虑下列条件：①发病率较高；②有致死、致残、致愚的严重后果；③有较准确而实用的筛查方法；④筛出的疾病有办法防治；⑤符合经济效益。

有些国家已将此项措施列入优生的常规检查，筛查的病种达 12 种。我国这项工作刚起步。某些地区在进行，列入筛查的疾病有 PKU、家族性甲状腺肿、G6PD 缺乏症（葡萄糖-6-磷酸脱氢酶，又称蚕豆病）。对检出的患儿进行了预防性治疗，都取得了令人满意的效果。

5. 遗传咨询

遗传咨询、产前诊断和选择性流产被认为是目前预防遗传病患儿出生的主要手段。由于遗传咨询是临床医生经常遇到的问题，故本书第 8 章进行了阐述，以引起重视。

6. 婚姻与生育指导

对遗传病患者及其亲属进行婚姻与生育指导，必要时选择结扎手术或终止妊娠，可防止患儿出生，减少群体中相应的致病基因。

婚姻指导：常染色体显性遗传病能致死、致残、致愚者，其下代患病风险达 50%，不宜结婚是显而易见的。隐性遗传病杂合子间的婚配，是生育重型遗传病患儿的最主要来源，因此必须劝阻两个杂合子间的结婚。

在尚无条件进行杂合子检测时，则应尽量避免近亲结婚，因为一种致病基因在亲属中的频率大大高于一般人群，故近亲结婚双方遗传病杂合子的机会大增。例如苯酮尿症群体中的杂合子频率为 1/50，则非近亲婚配出生纯合子患儿的概率为 $1/50\times1/50\times1/4=1/10\ 000$，如表兄妹结婚则出生患儿的概率为 $1/50\times1/8\times1/4=1/600$，与非近亲婚配者相差约 6 倍。发病率越低的隐性遗传病，近亲结婚生育患儿的概率较非近亲结婚者越高。

据世界卫生组织调查，非近亲婚配婴儿死亡率为 24‰，而近亲婚配为 81‰，约高 3 倍多。因此，我国《婚姻法》第 2 章第 6 条规定“血缘亲属及第三代以内的旁系亲属间不能结婚”，这是符合优生原则的。

生育指导：对已婚的在优生法规中指定的遗传病患者，以及明确双方为同一隐性遗传病的携带者而又不能进行产前诊断时，最好动员一方进行绝育。如果母亲已怀孕则应进行产前诊断，确定胎儿的性别和疾病情况，进行选择性流产。

例如已知孕妇为甲型血友病携带者，女胎表型应为正常（其中 50% 为杂合子），但男胎患遗传病的概率为 50%。在无条件确定胎儿是否患遗传病时，最好仍进行男胎流产。

随着产前诊断方法不断改进，选择性流产的针对性将日益增强。母亲连续发生两次以上的自然流产，应进行染色体检查，确定是否与遗传因素有关，由医生决定是否再次受孕。上一胎是畸胎的妇女，再次生育之前必须经过医生全面检查，弄清畸胎的原因，再决定是否受孕。

7. 症状出现前的预防

有些遗传病常需在一定条件下才发病，例如家族性结肠息肉，在中年以前常无不适，但到40～50岁，则易发生癌变；大多数红细胞G6PD缺乏症患者在服用抗疟药、解热止痛剂或进食蚕豆等之后才发生溶血。对诸如此类的遗传病，若能在其典型症状出现之前尽早诊断，及时采取预防措施，则常可使患者终生保持表型正常。

对发病率高、危害性大的遗传病进行群体普查是症状出现前预防的重要手段。普查可以是全民性的，也可以是选择性的。前者适用于基因频率高的疾病，如红细胞G6PD缺乏症、地中海贫血、家族性甲状腺功能低下等。例如广东省蚕豆病研究协作组曾在兴宁县两个乡普查38 000余人，查出G6PD缺乏者2 000余人，于是把蚕豆病预防对象集中在这小部分人身上，收到了良好的效果。选择性普查常采用多种有关疾病联合进行检测，称为多病性普查技术。这种普查多在新生儿中进行。

出生前预防是症状出现前预防的新进展，例如有人给临产前的孕妇服小量苯巴比妥以防新生儿高胆红素血症；给妊娠后期的母亲服维生素B_2，防止隐性遗传型癫痫；对妊娠半乳糖血症患儿的孕妇禁食含有乳糖的食品，11例患儿中10例未出现半乳糖血症症状。

4.2.2 治疗

1. 饮食疗法

遗传病的饮食疗法主要有补充饮食和限制饮食两方面。限制饮食的例子有：半乳糖血症患者限制乳糖摄入，不食用乳类和乳制品，就不会出现腹泻；高胆固醇血症患者限制富含胆固醇食物摄入；甲型胱氨酸尿症患者限制甲硫氨酸摄入；苯丙酮尿症患者应进食低苯丙氨酸食品；枫糖尿症患者限制亮氨酸、异亮氨酸和缬氨酸摄入；G6PD缺乏症（蚕豆病）患者禁食蚕豆和蚕豆制品等。补充饮食的例子，如维生素B_6依赖型癫痫可在妊娠后期为孕妇补充维生素B_6等。

2. 药物防治

(1) 补缺。先天性肾上腺皮质增生症者补充皮质醇可使增生的肾上腺皮质恢复正常；糖尿病者补充胰岛素；遗传性甲状腺功能减退症补充甲状腺素；遗传性垂体性侏儒症补充生长激素；先天性无免疫球蛋白血症补充免疫球蛋白制剂；输血补充凝血因子可治疗血友病。

(2) 去余。肝豆状核变性者，由于铜代谢异常，沉积于肝脏及神经细胞，可用青霉胺治疗，此药与铜络合后从尿中排出，减少了体内铜的沉积。家族性甲状旁腺功能亢进症者有高血钙，用乙二胺四醋酸钠能与钙络合后自尿中排出以降低血钙。

(3) 对症。肾小管酸中毒病人给服碱性药物可使症状好转；乳酸钠静脉注射，可使儿童假性肥大型进行性肌营养不良症的病情有所缓解。

3. 手术治疗

许多遗传病可以进行手术治疗，如多发性结肠息肉患者截除结肠，并作直肠结肠吻合术;神经纤维增多症患者切除神经纤维;遗传性球形红细胞增多症患者截除脾脏;唇裂、腭裂可做修补手术;肢体畸形可做矫形手术;性畸形可做性腺切除及造型手术,如肥大的阴蒂可以切除,阴道狭窄或闭塞者可做手术矫正或作人工阴道;先天性多囊肾患者可移植肾脏;先天性圆锥形角膜患者可移植角膜;地中海贫血患者可移植骨髓等。

上述治疗方法只能属于对症治疗,它不能达到根治的目的,不能改变其遗传素质。因此,更彻底的治疗是基因工程方法,这种方法可能使有害基因不再遗传给后代,从而达到彻底根治遗传病的目的。

过去,人们认为遗传病是不治之症。近十几年来,由于医学遗传学的迅速发展,对遗传病的病因、发病机理有了比较深入的了解,从而给遗传病的诊断、治疗和预防提供了基础。然而,大部分遗传病尚无有效的根治办法,所以对遗传病的预防具有重要意义。近年来,以遗传咨询、产前诊断和选择流产为内容的新优生学,已成为防止患遗传病胎儿出生的有效措施,对人类的优生起着积极的作用。

第5章

人体胚胎发育及出生缺陷

5.1 生殖系统

5.1.1 女性生殖器

女性生殖器包括外生殖器和内生殖器，如图 5-1 所示。

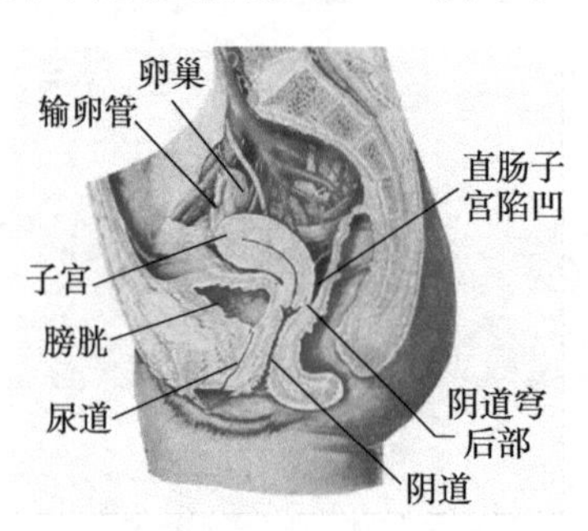

图 5-1 女性骨盆正中矢状断

1. 外生殖器

总称外阴(女阴)，包括大阴唇、小阴唇、阴蒂、阴道前庭，前庭球，前庭腺、阴道口、处女膜和会阴等，如图 5-2 所示。

2. 内生殖器

包括卵巢、输卵管、子宫、阴道等，如图5-3所示。

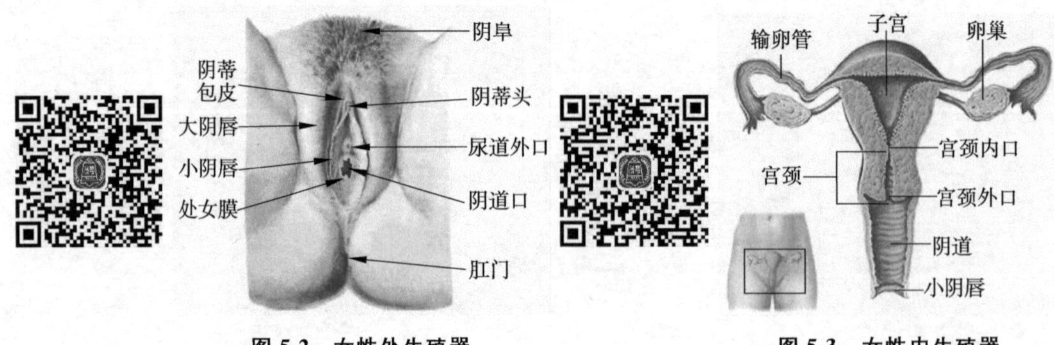

图 5-2 女性外生殖器

图 5-3 女性内生殖器

(1) 卵巢

形态结构：位于盆腔内子宫两侧的后上方，呈扁椭圆形，左右各一个。是女性的生殖腺。其表面覆有一层上皮，称生殖上皮；上皮之内有一薄层致密结缔组织，称白膜。卵巢的切面可分为外部的皮质部和内部的髓质部。皮质部有处于发育过程中的各种卵泡，成熟卵泡排卵后卵泡所形成的黄体，黄体退化后形成的白体及一些生长卵泡退化成的闭锁卵泡等。髓质部无卵泡，由疏松结缔组织、血管、淋巴管和神经组成，如图 5-4 所示。

功能：卵巢具有生卵和内分泌作用。

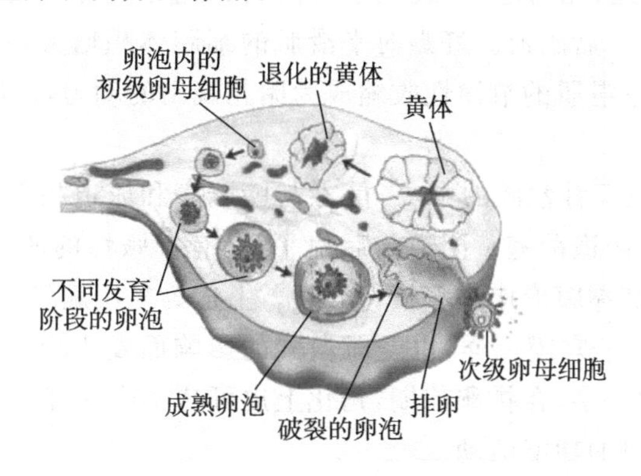

图 5-4　卵巢的微细结构

① 卵巢的生卵作用。成年女子卵巢受脑垂体前叶激素刺激，卵泡开始生长成熟。首先是卵巢皮质部众多的初级卵泡(由一个大的初级卵母细胞及围绕它的单层卵泡细胞组成)发育成长。初级卵母细胞逐渐长大并在其与卵泡细胞之间，出现一层厚膜称透明带，同时卵细胞分泌卵泡液，形成卵泡腔，此时的卵泡称为生长卵泡。卵泡继续增大，将突出于卵巢表面，初级卵母细胞完成第一次减数分裂，分为一个次级卵母细胞和一个小的第一极体。此时的卵泡称为成熟卵泡，可分颗粒层、卵丘、放射冠及次级卵母细胞四层。卵泡更向卵巢表面突出。此时，由于卵泡腔内的压力随卵泡液的剧增而增高，终于使卵泡破裂。于是，次级卵母细胞透明带和放射冠同卵泡液一起，脱离卵巢，排入腹膜腔内，这一过程叫排卵。排出的卵进入输卵管，在 32h 内均有受精能力，如图 5-4 所示。卵泡在破裂排卵后立即缩小，形成黄体，黄体具有分泌作用。若卵受精，黄体继续生长直到怀孕五个月左右才逐渐萎缩，如未受精，则黄体约维持两周，就开始萎缩退化成白体。

② 卵巢的内分泌作用。卵泡膜细胞和黄体能分泌雌激素，能促进女性附性器官的发育和副性征的出现；并增强输卵管和子宫平滑肌的收缩力和收缩频率，从而影响卵和精子的运输。另外，黄体能分泌孕激素，促进子宫内膜增生和其腺体的增长与分泌；使子宫和输卵管平滑肌的活动减弱，以减慢卵的运行；能抑制脑垂体促进性腺激素的分泌，从而抑制排卵；刺激乳腺腺泡生长，使其达到完全发育。

(2) 输卵管

形态结构：输卵管长约 10～12cm，是一条细长的肌性管道，其一端开口于子宫腔，另一端在卵巢处开口于腹腔。输卵管由内到外分为黏膜、肌层和外膜。

功能：在雌激素的作用下，肌层可作有节律的蠕动。加上黏膜上皮细胞的纤毛摆动而将卵或受精卵推送到子宫腔。

(3) 子宫

形态结构：子宫位于直肠和膀胱之间，为一有腔的肌性器官，成年人的子宫呈前后略扁、倒置的梨形，长约 8cm，宽 4cm，厚 2cm，可分宫底、宫体、宫颈三部分，宫底突向上方，较肥厚，两侧连接输卵管。子宫壁由内向外可分：黏膜，肌层和外膜三层。肌层很厚，由平滑肌纵横交错排列，有血管贯穿其间。

功能：子宫是孕育胎儿的地方，成人子宫内膜(黏膜)随月经周期而变化。肌层收缩时子宫受压迫，可制止产后出血。妊娠时平滑肌的细胞体积增大，数量增多，以适应妊娠的需要。分娩时子宫平滑肌的节律性收缩成为胎儿娩出的动力，产后子宫逐渐复原。

(4) 阴道

形态结构：阴道位于骨盆腔的中央，前方与膀胱底和尿道相邻，后方贴近直肠，上端环绕子宫，下端开口于阴道前庭。阴道前后扁平，具有扩张性的肌性管道。也由黏膜、肌层和外膜三层组成。其黏膜形成许多横行皱襞。上皮为复层扁平上皮。

功能：阴道内膜与子宫膜一样，也受雌激素的影响而发生周期性改变。雌激素增高时，阴道上皮角化细胞增多，在排卵前期，角化上皮可达 70%左右。临床常用阴道分泌物涂片检查法来了解卵巢的功能活动。

5.1.2 男性生殖器

男性生殖器如图 5-5 所示。

1. 外生殖器

外生殖器如图 5-6 所示。

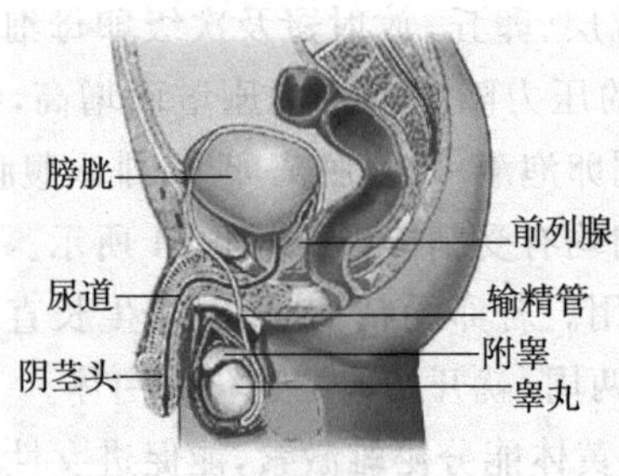

图 5-5 男性骨盆正中矢断

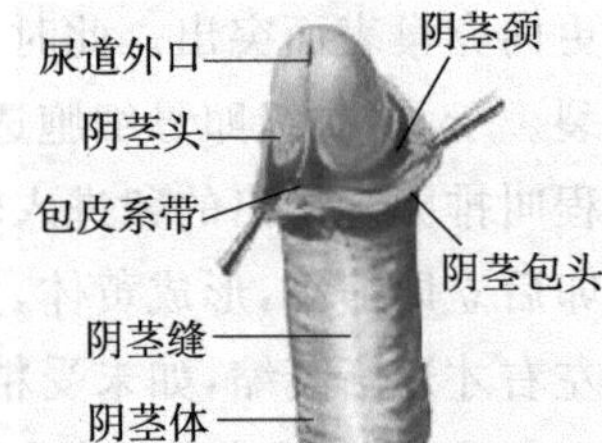

图 5-6 男性外生殖器

(1) 阴囊

为阴茎与会阴间的皮肤囊袋，内有睾丸、附睾及输精管，分左右两腔。其皮肤薄而柔软，富含汗腺及皮脂腺，多皱褶。皮下结缔组织内含平滑肌纤维，称内膜。它能随温度变化而引起反射性收缩，改变阴囊的体表面积，从而调节囊内的温度，以适宜精子的发育。

(2) 阴茎

由三条海绵体及包裹海绵体的筋膜与皮肤构成。海绵体均由平滑肌和弹性纤维组成的海绵状腔隙组成，腔内充满血液，并与血管相通。

2. 内生殖器

内生殖器包括睾丸、附睾、输精管、射精管，各种附属腺体等具体见图 5-7。

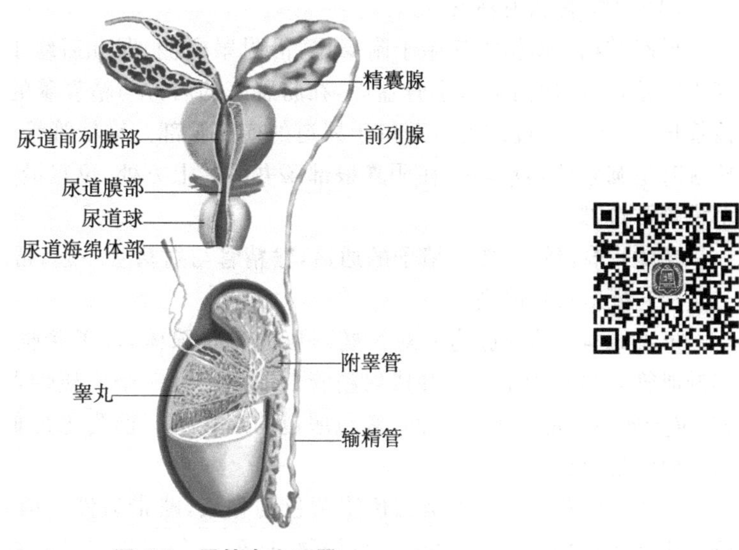

图 5-7 男性内生殖器

(1) 睾丸

形态结构：睾丸位于阴囊内，左右各一，呈扁椭圆形，表面光滑，后面有附睾附着。其表面有一层坚韧的结缔组织膜称睾丸白膜，起保护作用。白膜背侧突入睾丸内形成睾丸纵隔，从纵隔发生许多结缔组织小隔，呈放射状将睾丸实质分隔成许多锥形的睾丸小叶。小叶内充满着迂回曲折的曲细精管，它行向小叶锥顶，变成直管称为直细精管，最后互相吻合成网称为睾丸网，如图 5-8 所示。

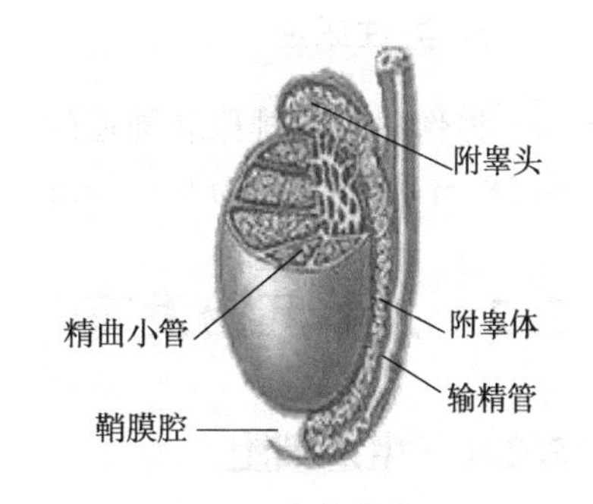

图 5-8 睾丸结构

睾丸具有生精及内分泌作用。

① 睾丸的生精作用。男性到 16 岁左右，生殖系统即发育成熟。在脑垂体分泌的促性腺激素作用下睾丸开始产生精子。由曲细管中的精原细胞经多次分裂并长大成为初级精母细胞，初级精母细胞经第一次减数分裂成次级精母细胞，第二次减数分裂成为精子细胞，精子细胞经复杂的形态变化成为精子。精子成熟后脱落到曲细精管管腔中，再移到附睾处，在那里贮藏，直到射精时才释出。若不射精，精子在附睾中经一定时间后，即死亡而被吸收。

② 睾丸的内分泌作用。睾丸分泌的主要激素是雄激素，它刺激雄性附性器官的发育，维持它们的正常状态，维持正常性欲。

(2) 附睾

形态结构：附睾贴附于睾丸上端及后缘，为一对长而扁圆形器官。由睾丸输出小管及其集合而成的附睾管(约 4m 长)所组成,其尾端与输精管相连。

功能:附睾是储存精子的器官,而且还有分泌功能,分泌物供给精子营养,维持精子的活力,还可促进精子继续成熟使其获得受精能力。

(3) 输精管和射精管

形态结构:输精管起始于附睾尾,沿附睾内侧,睾丸后缘上行,经阴囊根部穿腹股沟管入腹腔,立即弯向下入小骨盆腔,在膀胱底的后方与精囊腺的排泄管合并成射精管。射精管长约 2cm,穿过前列腺开口于尿道的前列腺部。输精管管壁较厚而管腔细小,于活体接触时呈圆索状,较坚韧;在阴囊根部睾丸的后上方处,位置最为表浅,为施行输精管结扎手术的常选部位。

功能:输精管主要是精子的通道,输精管与射精管一起,帮助精子通过并射出体外。

(4) 精囊腺和前列腺

形态结构:精囊腺为一对长椭圆形的囊状腺体,位于膀胱底的后方,输精管的外侧,其排泄管与输精管末端合并成射精管。前列腺是一个实质性器官,由腺组织和平滑肌构成,位于尿生殖隔和膀胱之间,紧包尿道的起始部。前列腺形似栗子,尖向下,底朝上,它的后面邻近直肠。

功能:精囊腺分泌物呈白色淡黄色的黏液,略带碱性。前列腺分泌物有营养和增加精子活动的作用。这样,精囊腺分泌物,前列腺分泌物以及附睾,尿道球腺的分泌物与睾丸产生的精子共同构成精液。

3. 男性尿道

男性尿道有排尿和排精的功能,它起始于膀胱的尿道内口,终于尿道外口。成人平均约 18cm,管径平均为 5~7mm。

5.2 人体胚胎发育

5.2.1 生殖细胞

1. 精子的发生和成熟

(1) 精子发生。由精原细胞经过一系列发育阶段发展为精子的过程称为精子发生。可分为三个阶段,如图 5-9 所示。

① 精原细胞经数次有丝分裂,增殖更新分化为初级精母细胞。

② 初级精母细胞经过减数分裂,形成染色体数目减半的精子细胞(n=23,Y〈orX〉)。

③ 精子细胞经变态由圆形发育为蝌蚪状的精子。

(2) 精子成熟。睾丸中的精子进入附睾以后,常需经历三周的运行过程才能逐步获得受精能力与运动能力,这个过程称为精子成熟。睾丸精子在体外培养中也能成熟,但若用这些不在附睾中成熟的精子做人工授精,胚胎死亡率及畸胎率很高。这说明附睾为精子的成熟提供了合适的环境,精子成熟过程主要表现于代谢方式的改变以及膜结构的改变。

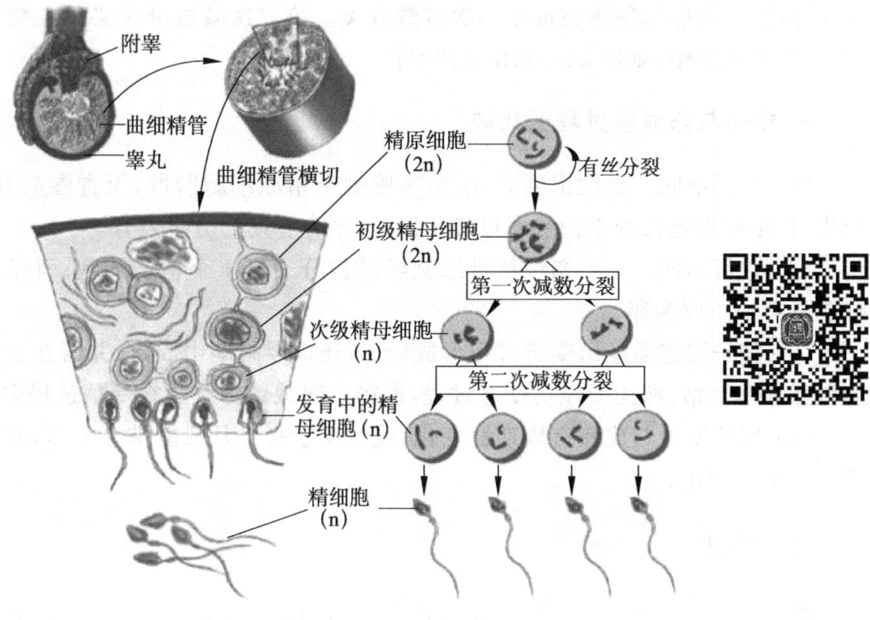

图 5-9　精子的形成

2. 卵的发生和成熟

(1) 卵的发生。与精子的发生过程大致相同,分三个阶段,如图 5-10 所示。

① 首先是卵原细胞经多次有丝分裂,增殖分化为初卵母细胞。

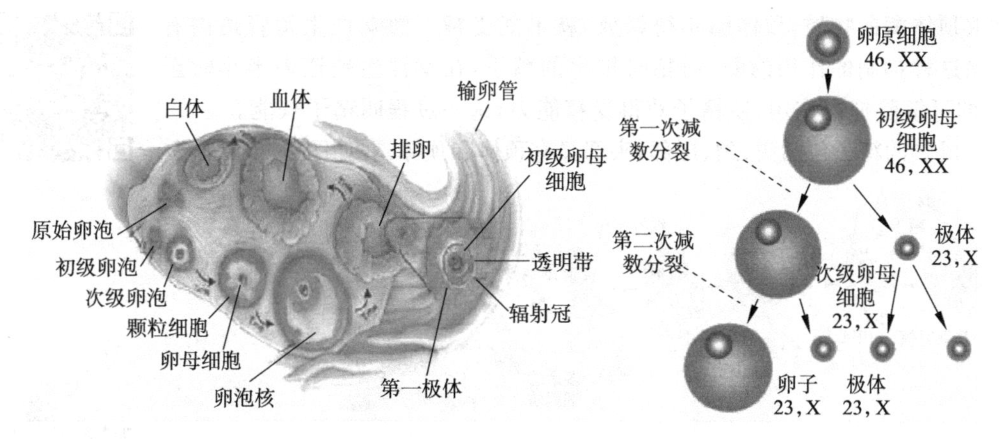

图 5-10　卵泡的发育及卵子形成

② 初级卵母细胞经第一次减数分裂形成一个大的次级卵母细胞、一个小的第一极体,染色体数目均已减半。

③ 次级卵母细胞经第二次减数分裂为一个大的卵和一个小的第二极体,第一极体也可分为分裂为两个第二极体,但以后都消失退化,故一个初级卵母细胞只能形成一个成熟的卵。

(2) 卵的成熟。女性在出生时,卵巢内已有 100 处于双线期的初级卵母细胞;性成熟时,每一月经周期内,约有 20 个卵泡发育,其中只有两个长大,最后只有一个成熟排卵。

在排卵前，初级卵母细胞完成第一次减数分裂。第二次减数分裂必须在精子刺激下才能完成，若卵未受精，则经 12～24h 后即死亡。

3. 精子与卵成熟过程的比较

(1) 时间不同。男性出生时，生殖细胞处于精原细胞阶段，至青春期开始发育；女性出生时，生殖细胞已处于初级卵母细胞阶段，至青春期后分批发育。

(2) 数目不同。一个初级精母细胞经减数分裂成 4 个精子细胞；而卵母细胞经减数分裂只有一个成为卵。

(3) 精子细胞需经历变态过程形成精子，还需在附睾中成熟，并需在女性生殖道内获能以后才能受精，卵无须经历变态过程，但第二次减数分裂是在受精过程中进行的。

(4) 卵的发生与成熟有周期性变化，成年女子每个月只能排一个卵，而男性精子发生则无周期性变化。

5.2.2 受精

精子与卵子相互结合的过程叫受精。受精部位多在输卵管壶腹部，时间一般在排卵后 12h，整个过程需 24h。要完成受精作用，首先要使卵子和精子运行到受精部位，同时精子必须获能并活化为产生顶体反应做好受精前的准备。

1. 精子获能与顶体反应

新形成的精子，在附睾内虽已有运动能力，但仍无受精能力，因精液中含有抑制精子释放顶体酶的物质，顶体酶不得释放，就不能受精。而女性生殖管道内有解除这种抑制的作用的酶，射精时排出的精子，在女性生殖道内半小时至 1h 即可解除抑制作用，使精子获得受精能力，这一过程叫精子获能。

成熟的精子包括头、颈、尾部，头部又有顶体和顶体帽，如图 5-11 所示。

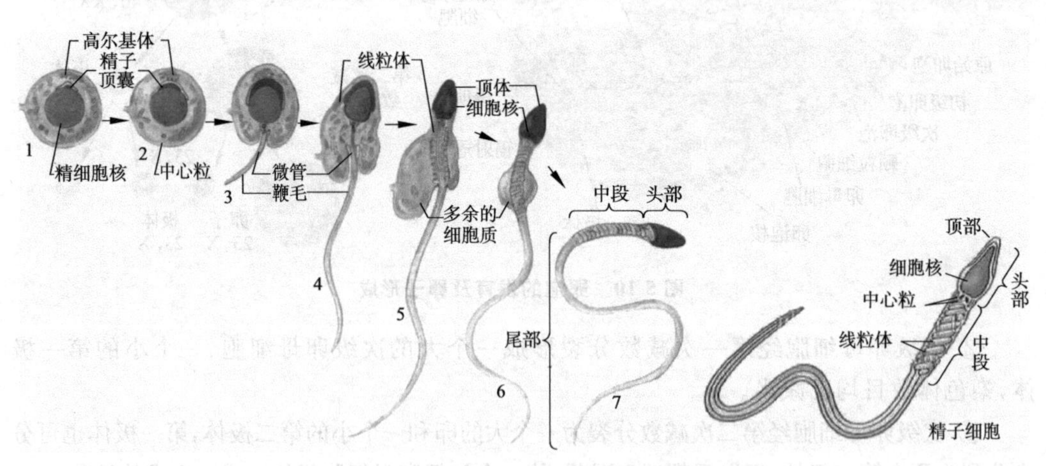

图 5-11 精子的成熟及精子的结构

当精子运动至卵子附近，在穿过卵子周围的放射冠时，精子质膜和顶体膜发生的一系列变化称为顶体反应。反应结果是释放顶体透明质酸酶，使精子穿过放射冠细胞间的基质，并使部分顶体膜暴露于表面，易于穿过透明带。

2. 精卵融合

当精子穿越放射冠与透明带接触，内顶体膜暴露，其上面的顶体蛋白酶将透明带消化出一条通道，使精子穿入。精子膜与卵膜接触时，精子停止运行，精子和卵细胞膜融合，精子头部和尾部的内容物进入卵细胞内。完成了精卵融合，这时透明带发生一系列变化，使另外的精子不易穿透。

3. 制止多精受精

受精卵是一个卵子与一个精子结合形成二倍体的合子。通常情况下有数个精子穿越透明带，但只有一个精子进入卵受精。异常情况会有两个精子进入卵受精，即双精受精，这样形成具有 69 个染色体的三倍体胚胎。几乎全部流产或出生不久死亡。制止多精受精的机制可能与下列因素有关。

(1) 皮质反应。当卵子与精子结合，卵膜发生电荷改变。胞质中结合的 Ca^{++} 到卵膜的下方，激发卵细胞质中的皮质颗粒与卵膜融合并将其内容物释放到卵黄周围的间隙中，皮质颗粒膜与卵膜融合并掺入到卵膜中，使细胞表面负电荷增多，从而制止其他精子膜与卵膜的融合。

(2) 透明带反应。随着皮质颗粒内容物排放到卵膜周围间隙中，使透明带对精子的结合能力降低，制止其他精子的穿越。

4. 受精的意义

(1) 受精前的次级卵母细胞处于相对静止状态，物质代谢缓慢。受精后，卵子被激发，物质代谢旺盛。受精卵具有高度的生活能力，可连续进行细胞分裂和分化，形成一个新个体。

(2) 受精卵染色体数恢复到 23 对，其中 23 条来自父亲的精子，23 条来自母亲的卵子。受精卵带着父母双方不同的遗传物质，使新个体表现出复杂的遗传现象。

(3) 受精决定性别，卵只含 X 染色体，而精子含有 X 染色体和 Y 染色体两种，含 X 的精子与卵子受精，胚胎即为女性，性染色体为 XX；含 Y 的精子与卵子受精，胚胎为男性，性染色体为 XY。

5.2.3 卵裂、胚泡的形成与植入

卵裂、胚泡的形成与植入发生在第 1 周。

(1) 卵裂。受精卵早期进行细胞分裂的过程叫卵裂，卵裂产生的细胞叫卵裂球。受精卵逐渐向子宫移动，同时也进行分裂。约在受精后 30h，分裂成两个卵裂球，约 72h 到达子宫，已分裂成 12～16 个卵裂球组成一个实心的细胞团，形似桑葚，故称为桑葚胚，如图 5-12 所示。

(2) 胚泡。桑葚胚逐渐发育、细胞间出现液体，由于液体的聚积，细胞间便发生了空隙。在受精后第 4～5d，空隙逐渐扩大并融合为一个大腔，腔内充满液体，透明带逐渐消失。原来的桑葚胚变为囊泡状，故称为胚泡。胚包表面为单层扁平细胞，与胚泡的营养有

关，称为滋养层。内部的空腔叫胚泡腔，其一端有一群大而不规则的细胞，附在滋养层内面，称内细胞群。未来的胎儿就是由内细胞群的一部分形成的。内细胞群附着处的滋养层称极端滋养层，如图 5-12 所示。

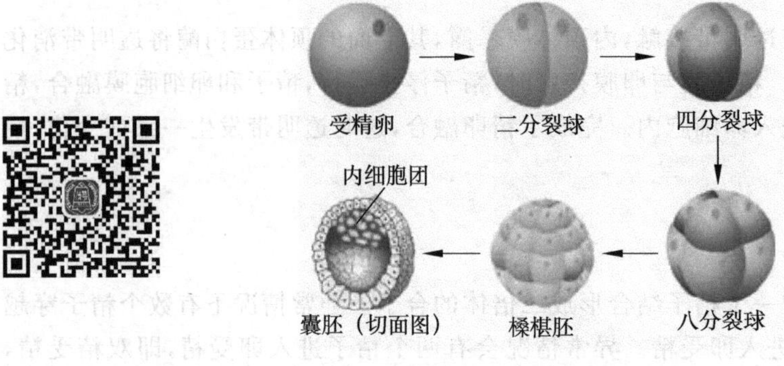

图 5-12　卵裂至胚泡形成

（3）胚泡植入。胚泡陷入子宫内膜的过程叫植入或着床。约在受精后第 6～7d 开始植入，第 11～12d 完成。一般受精后第 5d 透明带消失，第 6d 胚泡极端滋养层细胞与子宫内膜互相接触并分泌一种蛋白质水解酶使局部子宫内膜破坏。在子宫腺之间，形成一个直径约 1mm 的缺口，胚泡即陷入子宫内膜的功能层中，其陷入的缺口，很快被增生的子宫内膜修复。

植入后，滋养层细胞迅速向外分裂增生出没有细胞界限的一层结构，称为合胞体滋养层。原来的滋养层细胞，仍保持单层扁平状，称细胞滋养层，有较强分裂能力，可不断产生新细胞加入合胞体滋养层，如图 5-13 所示。

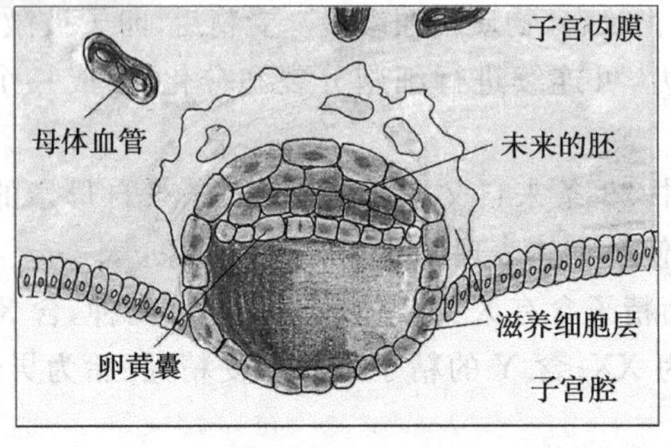

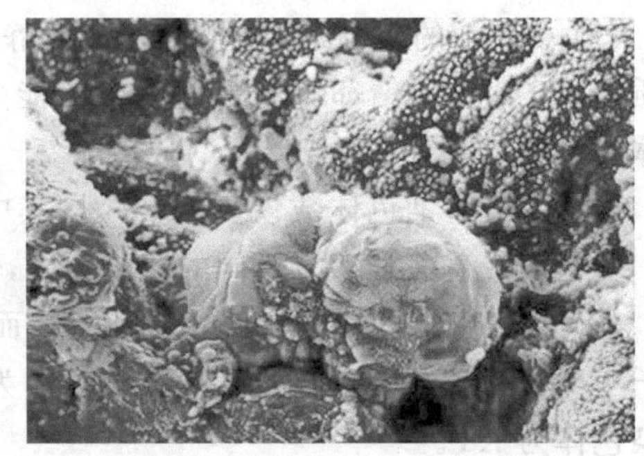

图 5-13　胚胎植入子宫内膜(第 8d)

植入后的子宫内膜，首先从植入部位开始进一步增厚，细胞间液体增多，血管充血，基质细胞肥大，胞质中充满糖原和脂类，腺体中分泌更加旺盛，这一系列变化叫蜕膜反应，此时的子宫内膜称为蜕膜。根据部位的不同分为三部分。

① 基蜕膜。位于胚泡植入深处部的蜕膜，将来发育成胎盘的母体部分。

② 包蜕膜。包在胚泡表面的蜕膜。随着胚泡的长大而扩大，到第三月月末，其与壁蜕膜相贴，子宫腔消失。

③ 壁蜕膜。胚泡植入处以外的蜕膜，如图 5-14 所示。

当胚泡进行植入时，内细胞群也开始早期分化。约在第 7d，内细胞群内胚泡腔一面出现一层扁平细胞，称为下胚层，即原始内胚层。

正常情况下，植入部位是在子宫体和子宫底的上部。异常情况下，如内分泌失调，输卵管炎症等，可植入在子宫以外的部位，如卵巢、输卵管或腹腔膜，称为宫外孕。若植入在近子宫颈部，就会形成前置胎盘，分娩时可造成难产或大出血。植入过程须在雌激素和孕激素的调节下才能正常进行。子宫内膜的状态和胚泡发育阶段的协调一致，子宫内环境保持正常等，是胚泡植入的必要条件。如激素调节和所需条件发生紊乱，或受外界因素的干扰，植入就不能完成。避孕环放置即采用了干扰胚泡植入的方法。

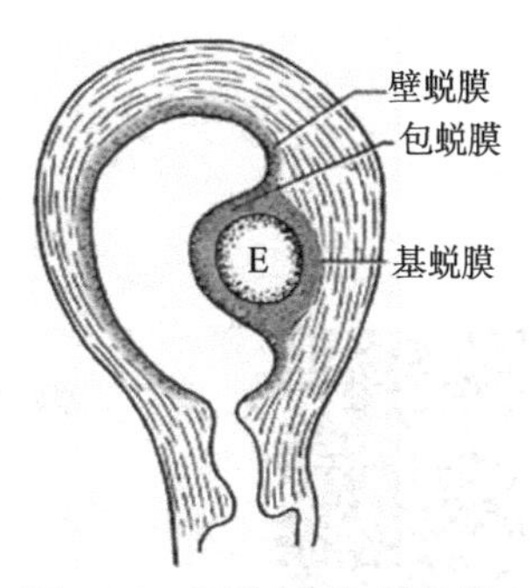

图 5-14　胚胎(E)与子宫蜕膜的关系示意图

5.2.4　胚层形成与胚盘

胚层形成与胚盘发生在第 2～3 周。

1. 两胚层的形成(第 2 周)

随着胚泡的发育，内细胞群逐渐分化为两部分：近胚泡腔的一层较小的扁平细胞为内胚层；其余细胞较大，呈单层柱状为外胚层。内胚层细胞分裂增生向胚泡腔方向延伸，逐渐形成一个由单层扁平上皮细胞围成的囊，称为卵黄囊，内胚层即卵黄囊的顶。外胚层与滋养层之间渐渐出现空隙，称为羊膜腔，腔顶为极端滋养层细胞。内外胚层紧密相贴，外形似椭圆形盘子，故称为胚盘，是胚体发生的基础。

在羊膜腔形成同时，细胞滋养层向内繁殖增生成一些星状细胞，称胚外中胚层，其中很快出现许多小空隙，以后扩大并彼此融合成一个大空腔，称胚外体腔。此腔将胚外中胚

层隔成两层：覆盖于羊膜外壁的为胚外体壁中胚层；包围卵黄囊的为胚外脏壁中胚层。胚外体壁中胚层与滋养层共同组成绒毛膜。因此，其内的胚外体腔变成了绒毛膜腔，腔内的胚胎及其羊膜囊和卵黄囊藉体蒂与绒毛膜相连。随血管的发生，体蒂将变成脐带，如图 5-15和图 5-16 所示。

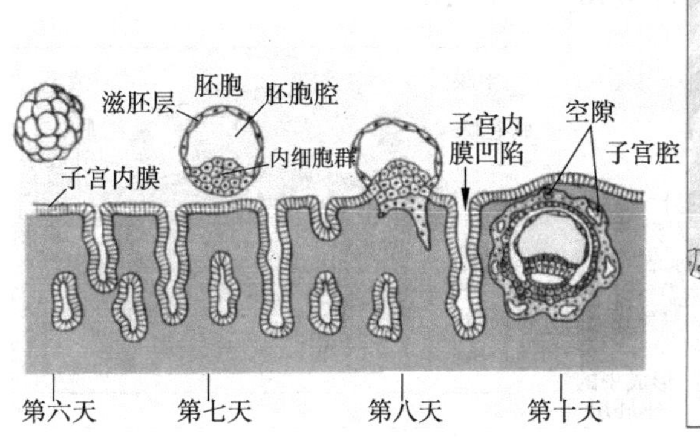

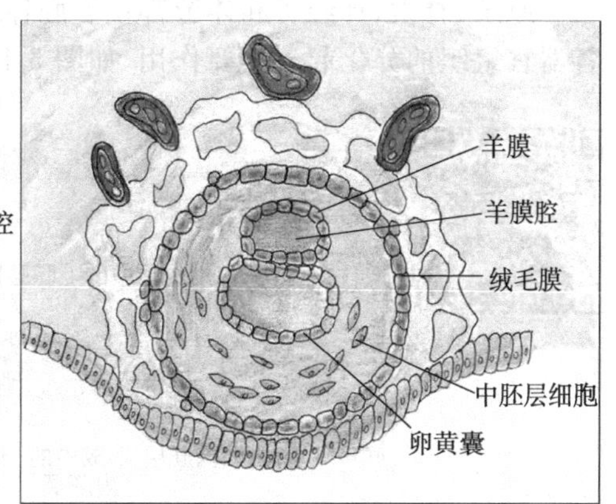

图 5-15　胚胎第 6～10d，右为胚胎第 9d

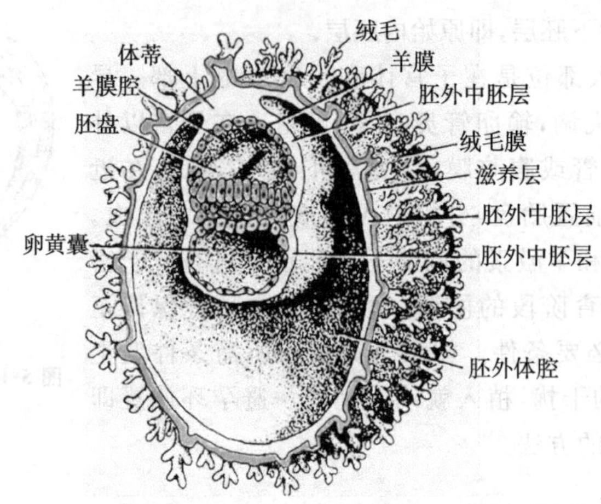

图 5-16　胚的剖面模式图(第 3 周初)

2. 三胚层胚盘的形成与初步分化(第 3 周)

从第 13d 开始,在胚盘尾端背侧中线上,外胚层向深部增厚,形成一条纵行的细胞索,称为原条,是胚胎早期发生的中轴器官。它的出现使胚胎有了头尾、左右之分。原条从尾端向头端伸长时,头端增厚形成一球状高起的细胞团,称原结;同时原条两侧隆起,中央凹陷成一条纵沟称原沟,原沟延伸至原结,在原结处形成一凹陷称原窝。

原窝深面的细胞,沿着原条相反的方向在内、外胚层之间向头端生成一管状突起,称为头突。到第 18d,头突占据胚盘中轴的前大部分,原条比例越来越小,以后头突分化为脊索。

第 3 周末,沿脊索背侧的中线上,外胚层细胞增生,形成一较厚的细胞板,称为神经板。神经板两侧渐隆起形成神经褶,中央凹陷成神经沟。随神经沟的深陷神经褶两端接近并于第 4 周开始闭合为神经管,最终将形成中枢神经系统。

原条细胞也迅速增长,在内、外胚层之间向前、后、左、右、发展,形成一层多角形细胞,称为中胚层。由于脊索和中胚层向头端迅速生长,胚盘由圆形变长,头端较宽大,尾端较狭小。在脊索的头侧和原条的尾侧各有一圆形区域没有中胚层,形成只有内、外胚层相贴的薄膜,头侧的即口咽膜,尾侧的将形成泄殖腔膜。

原条、脊索、神经管和体节都位于胚体的中轴线上,称为中轴器官。对胚胎的发育和各器官组织的分化起着重要作用,如图 5-17 和图 5-18 所示。

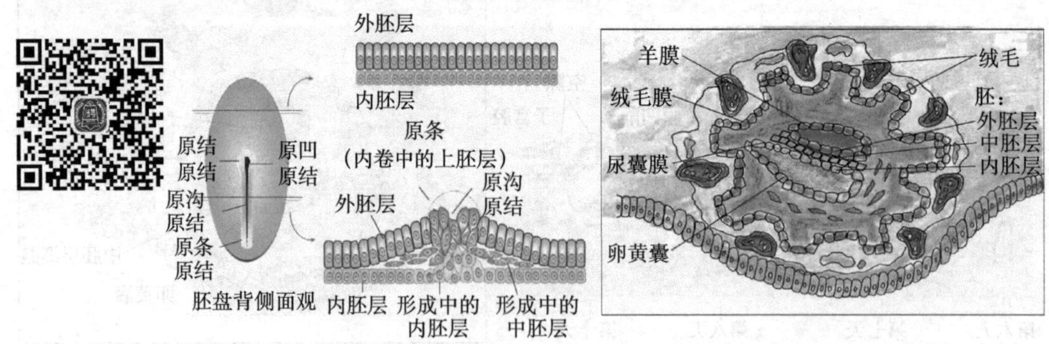

(a) 三胚层发生模式图　(b) 三胚层胚胎(第 16d)

图 5-17　第 16d 的三胚层

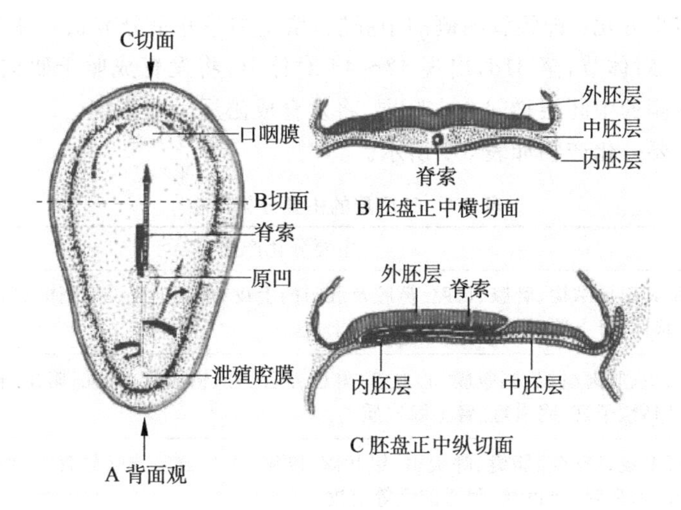

图 5-18　第 18d 的胚盘(示脊索形成)

5.2.5　胚体形成与胚层分化

胚体形成与胚层分化发生在第 4～8 周。

三胚层初形成时,各胚层内的细胞形态都较相似,内、外胚层为上皮型,中胚层为星状,有突起。第 4 周开始,这些相似的细胞经过迁移、聚积、变形与折叠,形态由简单到复杂,功能由一般的多功能的到特殊的、固定的,形成不同的组织器官。至第 8 周周末,人体各器官的原基初步形成。这种具有同样形态与发育潜能的细胞,变成形态、结构和生理功能截然不同的各类细胞的过程称为分化,如图 5-19 所示。

外胚层的初步分化:位于脊索背面的外胚层细胞形成神经板,称为神经外胚层,其余的为表皮外胚层。神经板发育成神经管,其头端将分化为脑,其余部分发育成脊髓,如神经管头端或尾段不闭合,就会导致脑或脊髓的不正常发育。神经褶与表皮外胚层相连处,称为神经嵴,向腹侧迁移,将发育成神经节和肾上腺髓质,表皮外胚层将发育成表皮及其附属器官。

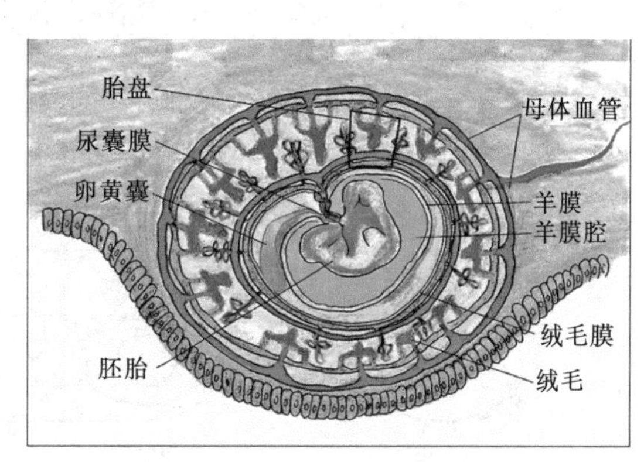

图 5-19　第 31d 的胚盘

内胚层的初步分化:胚胎第 3 周时,两侧缘和头、尾部向腹面卷折弯曲成圆柱状,内胚层被包于胚体内形成管状为原肠。其头段为前肠,尾段为后肠,与卵黄囊相连处为中肠。前肠将发育成从咽到胆总管开口以上的消化管、肝、胆囊、胰和呼吸系统等的上皮。中肠发育成胆总管开口以下至横结肠右 2/3 消化管的上皮;后肠发育成横结肠 1/3 至肛管中上部、膀胱一部分和尿道上皮。

中胚层的初步分化：神经管两侧的中胚层，增生加厚并呈分节状叫体节，胚胎17d左右，颈部出现第一对体节，至31d，出现42～44对体节，将发育成躯干肌肉，椎骨，软骨和真皮等。体节外侧的中胚层称间介中胚层，将发育成泌尿生殖系统。

三胚层的主要分化产物如表5-1所示。

表5-1　三胚层的主要分化产物

胚层	主要分化产物
外胚层	表皮及其附属结构、乳腺、口腔、鼻腔及肛门的上皮、角膜上皮、晶状体、视网膜、内耳、神经系统、垂体、肾上腺髓质、男性尿道末端上皮
中胚层	结缔组织、肌肉组织、胸腹膜、心血管、淋巴器官、肾、输尿管、睾丸、附睾、输精管、精囊、卵巢、输卵管、子宫、阴道穹、肾上腺皮质
内胚层	消化管上皮、肝、胰、胆囊、呼吸道、甲状腺、胸腺、中耳鼓室与咽鼓管、女性、男性尿道近段和膀胱、前列腺、尿道球、阴道前庭等上皮

5.2.6　胎膜与胎盘

1. 胎膜

胎膜由受精卵发育而来，是胎儿的附属结构，对胚体具保护、支持与母体进行物质交换等作用。当胎儿娩出后，胎膜也相继由母体排出。胎膜包括绒毛膜，卵黄囊，尿囊，羊膜和脐带，如图5-20所示。

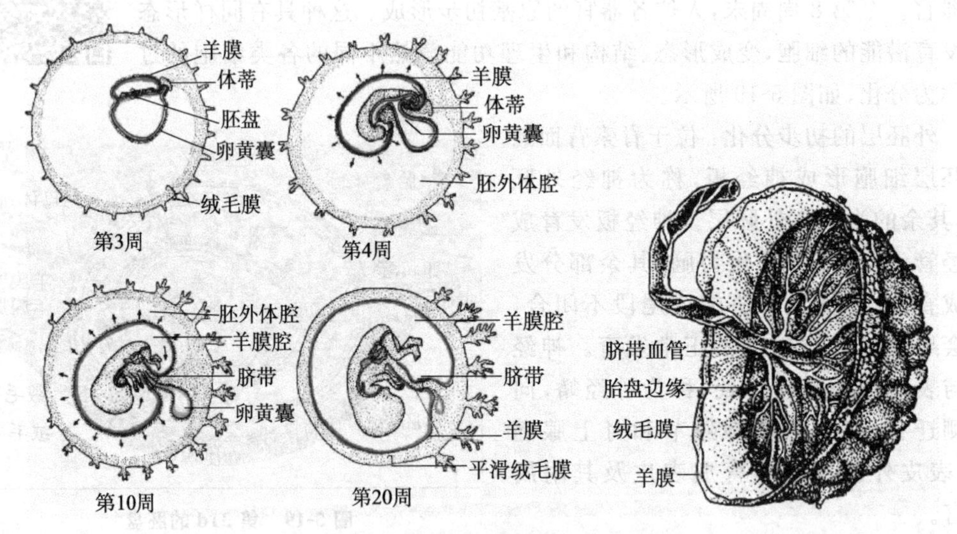

图5-20　胎膜的发育及胎盘整体外观

(1) 绒毛膜。由滋养层和胚外中胚层发育而成。胚泡植入后，滋养层发生许多突起，为初级绒毛，由细胞滋养层和合胞体滋养层组成。第3周，部分胚外中胚层伸入绒毛内，并发生血管，为次级绒毛(真绒毛)。绒毛发生后，原来的滋养层和衬在其里面的外胚层即合称为绒毛膜或绒毛膜板。绒毛不断发育增大并分支呈树状。在绒毛间隙里充满母体血液，绒毛的分支游离于绒毛间隙内，吸取营养。

随胚胎的生长发育两个月后，与包蜕膜相接触的绒毛因缺乏血管而退化，至第4个月时完全消失，故此处的绒膜称平滑绒毛膜，靠近底蜕膜的绒毛因营养丰富，故发育良好，此处的称为丛密绒毛膜。

胎儿发育早期，如绒毛内的胚外中胚层变性水肿，血管消失，绒毛不能进行物质交换，胚胎死亡，所有的绒毛都变成水泡状，这种病理变化称葡萄胎。

(2) 卵黄囊。由原始的内胚层和胚外中胚层组成。第3周，当胚体外形建立时，卵黄囊的顶被包入胚体内，形成原肠，其余部分变为卵黄蒂和残余卵黄囊，后者相对体积很小，借卵黄蒂与原肠相通。约在第5周，卵黄闭锁消失，卵黄囊与原肠断离，逐渐退化，成为一个直径为5mm的小泡，残存于胎盘表面。

(3) 尿囊。是卵黄囊尾侧向体蒂突出的一个盲管。人的尿囊不发达，尿囊的血管变为脐血管。尿囊根部参与膀胱的形成。从膀胱顶到脐的一段变成脐尿管，最后闭锁成脐中韧带；如不闭锁，脐带剪断后，尿液会从脐部流出。这种畸形称脐尿瘘。

(4) 羊膜。为半透明无血管的薄膜，为单层扁平细胞，来源于滋养层的羊膜囊上皮细胞和胚外中胚层。起初羊膜腔很小，羊膜附着于胎盘的边缘。随胎盘向腹面包卷和羊膜腔的扩大，羊膜的附着点也转向胚胎腹侧，最后会合于脐部，并包绕在脐带表面，但与绒毛膜很容易分离，羊膜细胞质内常含有大小不等的空泡，一般认为有分泌羊水的功能。羊膜腔内充满羊水，胎儿漂浮于其中。羊水保护胎儿缓冲外来震荡，防止粘连，便利胎体转动。分娩时羊水还有扩张宫颈和清洗阴道的作用。如羊水过少，常因胎儿无肾或尿道闭锁所致，易造成胎体粘连。羊水过多，常因胎儿消代管闭锁引起，并常伴有神经系统发育异常，如无脑儿和脑积水等。足月分娩时羊水量一般为1 000～1 500mL。

羊水呈淡黄色、微碱性，含有蛋白质、各种酶、葡萄糖、激素、无机盐、尿素、尿酸、脱落上皮细胞等。测量羊水的化学成分或取羊水细胞作染色体分析，可诊断胎儿某些先天性疾病及预测胎儿的性别。

(5) 脐带。当羊膜腔逐渐扩大，并向腹侧包绕时，将体蒂、卵黄囊、尿囊以及尿血管等包绕成一条圆柱状的结构叫脐带。它一端连于胎儿脐部，另一端连于胎盘。脐带表面包有羊膜。内含退化的卵黄蒂及尿囊，来自体蒂的胚外中胚层，两条脐动脉及一条脐静脉，是胎儿与胎盘之间的血流要道。

足月胎儿的脐带长约55cm，直径约15mm，若脐带短至20cm，会影响胎儿的娩出，如长达120cm以上，往往缠绕胎儿颈部或肢体等，影响胎儿的发育，甚至致胎儿死亡。

2. 胎盘

胎盘由母体子宫的基蜕膜和胎儿的丛密绒毛膜共同组成，呈圆盘状。正常娩出的胎盘直径为15～20cm，厚2.5～3cm，重约500g。其胎儿表面光滑，连接脐带，覆盖有羊膜；母体面粗糙，凸凹不平。

胎盘的胎儿面，羊膜的外面为胚外中胚层，在此层内有脐动、静脉的分支，它们以脐带附着处为中心，向胎盘周围呈放射状排列，其分支进入绒毛。从密绒毛膜的绒毛分成许多小叶，绒毛小叶之间有子宫底蜕膜组织，叫胎盘隔。隔之间的腔隙即为绒毛间隙，其中有母体血液。每个绒毛的主干和子宫基蜕膜相连，而绒毛的分支则浸于绒毛间隙的母体血液内。

胎盘是母体和胎儿进行物质交换的重要结构，是胎儿进行呼吸、营养和排泄的器官。脐动脉将胎儿体内含废物较多的血液运至绒毛中的毛细血管，借渗透及扩散作用将 CO_2 及其他代谢产物排入绒毛间隙。绒毛间隙内，母体血液中的 O_2、营养物，同样以渗透和扩散的方式进入绒毛毛细血管，再由脐静脉回流入胎儿体内，供胎儿使用。胎儿和母体的血液并不直接相混，它们之间隔有绒毛毛细血管内皮细胞，绒毛内胎性结缔组织（胚外中胚层），细胞滋养层及含胞体滋养层，这四层结构，称为胎盘屏障。这些对胎儿有一定的保护作用，但是很多病毒（如风疹、水痘、麻疹等），某些细菌、螺旋体、原虫、药物有可能通过屏障，导致胎儿先天畸形。

胎盘还能分泌多种激素，有绒毛膜促性腺激素、雌激素、孕激素和胎盘催乳激素等。绒毛膜促性腺激素由细胞滋养层和合胞体滋养层分泌，能使黄体继续生长，以维持妊娠，雌激素和孕激素由合胞体滋养层分泌，对维持妊娠起重要作用。

5.2.7 双胎、多胎和联胎

1. 双胎

一次分娩出两个胎儿叫双胎或孪生，可分为一卵双胎和二卵双胎。

一卵双胎即由一个受精卵发育成两个胎儿，可在胚胎的不同时期形成。

(1) 在受精卵分裂成两个卵裂球时形成，两卵裂球分开，各自形成一个胎儿，有自己的胎膜。

(2) 在一个胚泡内形成两个内细胞群，每个内细胞群发生一个胎儿，两个胎儿同在一个绒毛膜囊内，但各具自己的羊膜。

(3) 在一个二胚层的胚盘上出现两个原条各生一个胎儿，两胎儿在同一羊膜腔内。

一卵双胎的两个胎儿性别必然相同，面貌相似，血型和组织相容性抗原相同，若双胎的胚胎分离不完全，则会形成联胎。一卵双胎又称真孪生。

二卵双胎也称假孪生，母亲一次排出两个卵，并同时受精，各自发育成胎儿。他们的性别却不一定相同，相貌也不一定相似，和普通兄弟姐妹相同。他们各具自己的胎盘，血流互不相同。

2. 多胎

一次分娩出三个以上的胎儿叫多胎。多为混合孪生，即同时有单卵孪生和双卵孪生，如三胎可起源于一个受精卵；两个受精卵，一个受精发育成一个胎儿，另一个发育成两个胎儿；三个受精卵，三个胎儿性别相同，也可不同。三胎以上的多胎很少见。

3. 联胎

真孪生胎儿之间某一部分连接在一起，不能分离的现象，叫联胎或联体畸胎，又叫互联孪生。种类很多，有头部、胸部、腹部、背部、臀部和腰部等联胎。他们可以各有一内脏器官，也可共用某些器官。连体部分较小者可进行手术分离，相连范围过大者，常伴发其他严重畸形，出生后往往不能存活。

联胎的发生多为一个胚盘上形成两原条，即两个发育中心。因这两中心靠得很近或一部分未完全分离，形成联胎。

联胎中的两胎儿，有时大小很悬殊，小的几乎是附着在正常胎儿上，称寄生胎，寄生的部位可在体表，也可在体内；体内的常称胎内胎，多在腹腔，有的在胸腔与颅内。这是由于小的发育不全的胎儿被正常胎儿包在体内。

5.3 计划生育

世界人口迅速增长，已为大家所关心。据统计，1804 年世界人口只有 10 亿，1927 年增长到 20 亿，1960 年达到 30 亿，1975 年达到 40 亿，1987 年上升到 50 亿，1999 年 10 月 12 日，世界人口达到 60 亿。截至 2005 年 6 月，世界人口已达 64.77 亿。2011 年 10 月31 日凌晨前 2 分钟，作为全球第 70 亿名人口象征性成员的丹妮卡·卡马乔在菲律宾降生。由此可见，从 1804 年计，世界人口每增加 10 亿所需时间为 123 年、33 年、15 年、12 年。每增加 10 亿人口的间隔越来越短。

《2010 年世界人口状况报告》分析指出：目前，世界人口总数为 69.09 亿，其中只有 12.37 亿人生活在较发达地区。预测到 2050 年，世界人口将超过 90 亿，人口过亿的国家将增至 17 个，印度将取代中国成为世界人口第一大国。报告显示，到 2050 年世界人口将增至 91.5 亿，比目前增加 22.41 亿。其中非洲地区人口将从现在的 10.33 亿增至 19.85 亿，增幅最大；亚洲地区的人口也将有较大幅度的增长，将从目前的 41.67 亿增至 52.32 亿；而欧洲人口将从目前的 7.33 亿减至 6.91 亿，将是唯一的人口减少的大洲。

而我国人口增长情况，1760 年为 2 亿，1900 年为 4 亿，1954 年为 6 亿，1969 年为8 亿，1982 年超过 10 亿，2010 年 11 月 1 日零时，我国第六次人口普查总人口数为 13.39 亿。每增加 2 亿人口所需时间间隔为 140 年、54 年、15 年和 13 年。然而，地球是不可能随着人口的增长而加大的，人口的暴涨将会给地球带来危机。所以，计划生育，控制人口继续增长已引起世界各国科学家的密切关注，而我国也将计划生育列为社会主义建设中的一项基本国策。

5.3.1 节育原理

1. 两性生殖活动的一般规律

男女两性的生殖活动是一个严格有序的生理过程，受到神经和体液的调节控制，尤其丘脑下部的脑垂体前叶起重要作用。整个活动过程有一系列环环紧扣的连锁反应，用图 5-21 归纳如下。

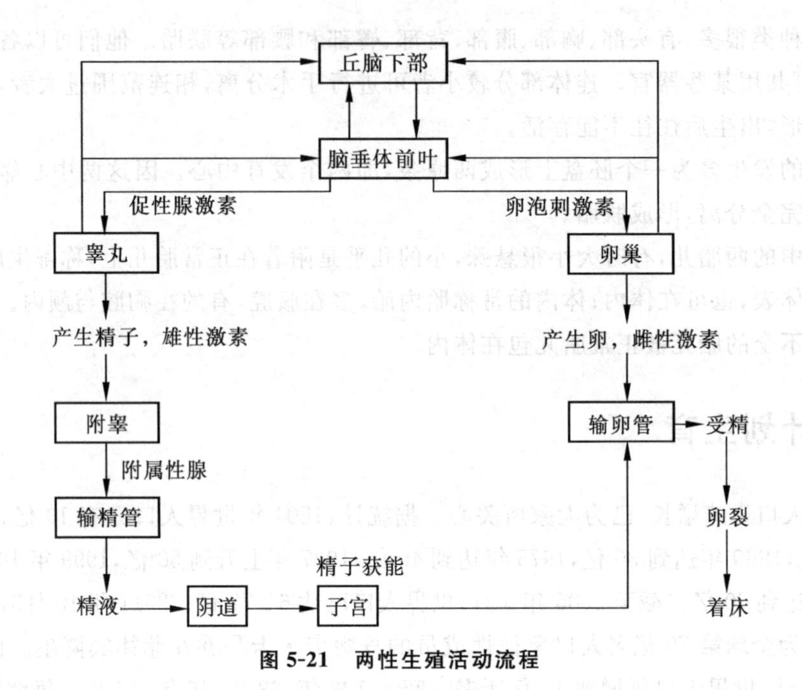

图 5-21 两性生殖活动流程

了解了两性生殖活动的规律后可知，只要设法破坏其中一个环节就能干扰正常的生殖活动而达到节育的目的。

2. 干扰激素对生殖的调节

参与生殖调节的激素主要有丘脑下部的卵泡刺激素释放激素(FRH)，黄体生成素释放激素(LRH)，垂体的卵泡刺激素(FLSH)与黄体生成素(LH)以及睾丸的睾丸酮与卵巢的雌激素与孕激素。目前常用的女用口服避孕药就是利用外源的孕激素对丘脑下部垂体的负反馈作用，从而达到抗排卵的目的。利用外源的雄激素、雌激素抑制阻断丘脑和垂体激素的调节作用，从而达到阻碍和破坏精子的生成和成熟的目的。

3. 干扰精卵的发生

采用药物如棉酚和加温的办法，如红外线，微波等，可直接破坏睾丸内的精子生成。临床上常用的长效和短效避孕及避孕针即是用于抑制和阻碍排卵的。

4. 阻止精卵相遇

这是比较早采用的一种节育方法，许多避孕工具如避孕套、子宫帽等；节育手术如输卵管和输精管的结扎术；还有一些药物如避孕药膜、避孕栓剂可杀死精子；另有一些药物如探亲避孕药可增加宫颈黏液的稠度，使精子不易通过宫颈。这些方法的目的都是阻止精卵的相遇。

5. 干扰受精

精子在睾丸内生成，还须在附睾内成熟，在输卵管内获能才有受精能力，故干扰精子获能也可阻止受精。而已获能的精子在输卵管壶腹部与卵相遇要经历识别、顶体反应、穿入、膜融合及原核形成等相互连续的过程。有人试图用顶体酶抑制剂阻止精子穿入卵内来干扰正常的受精。

6. 干扰受精卵植入

不让已受精的卵在子宫内膜上停留、生长及发育,即不让受精卵在子宫上植入。这种方法目前认为是理想的,有以下两种方案。

(1) 增强输卵管的蠕动,加速卵的运行,使卵受精前即已进入子宫腔,如 1 号探亲药及 53 号探亲药。

(2) 改变子宫腔内环境,使子宫内膜和性周期不同步,或改变子宫内膜环境使卵不利于着床,如临床上所用的速效避孕药,宫内节育器或阴道避孕环等。

5.3.2 不孕

1. 不孕的概念

不孕症是指夫妇同居较长时间,虽未避孕但不能怀孕生育。据统计,婚后一年内受孕者占 81%,两年内受孕者占 90.5%。故多数两年不孕即为不孕症。根据不孕史分类有两种情况:原发不孕(婚后一直不孕)和继发不孕(婚后有过孕史,但已有两年未避孕,也未再孕);按受孕的可能性分类也有两种情况:绝对不孕(夫妇中有一方患先天性或后天性的生理缺陷,不能受孕)和相对不孕(由于某些因素的影响不受孕,可以通过医治再孕);按性别还可分男性不育和女性不孕;按病因又可分为器质性不孕、机能性不孕、特发性不孕。

2. 不孕的原因

(1) 引起男性不育有以下几种情况

① 先天性发育畸形,如尿道下裂、输精管缺失、小睾症。

② 精子产生障碍,一些全身性疾病如垂体功能障碍、结核病等。某些药物或环境因素如高温作业,长期接触毒物等,睾丸局部的病变等都会阻碍精子产生。

③ 性机能障碍,如早泄、阳痿等。

④ 阻碍精卵结合的因素:如输精管闭塞、淋菌感染等。

⑤ 其他如包茎、前列腺炎等。

(2) 引起女性不孕有以下几种情况

① 全身性疾病。某些传染病如结核病;各种因素造成的慢性中毒,如铅、酒精、烟草等。

② 排卵障碍。先天性卵巢缺失、卵巢发育不全、卵巢炎症或肿瘤等会破坏卵巢组织使其不能排卵。

③ 先天无子宫、阴道、处女膜闭锁等妨碍精卵结合而影响受精卵着床。

3. 不孕症的检查及诊断

不孕时,男女双方均需进行检查。

(1) 男方的检查包括以下几个方面

① 病史。对是否曾患过结核，特别是附睾结核、腮腺炎、慢性前列腺炎、淋病等做检查。并检查其职业、工作性质、嗜好，婚姻情况也需检查。

② 检查全身的器官有无疾病，特别是生殖器官的检查。

③ 实验室检查。精液的检查，前列腺分泌物的检查，血、尿常规及肝、肾功能等检查。内分泌检查，血清凝集检查，染色体核型分析等。

(2) 女方不孕的检查包括以下几个方面

① 病史。如年龄、职业、有无烟酒嗜好，是否患过结核、内分泌病、性病；月经情况、婚姻生育情况等。

② 体格检查。全面检查发育状况，特别是性腺及内分泌功能的表现，生殖器官发育情况。

③ 特殊检查。基础体温、阴道涂片、宫颈黏度、子宫内膜活检、输卵管通畅试验激素测定等。

4. 不孕症的治疗

(1) 器官性疾病治疗。如发现生殖器炎症、肿瘤、结核病等应积极治疗。

(2) 诱发排卵。如检查为无排卵性不孕者采用药物治疗诱发排卵，如常用的克罗米芬(氯底酚胺，)促性腺激素，溴隐亭等。

(3) 促进或补充黄体分泌功能，改善宫颈黏液的黏稠度。

(4) 如是输卵管阻塞采用输卵管内注射药（肾上腺皮质激素，糜蛋白酶，抗生素等）或输卵管成形术治疗输卵管阻塞。

(5) 采用人工授精、体外授精与胚泡移植等方法达到受孕的目的。

5.4 出生缺陷

5.4.1 概述

出生缺陷是指胎儿在母亲子宫内发生的身体形态结构，生理功能异常或代谢缺陷所致的异常。有的很轻微，对身体影响不大；有的很严重，甚至可导致死亡。缺陷只影响身体的某一部分，称为单发性缺陷，如缺陷影响身体的几个部分，常称为综合征。如无脑儿、脊柱裂、兔唇、四肢异常等，生理功能和代谢缺陷常导致先天性智力低下(俗称“呆”、“傻”)，聋、哑等异常。

出生缺陷可造成胎儿、婴儿的死亡，缩短人类寿命，并可导致儿童患病和残疾，因此成为当今世界各国尤为重视的卫生问题。1986 年美国的婴儿死亡中 21% 是由出生缺陷造成的；在美国出生缺陷还是造成寿命损失的第 5 位原因。根据美国疾病控制中心的出生缺陷监测资料，婴儿从出生到 1 岁以内可发现的严重出生缺陷占 3%～4%，按此比例推算，美国每年大约有 10 万～15 万患有严重出生缺陷的婴儿出生，其中大约有 6 000 名婴儿在出生后 28 天内死亡，另有 2 000 名在未满周岁前死亡，剩下的 92 000～142 000 名存活的幼儿则受到不同程度的影响,患有各种疾病或残疾。在儿科住院病人中25%～30%的病人是患有出生缺陷的儿童,每年用于护理有出生缺陷儿童的总费用超过了14亿美元。美国残疾人的第1位致残原因是脊柱裂,患有脊柱裂的病人大多终身下肢瘫痪,并合并有脑积水、智力低下、大小便失禁等病症,美国每年为脊柱裂患者所花费的各种费用的总和约为2亿美元。出生缺陷给社会和家庭都带来了沉重的精神压力和经济负担。

在中国的大城市,出生缺陷也已是围产儿和婴儿死亡的主要原因,大约1/5～1/4的死亡是由出生缺陷造成的。根据中国1987年进行的全国残疾人抽样调查结果推算,全国约有5 100多万残疾人和2 200多万各种遗传病患者,其中相当大部分的致残原因是出生缺陷。根据全国出生缺陷监测的结果推算,中国每年有30万～40万名婴儿在出生时可发现患有严重的、肉眼可见的缺陷,其中占第一位的是神经管畸形,有8万～10万名。患有神经管畸形的婴儿大部分于出生前、出生时或出生后一年内死亡,据估计,中国因此每年造成的经济损失约2亿元人民币。

随着孕产妇死亡率和婴幼儿死亡率的逐步降低,出生缺陷日益成为突出的公共卫生问题和社会问题。据估计,目前我国出生缺陷发生率在5.6%左右,每年新增出生缺陷数约90万例。出生缺陷不仅影响儿童的生命健康和生活质量,而且影响整个国家人口素质和人力资源的健康存量,影响经济社会的可持续发展。

9月12日是我国"预防出生缺陷日",中国是新生儿出生缺陷的高发国家,每年大约有20万～30万名肉眼可见的先天畸形儿出生,先天残疾儿童总数高达80万～120万名,大约占每年出生人口总数的4%～6%。

5.4.2 产生原因

1. 遗传因素

遗传因素导致的先天缺陷占25%～30%,遗传率100%,其中单基因病占10%,多基因病占14%～20%,染色体病占1%;在新生婴儿中,有遗传缺陷者约占4%～6%,其中染色体病占0.5%,单基因病占0.2%～1.3%,多基因病为4%左右;据估计智力低下在人群中约占2.5%,其中有很大一部分是遗传病所致。

2. 环境因素

随着科学技术和工业的不断发展,环境污染已日趋严重,生态平衡遭受破坏,加之滥用化学药物,农业普遍应用有机磷、菊酯类和呋喃类杀虫剂等,致癌因素越来越多,导致基因突变或染色体畸变,从而造成新生儿先天性缺陷。

(1) 物理因素。各种放射线、高温、噪声、微波、超声波、机械性损伤等均有致畸性。射线的致畸、致癌作用已被大量事实证实。如日本广岛和长崎原子弹爆炸后出现了多种先天性病和恶性肿瘤;如白血病等机体的配子和受精卵对射线敏感,易引起基因突变和染色体畸变,从而导致子代先天性病变,如无脑儿、脊柱裂等。超声波可使某些动物子代神经免疫等系统发育不良,从而出现先天性疾病。

(2) 化学因素。工业"三废"、某些食品添加剂、农药、除草剂、食品工业中的亚硝酸盐和生产洗衣粉的乙烯类物质，汞、铅多环芳香碳氢化合物、烷基化合物、苯类化合物以及黄曲霉素等许多化学物质均有致畸作用。铅能引起流产，同时对胎儿神经系统有损害；吸烟也会损害胎儿的神经系统；慢性酒精中毒母亲的婴儿在出生后一周内死亡率接近17%，婴儿大多有轻至中度智力迟钝，在幸存的婴儿中约32%有酒精综合征，出现小头、小眼裂、四肢关节异常和先天性心脏病等。据有关资料调查，许多常用药物有一定的导致先天性疾病的作用：如抗肿瘤药、抗癫痫药物、镇静剂、氨基苷类抗生素、激素类药物、抑制甲状腺功能药物、某些解痛剂等，还有中药如朱砂、雄黄、京三棱、水蛭、川乌、草乌等活血化瘀、通经活络的药物，孕妇在用药时应特别注意。

(3) 生物因素。许多病原微生物感染，特别是病毒感染，可通过胎盘屏障直接干扰胚胎的正常发育，导致先天性缺陷。已知病原微生物有：风疹病毒、巨细胞病毒、疱疹病毒、流感病毒、乙肝病毒、骨髓灰质炎病毒以及弓形体、梅毒螺旋体等感染，均对人体胚胎有一定的破坏作用，从而导致先天性缺陷的发生。

(4) 其他因素。大量使用烟酒后胎儿发生畸形的危险很大，其特征为发育迟缓、小头畸形、多发性小样畸形等，吸烟可引起流产、早产、先天性心脏病和新生儿低体重等；机械压迫可造成变形缺陷和一部分裂解缺陷，这可能是当胎儿在子宫内生长时身体的某些部分受到外力压迫，也可能由于双胎妊娠，子宫肌瘤对胎儿造成的异常压力。母亲怀孕时如受病毒感染，吃一些致畸药物或营养不足也会导致胎儿出生缺陷。

5.4.3 类型

(1) 形态结构异常，包括大体的和细微的，前者常见的有大脑畸形、脑积水、脊椎裂等，后者有多指(趾)、耳前赘状物、唇腭裂等。

(2) 细胞异常，如先天性白血病、恶性肿瘤。

(3) 代谢异常，如苯丙酮尿症、高苯丙氨酸血症，新生儿甲状腺功能低下等。

(4) 染色体异常，由于染色体数目或结构畸形形成，目前为止300多种染色体病，常见的有先天愚型即21三体综合征；先天性睾丸不全症或先天性卵巢发育不全症。

5.4.4 易发人群

(1) 准妈妈年龄在35岁以上者；

(2) 孕早期受过病毒感染，特别是风疹病毒感染者；

(3) 孕早期部分微量元素缺乏，特别是碘与叶酸缺乏者；

(4) 孕早期接触过X射线或苯、铅、汞等有害物质者；

(5) 孕早期用药未经医生指导者。

下篇　　优生和优生措施

第6章

优生和优生学

6.1 优生学研究的内容

6.1.1 优生和优生学的概念

所谓“优生”，就是要生育健美的、在身体和智力方面优质的后代。父母都希望自己的孩子既健壮又聪明，希望把自己身上最优良的遗传因素传递给后代。同时，也尽量避免不良的遗传因素给子女造成先天性的身体缺陷。因此，优生是人们共同的愿望。

从生物学的角度看，一个人健康、聪明、长寿，应该说是体质优良的表现；反之孱弱、愚钝、多病、短命，则是体质低劣的表现。身体素质受先天因素和后天因素影响，后天的饮食营养、体育锻炼、文化教育固然十分重要，但遗传和先天因素也起着重要作用，有时甚至起着决定性作用。

优生的目的在于提高人口质量，主要是提高出生婴儿的体质水平。通过各种优生途径，促使遗传素质优秀的个体不断增加，并最大限度地防止出生缺陷。

优生学是运用遗传学的基本原理和方法，研究如何改善和提高人类自身的遗传因素，获得优秀后代的学科。优生学一词首先由英国科学家高尔顿于1883年在《对人类才能及其发展的调查研究》一书中提出来的，从而奠定了这门学科的基础。

优生学的宗旨着眼于研究人类的未来，使人类社会的成员逐步成为体质健壮、智力发达的优秀个体，使全民族的人口素质不断提高。优生学是一门跨越自然科学和社会科学领域的综合性的学科，它的研究内容是人的生物属性，即要改善和提高人的遗传素质。因此，它涉及遗传学、实验生物学、胚胎学、妇产科学、围产医学、婴幼儿学、畸形学、环境卫生学等自然科学领域。但是，人类的优生是一项社会运动，优生目标只有通过社会措施才能在社会群体水平上实现。因此，优生学又涉及社会学、伦理学、法学、人口学、人才学、经济学等诸多社会科学领域。总的来说，优生学是一门多学科互相渗透的、综合性很强的学科，它既是一门理论学科，又是一门应用学科。

6.1.2 优生学研究的对象和任务

优生学研究的对象是人类本身，主要研究人类的生育质量，揭示人类优生与劣生的一般规律，探讨影响优生或出生缺陷的各种因素（包括遗传因素与环境因素）及其作用原理，并提出有效的解决途径和措施，使人口质量不断提高。

优生学的任务，一是增进有关人类性状遗传本质的知识，并从宏观和进化的角度判定人类性状的优劣，决定取舍；二是指出旨在改善和提高后代遗传素质的方案。目前有关人类性状遗传的知识仍较有限，判定某种性状在未来社会中的优劣或对人类进化的利弊并非易事，所以在制订增加或减少某种基因频率的方案时应谨慎应对。当前只能对某些已确证为有害的习俗和遗传性状采取优生措施。如制定优生法，对婚配、生育和生育年龄进行合理的限制，以减少因近亲结婚而产生的隐性遗传性疾病和因母亲年龄过大所致先天愚型等先天缺陷的发病率；通过普查，检出特定人群中某些隐性有害基因的携带者，以避免两个杂合体结婚而生出隐性纯合的患者；通过羊膜穿刺获得羊水中的胎儿脱屑细胞或取出早期胎盘绒毛进行胎儿的产前诊断，结合必要的人工流产以防止患儿的出生；广泛设立遗传咨询网点，以及宣传在一定情况下结婚并不是都需要生育的观点等。

6.1.3 优生学的分类

优生学创始人高尔顿最早把优生学区分为消极优生学和积极优生学。

1960 年美国遗传学家斯特恩建议把优生学称为预防性优生学和演进性优生学，并对优生学作了更具体的阐述。1976 年，美国优生学家巴杰马又把遗传咨询、产前诊断和选择流产的三结合措施概括为新优生学，表明了优生学在技术上的新发展，进一步充实了预防性优生学的内容。随着科学的发展、技术的进步，优生学的研究范围日益扩大。现在把研究引起人体异常的种种因素及改善身体和精神素质的措施都列入优生学范畴，这不仅涉及遗传因素（人种、民族、亲代），还涉及环境因素（地理、饮食、生活习性、受精卵发育的内外环境）。而且优生目标实现的研究，不仅涉及医疗技术的优生措施，还涉及施行有效的社会措施。

根据采取的策略不同，优生学可分为预防性优生学和演进性优生学。

预防性优生学是研究如何减少患有先天性和遗传疾病等不良个体的出生，以降低人类群体中有害基因的频率，这是劣质的消除，又称消极优生学或负优生学。预防性优生学是当前优生研究的重点。在我国，优生的主要目标是尽可能地防止出生缺陷，尤其要防止那些患有痴呆、严重精神病、不能自理生活的“严重出生缺陷儿”的降生，以减少后代中各种遗传性、先天性和产伤性患儿的数量。为此，预防性优生学的具体任务是严格防止有先天性与遗传性疾病的患儿出生；劝告并说服那些可能生育遗传病患儿的人不婚配或绝育，使人群中不良遗传因素不再增加。可见，预防性优生学致力于劣质人口减少，故称为消极优生学或负优生学。它是通过社会措施和医疗技术措施共同努力来实现的。如遗传咨询、产前诊断和选择性流产等是主要的优生措施，这些措施在我国已具有较高的普及性。

演进性优生学是研究如何增加体力和智力上优秀个体的繁衍，以促进人群中有利（优良）基因频率的增长，这是优质的扩展，又称积极优生学或正优生学。目前人们的设想或已试行的措施有生殖细胞的冷冻储存、人工授精、建立精子库、人体胚胎移植、试管婴儿、人类单性繁殖、遗传工程等。积极优生学需要较高的科学技术条件，并受到社会伦理道德观念的限制，在目前不易开展和推广。但它具有积极的意义，前景是乐观的。

6.1.4 优生学的学科领域

1982年，我国学者根据当前的情况和将来的发展，把优生学归纳为四个领域，即基础优生学、社会优生学、临床优生学和环境优生学，它们构成了现代优生学的完整体系。

1. 基础优生学

基础优生学是从生物科学与基础医学方面对优生理论和优生技术的研究，它主要研究导致“劣生”的因素及其作用的原理，如何防止这些因素的作用，以达到优生的目的。它与人类遗传学、细胞遗传学、医学遗传学、临床遗传学、免疫学、畸形学、毒理学、出生缺陷流行病学等学科进行基础的研究。这些研究成果将为优生政策、优生立法和优生技术措施提供可靠的理论依据。

2. 社会优生学

社会优生学是从社会科学和社会运动方面研究人类实现优生的社会措施。它的研究内容是关于优生立法、优生政策、优生运动、优生宣传、优生教育和优生的社会预测。它必须利用社会学、法学、伦理学、人口学、经济学等学科的力量进行综合研究。

3. 临床优生学

临床优生学是研究与优生有关的临床医学和优生医疗措施。研究内容包括婚前检查、遗传咨询、孕前保健、孕期保健、产前诊断、选择流产、分娩监护、围产保健、新生儿保健以及优生手术和产科手术等。同时也包括新优生学的范围。可见，临床优生学在优生措施中占有重要地位。

4. 环境优生学

环境优生学又称优境学，是研究环境因素对人类的智力和体力表现的影响，通过改善人类的环境条件，控制个体的生长发育，使人类的生物潜能得到更好的发展，使人的心身处于更完美的境地。它涉及的学科有人类生态学、卫生医学、环境科学、整形外科学、营养学、教育学和心理学。环境优生学的内容包括三方面：其一，应用环境因素，促使人体优良的遗传素质在发育中更充分地表现；其二，控制环境，改变不良遗传素质的表现，使出生缺陷儿的表现接近正常；其三，消除不良环境因素（消除公害和有毒物质）对人体性细胞、母体和胎儿的先天性、遗传性的伤害，从而减少劣生。如在胎儿期或出生后半年至一年内，通过加强母亲或新生儿的营养，有可能使胎儿的脑细胞增殖得比常人多一些，从而在不改变基因的情况下后代的智力发育获得有利的物质基础。

6.2 优生学发展概况

6.2.1 优生思想的由来

人类优生的思想和措施自古以来一直存在。在生产力极低的原始社会,会对生下来有严重残疾畸形的婴儿予以处死或遗弃山谷。现在比较原始的人群中,仍有这种风俗。从择优去劣这一角度来说,这的确具有原始的"优生"意识,这样可以摒弃一些素质不良难以抚养的个体,从而阻止遗传病蔓延。后来,到了氏族社会和封建社会,由于生产力的发展,人类的进步,人类的婚姻关系也不断进步,从杂婚、群婚进化到专一的婚配,并逐步确立了直系血亲不准通婚的习俗,这一婚姻关系的改进,具有重大的优生意义。

我国古代社会就鄙视直系血亲的婚配,并贬称为乱伦。春秋战国时代的《左传》中就有"男女同姓,其生不蕃"的记载("姓"之来源即氏族)。这表明古人对近亲婚配的危害已有所认识。"有女不嫁消渴病",是汉朝文献的记载,"消渴病"即现在的糖尿病。已说明遗传病患者不宜结婚和生育的道理。《后汉书·冯勤传》中,阐述身材的高矮与遗传有关,并试图以选择配偶来控制这种遗传特征。《千金翼方·养性》中说:"老子曰,命不长者是大醉之子",指出饮酒对受孕的危害,会使后代的死亡率升高。

在国外,两千年前的古希腊哲学家柏拉图也曾提出对婚姻应加以控制和调节,以生育优秀的后代。他主张把低能及残疾的儿童处死,倡言"父50岁母40岁以上所生之子女应杀"。这些主张很残酷,但却反映了当时的优生愿望。三世纪古罗马皇帝狄奥多西一世就曾颁布法规严禁表亲结婚,违者判罪或处死。

古斯巴达人也曾实行过严格的选择后代的措施。古代犹太人的《犹太教法典》中规定有69种亲属关系的男女不能结婚。上述这些史实都反映了有关优生学的早期思想和措施,但由于科学水平的限制,在19世纪前优生还不可能成为一门科学。然而,人类漫长的(也许不自觉的)优生实践和零碎的优生思想,对于近代优生学的形成是具有积极作用的。

6.2.2 优生学的产生和发展

1. 高尔顿与优生学

优生学的创始人高尔顿,是一位多才多艺的英国著名科学家。他生于1822年,先后在伯明翰医学院学外科,在伦敦皇家学院研医理,在剑桥三一学院攻数学,同时还是一名旅行探险者。由于他探求科学兴趣广泛,在遗传学、人类学、统计学、指纹学、心理学和气象学等方面都有开创性的贡献。其中成果最大、影响最深的要数优生学。

高尔顿是达尔文的表弟,深受达尔文进化论思想的影响。1859年达尔文发表了不朽的巨著《物种起源》,提出了以"自然选择"为基础的生物进化理论,在达尔文进化理论的启发下,高尔顿综合了当时人类学、遗传学和统计学的知识,开创了优生学的研究。他十分关心人类未来的进化,尤其关心人类的智力天赋。他对人类智能和遗传的关系做了大量的工作，作了300个人的家谱调查，并写下了一系列论述优生思想和优生学的论文和专著，如《遗传的才能和性格》(1865)、《遗传和天才》(1869)、《英国科学家的先天与后天》(1874)、《对人类才能及其发展的调查研究》(1883)、《在现存法律与舆论的条件下人种改良的可能》(1901)、《优生学的定义、范围和目的》(1904)、《优生学论文集》(1909)等。他的著作给后人留下许多很有价值的资料。

通过调查研究，高尔顿意识到人类中优良的遗传结构和不良的遗传结构，都有可能在人群中逐渐增加。科学的进步，一方面，有可能使本来不能存活的个体得以生存和繁殖后代，导致有害基因频率的增加，使人口质量下降。另一方面，人类有可能运用自己的智慧和才能，比自然选择更有效、更成功地改善后代的遗传素质。因此，高尔顿提倡选择配偶、淘汰劣种、繁殖优秀以改良人种。1883年，他首先提出"优生"这一概念并创立"优生学"这门新学科。高尔顿给优生学下的定义是："对于在社会控制下的能从体力方面或智力方面改善或损害后代的种族素质的各种动因的研究。"其目的是促使优良或健全素质人口的增加，防止或减少不良素质人口的出生。

在高尔顿的倡导和扶持下，1904年，伦敦大学开设优生学研究讲座，并建立"高尔顿氏国家优生学实验室"。1908年又创建英国优生学教育会，并出版了《优生学评论》刊物。优生学很快在各国传播，1905年，由德国、奥地利、瑞典、瑞士等国有关研究人员建立了"国际民族卫生学会"，这是国际性的优生学组织。1910年，达文波特在伦敦举行了第一届国际优生会议，成立了"国际永久优生委员会"。20世纪初期，出现了国际性的优生运动。

但是，优生学的发展并非一帆风顺，在这一百多年间，几经波折，历尽沧桑。西方早期的优生学者，包括高尔顿本人都过分地强调人类聪明才智的遗传，错误地说："作为法官所需要的才能往往是遗传的"，认为"高贵"的家族遗传下来聪明智慧、身体健康、仪容俊美、道德高尚的遗传因子；而所谓的"卑贱"家庭遗传下来的则是"愚昧、疾病、犯罪和低能"。并提出种族的优劣，把阶级差别和遗传混淆起来。这些错误观点，后来被种族主义和法西斯分子所滥用，带来了极其严重的恶果。种族主义者极力宣扬"天才的遗传"，认为统治者具有优良遗传品质，被统治者具有不良遗传品质。声称"不同阶级和不同种族中，也存在着天然的遗传上的优越者和低劣者"，认为北欧人是世界上的优秀人种，雅利安民族是优秀民族，种族之间不能混合，否则会使"纯种"变劣。这些谬论后来为纳粹分子的扩张侵略和推行种族歧视、种族灭绝的政策提供了舆论准备和理论依据。希特勒叫嚣要创造一个雅利安"主宰民族"，打着优生的旗号，残酷地屠杀了600万犹太人和50万吉卜赛人。这一举世罕见的法西斯暴行及一些秘密大屠杀政策，使优生学、优生运动和优生政策蒙受了深重灾难。至此，"优生"一词无人敢问津。

第二次世界大战后，人们逐渐认清了种族主义者的谬论，彻底批判了被掺杂在优生学中的伪科学的和反动的部分，加之分子遗传学、细胞遗传学、人类遗传学及医学遗传学，特别是产前诊断技术的发展，使优生学走上了正轨并赋予了新的内容，从20世纪50年代开始进入一个科学的新阶段。

2. 现代优生学的发展

20世纪50年代以后，分子生物学和现代医学的迅速发展使优生学在理论和实践上有了新的突破。1949 年巴尔发现性染色质小体后，1956 年便应用于羊水细胞性染色质小体的检查，以鉴别胎儿的性别，并用于协助诊断某些性连锁遗传病的产前诊断。据报道，1966 年，体外的羊水细胞培养成功，并作了染色体核型分析。1967 年从宫内第一次诊断了胎儿染色体异常。之后陆续有人进一步进行羊水细胞培养做染色体病的产前诊断。1968 年从羊水中酶的活性测定诊断了一例代谢遗传病，以后通过酶的分析进行先天性代谢病的产前诊断。1972 年测定羊水上清液中甲胎蛋白含量显著升高，诊断了开放型的神经管缺陷。

由于物理学的发展，应用 B 型超声波、胎儿镜等先进科技仪器做产前诊断，取得了显著成果，从而扩大了可诊断的胎儿疾病种类。近年来，由于高分辨显带技术、基因工程技术以及绒毛吸取和培养技术在产前诊断中的应用，为遗传病的产前诊断、宫内治疗开创了新纪元。

上述成就说明，现代优生学已远远超出高尔顿年代，甚至也不是 20 世纪 50 年代以前的那种水平。过去，对人类优生的措施，多半是社会性的，如禁止患有某些严重遗传病患者结婚，或强制性绝育、流产、以达到提高总人口质量这一目标。可是现在，优生的目标不仅可以通过社会措施在社会群体水平上实现，而且可以应用现代先进设备和医疗技术措施，在每对夫妇个体生育水平上实现，使父母亲能够借助于医学知识和技术选择自身后代的遗传素质，也使得人口的优生在技术上更为准确、可靠。

从优生学的发展过程可简单划分为三个阶段。

(1) 前科学阶段(远古时代至 19 世纪 80 年代)

在这一历史时期，由于科学水平的限制，优生学作为学科尚未提出，然而无论就整个人类社会，还是不同民族、不同地区、不同文化，都有着重要的优生实践，并不断地涌现出优生思想。

(2) 半科学阶段(19 世纪 80 年代至 20 世纪 40 年代)

1883 年英国科学家高尔顿首先提出“优生”这一概念，并创立“优生学”这门学科。优生学得到了发展。但在当时由于种族主义的影响，这使优生学中参入了伪科学的成分，因而处于半科学阶段。

(3) 科学阶段(20 世纪 50 年代至今)

第二次世界大战后，人们批判了种族主义的伪科学，加之分子生物学和现代医学的重大进展，使优生学在理论和实践上有了新的突破而迅速发展。现在优生目标不仅可以通过社会措施在社会群体水平上实现，而且可以通过医疗措施，在每对夫妇个体生育水平上实现。

6.2.3 我国优生学的发展概况

20 世纪 20 年代初优生学传入我国。生物学家陈长蘅、周树人最早把优生学介绍给国内学界。后来，潘光旦于 1925 年留学美国冷泉港优生学记录馆，攻读人类遗传学和优生学。回国后致力优生学的研究和宣传，并有多种著作和译本，如《优生学概论》、《优生学原理》、《优生与民族》、《优生与宗教》等。他亲自作过一些调查，撰写了“中国伶人血缘之研究”、“明代以前画家的分布、移植与遗传”、“长州文氏画才之遗传”等文章，并在我国

20世纪30年代最早的《优生月刊》杂志上发表，对我国优生学的发展起到了推动作用。

新中国成立后，我国受苏联李森科的哲学和生物学的影响，对优生学持批判的态度，使之成为科学的禁区。自20世纪60年代开始，随着近代生物学的发展，我国在人类遗传学和医学遗传学方面的研究取得了新成果，如“人体胚胎染色体组型的研究”，以及血型、血红蛋白异常等方面的研究，都有相应的发展。但十年的动乱使刚开展的工作又停了下来。

由于计划生育工作的开展，控制人口数量，提高人口素质的需要，从1979年开始，优生学得到我国公众的重视，得以迅速发展。1979年10月，在长沙召开的人类与医学遗传学学会上，著名医学遗传学家、肿瘤研究专家吴旼率先公开介绍优生学，陈述我国需要实行优生的理由，立即得到与会者的支持，并得到中央领导的赞同及报刊的认可。目前，我国优生学的研究和优生工作已呈现一派欣欣向荣的景象。全国各省市、县都先后成立了优生协会，有些部门创办了优生刊物，广泛宣传优生知识，并为计生部门提供咨询服务和业务指导；遗传咨询遍及全国大中城市；产前诊断中心在各地形成；产前诊断技术有些已达国际水平；优生群体普查广泛开展；优生技术队伍已具规模；优生宣传、科普工作十分活跃；优生教育已从青少年开始。现在，全世界大概没有一个国家像我们这样不遗余力地宣传和推行优生优育，提高人口素质。可以相信，我国优生科学的发展，将会为提高全民族人口素质作出更大贡献。

6.3 优生的意义

6.3.1 优生优育，造福人类

优生学是以提高人口素质为宗旨的，是一门从遗传上谋求改善人类自身的科学，也是一门有益于人类进步、造福于子孙后代的科学。它能给家庭带来欢乐，给国家带来繁荣，给民族带来兴旺，给社会带来进步。正因如此，它才受到人们的普遍重视。有许多国家通过法律的形式推行优生措施。世界上最早的优生法于1907年出现于美国，1940年日本公布国民优生法，1948年7月又公布了优生保护法，其他凡提倡优生，施行优生法的国家都取得了良好效果。我国的《婚姻法》中也规定，直系血亲和三代以内旁系血亲禁止结婚；患麻风病未经治愈或其他在医学上认为不应当结婚的疾病患者禁止结婚。而且有关优生优育的其他立法也日趋完善。这些以优生观点出发所制定的法规，对我国人口素质的提高起着重要的作用。

6.3.2 提倡优生，减少劣生

提倡优生就是提高生育质量，使出生的婴儿优质，减少或避免劣生的现象。在当前，怎样防止出生缺陷、防止遗传病往下代传递是优生的首要问题。先天性畸形、遗传性疾病已威胁着数以万计人的健康，严重影响着后代的人口素质。据统计，一岁以内的死因，先天畸形占首位；新生儿中遗传病患者占23‰～25‰。据在线人类孟德尔遗传数据库OMIM的信息统计：人类单基因遗传病、性状和单基因座已达22 279种，染色体不正常引起的疾病约500多种，多基因遗传病约150多种。随着医学遗传学的发展，诊断水平不断提高，遗传病的病种还会发现。患者已占世界人口的10%，估计每100个新生儿中就有3～10个患有各种不同的遗传病。专家们推算，我国至少有1 000万以上儿童患有各种智力上和体力上的先天性和遗传性缺陷。仅智力低下一项，全国不少于四五百万人。有些地区如湖北神农架等地，近亲婚配现象严重，曾发现那里成群的呆子，他们的听力、语言也有缺陷。许多山区存在大量的地方性克汀病患者，个别山区患病率达2%～4%，黑龙江省有一个村庄发病率高达11.04%，1 313人中，有145人是痴呆，以致全村选不出一名会计、参军对象和拖拉机手。如果不及早采取措施，这种现象还会继续发展，它将对人类的身体素质产生不堪设想的后果。加之近些年来，由于环境污染，各种致突变、致畸的有害因素的增加，可能使先天性、遗传性疾病发病率提高，这将会导致劣质人口的增多，影响后代的遗传素质。

目前，有不少的家庭为孩子的低能、痴呆和先天性、遗传性疾病而苦恼。要知道，一个严重出生缺陷儿或先天痴呆儿，留之无用，弃之不能，实在是家庭的累赘，又加重了社会的负担。所以防止出生缺陷儿是优生工作的当务之急。由此可见，提倡优生，减少劣生已是一件刻不容缓的大事。

6.3.3 实现优生，保证少生

“控制人口数量，提高人口素质”是我国人口政策的两个方面，也是计划生育工作的两项任务。它概括了人口再生产过程中数量和质量两方面的问题。控制人口数量，要求做到少生，提倡一对夫妇只生育一个孩子。提高人口素质，首先要求优生，使出生的孩子个个健壮，成为德、智、体全面发展的建设人才。这说明我国实行计划生育政策的目的不仅是控制人口数量，而且注重于提高人口质量。既要生得少，又要生得好，少生与优生的措施相互结合，同时提倡。这样才能做到既降低生育数量，又保证生育质量。

人口的数量与质量有着密切的联系。控制人口数量，是提高人口质量的基础。当人口数量恶性增长时，必然会使自然资源消耗量加大，环境污染加剧，粮食紧张，营养条件欠佳，居住环境变劣，从而造成疾病增多，导致人口素质下降。因此，要优生必须少生。提高人口质量，有制约人口增长的作用。假如采取有效的优生措施，提高婴儿的体质水平，生一个，活一个，壮一个，也就有利于计划生育政策的落实，有利于降低人口数量；如果一对夫妇生下来的是一个严重缺陷儿，按照优生原则，第一胎为非遗传性的病残儿者，允许其父母生第二胎。这样，人口数量就会无计划增长。由此可见，人口质量的不良状况反过来加剧了人口数量的膨胀，所以要少生，必须优生，只有数量与质量合理结合，少生与优生同时提倡，才能使我国在人口数量下降的同时，提高人口质量。

第7章

禁止近亲结婚和未婚先孕

7.1 禁止近亲结婚

7.1.1 近亲结婚与亲缘婚配

近亲是指两个人在三四代以内曾有共同的祖先。如果他们之间进行婚配就称近亲结婚。表兄妹结婚是最常见的近亲结婚。例如，姑表兄妹的祖先是同一对夫妇，他们是一方的祖父母，另一方的外祖父母。亲缘婚配是指五代之内有共同祖先的男女进行婚配。

我国《婚姻法》规定："直系血亲和三代以内的旁系血亲"禁止结婚。这是具有优生意义的法律条文。直系血亲是指有直接血缘关系的亲属，即指生育自己和自己所生育的上下各代亲属。例如，父母与子女、祖父母与孙子女、外祖父母与外孙子女、曾祖父母和曾孙子女、外曾祖父母和外曾孙子女。所谓三代，是指从本身这一代算起，向上、向下、向父系、向母系都推三代。三代以内旁系血亲包括同胞兄弟姐妹、叔（伯、姑）与侄（侄女）、舅（姨）与外甥（甥女）、堂兄弟姐妹、表兄弟姐妹之间有间接血缘关系的亲属，如图7-1所示，这些男女之间依法禁止结婚。

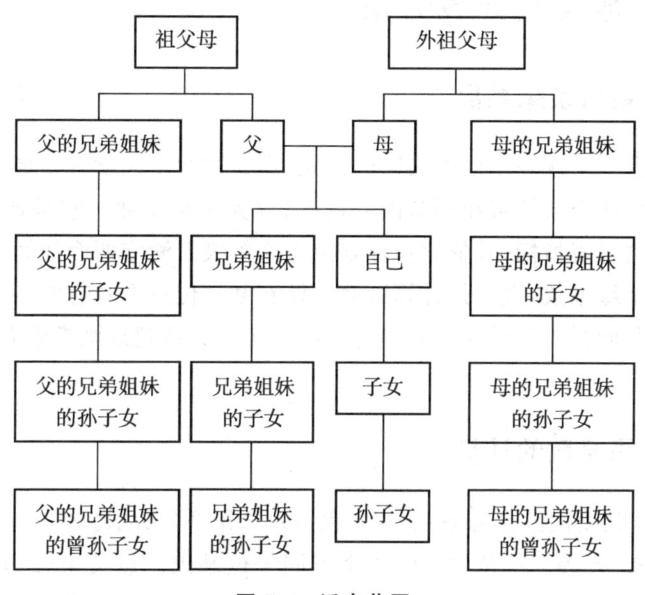

图7-1 近亲范围

7.1.2 近亲结婚的概况

由于政治、经济、历史、宗教、文化、科学以及风俗民情等因素的影响，世界各国的近亲结婚率有很大差异，据1950年的调查，印度南方人近亲结婚已有2 000多年历史，其近亲结婚率高达39.37%，而欧洲大多数国家的近亲结婚率大约在1%以下，美国的近亲结婚率仅为0.5%。我国根据1980—1981年部分地区的调查，发现各民族之间、城乡之间差别很大。例如，朝鲜族按民族习惯是绝对禁止近亲结婚的，藏族也没有发现近亲结婚的夫妻，而四川布拖县彝族近亲结婚率竟高达14.6%。甘肃的保安族为10.9%，临夏县回族居民为9.7%，我国汉族平均为1.4%，北京市区为0.7%，北京郊区为1.1%～1.2%，上海为0.77%。从世界总的情况看，经济发达的国家或地区近亲结婚率一般都比经济落后的国家或地区要低，可能是由于交通发达促进了人口流动，从而扩大了择偶范围的原因。

历史上有些社会曾鼓励过近亲结婚，如埃及王室的兄妹结婚，认为这样可以保持王室血统的纯洁。现在居住在南美洲亚马孙地区的阿乌卡人仍然只在堂、表兄妹间结婚，由于近亲结婚，这个种族出现了严重的退化现象，如先天畸形、智力低下的患者到处可见。但大多数社会都不鼓励，甚而禁止近亲结婚。美国有半数的州禁止堂兄妹结婚。我国也不主张近亲结婚，自远古以来就有“同姓不婚”之制。汉、唐还有对血缘婚姻者判刑1～3年，流放两千里外劳役或各打一百大板后强行分离等法律。我国1950年颁布的婚姻法只规定直系血亲和兄弟姐妹禁止结婚，但表兄妹之间的结婚是许可的，而且还在近亲结婚中占有较高的比例。近些年来，由于推行计划生育，提倡优生，所以1980年颁布的婚姻法把禁止血亲结婚的范围扩大到了“三代以内的旁系血亲”，这是我国婚姻习俗的一大改革，这对于预防遗传病、提高人口素质有着极其重要的意义。

7.2 亲缘系数及其计算方法

7.2.1 亲缘关系与亲缘系数

如果两个人有一个或一个以上共同的祖先，那么这两个人就有亲缘(血缘)关系。

有亲缘关系的两个人携带相同基因的概率，称为亲缘系数。它是遗传学中衡量亲缘关系的亲疏远近的客观指标，并依此指标划分血亲等级。测定两个体间的亲缘关系，可以计算两个体间的亲缘系数，也就是计算这两个体在某一位点上具有同一基因的概率，或者说计算两个体从共同祖先接受某一基因的概率。亲缘关系越近则携带有相同等位基因的概率越高。

7.2.2 关于亲缘系数的计算

【例1】 计算父女间的亲缘系数(以r表示)，如图7-2所示。

A_1、A_2、A_3、A_4代表同一位点上的4个不同等位基因。设父亲(P_1)的某一位点上的两个等位基因为A_1A_2，母亲(P_2)的相对两个等位基因为A_3A_4，他们的女儿(B_1)的基因

型应该是 $1/4A_1A_3$、$1/4A_1A_4$、$1/4A_2A_3$、$1/4A_2A_4$，计算父女两人在某一位点上具有同一基因的概率。从表 7-1 看出，父亲(P_1)为 A_1A_2，而女儿(B_1)为 A_1A_3 时，父女两人在某一位点上具有同一基因的概率是 1/2，而女儿为 A_1A_4、A_2A_3 和 A_2A_4 时，具有同一基因的概率也各是 1/2，所以总概率是 $\frac{1}{4}\times\left(4\times\frac{1}{2}\right)=\frac{1}{2}$，即父女间亲缘系数 r=1/2。同理，父子、母子、母女间的亲缘系数也为 1/2。

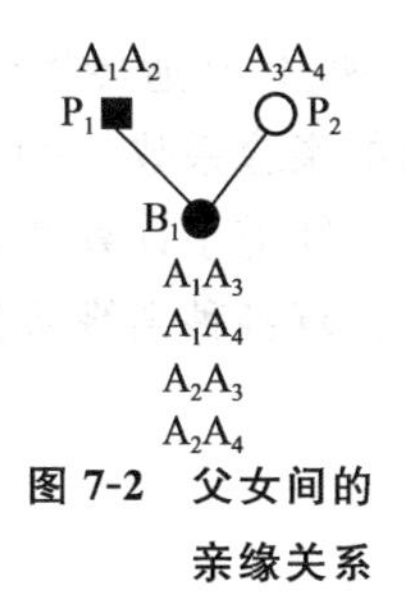

图 7-2　父女间的亲缘关系

表 7-1　父女间亲缘系数的计算

父(P_1) \ 女儿(B_1)	1/4 A_1A_3	1/4 A_1A_4	1/4 A_2A_3	1/4 A_2A_4
A_1A_2	1/2	1/2	1/2	1/2

父女的亲缘系数也可用另一种简便的方法推算。考虑女儿(B_1)的一个基因 A_1(A 或 a)，这个基因从她父亲(P_1)传来的机会是 1/2，所以父女有 1/2 的机会通过遗传具有同一基因。根据定义，r=1/2 就是父女的亲缘系数。

【例 2】 计算兄妹间的亲缘系数，如见图 7-3 所示。

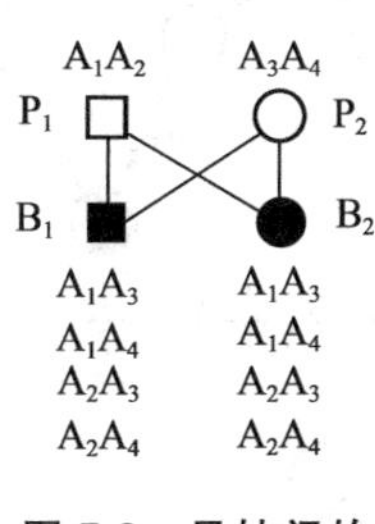

图 7-3　兄妹间的亲缘关系

同样，设父(P_1)的基因型是 A_1A_2，母(P_2)的基因型是 A_3A_4，他们的子女基因型是 1/4 A_1A_3，1/4 A_1A_4，1/4 A_2A_3，1/4 A_2A_4。从表 7-2 看出，兄(B_1)是 A_1A_3，妹(B_2)也是 A_1A_3 时，两个在同一位点上具有同一基因的概率是 1，兄是 A_1A_3，妹是 A_1A_4 或 A_2A_3 时，具有同一基因的概率是 1/2，而兄是 A_1A_3，妹是 A_2A_4 时，具有同一基因的概率是 0。兄妹的其他组合也可用同样方法计算。因每一组合的概率是 1/16，所以总概率是 $r=\frac{1}{16}\times\left(4\times1+8\times\frac{1}{2}+4\times0\right)=\frac{1}{2}$。这就是兄妹在同一位点上具有同一基因的概率。同理，兄弟、姐妹、姐弟间的亲缘系数也是 1/2。

表 7-2　兄妹间亲缘系数的计算

兄(B_1) \ 妹(B_2)	1/4 A_1A_3	1/4 A_1A_4	1/4 A_2A_3	1/4 A_2A_4
1/4 A_1A_3	1	1/2	1/2	0
1/4 A_1A_4	1/2	1	0	1/2
1/4 A_2A_3	1/2	0	1	1/2
1/4 A_2A_4	0	1/2	1/2	1

兄妹的亲缘系数也可以用另一种简便方法推算，考虑兄(B_1)的一个基因 A_1(A 或 a)，这个基因来自父(P_1)的机会是 1/2，他父亲这个基因 A_1 又有 1/2 的机会传给他的妹妹，一般情况下，每传递一代的概率是 1/2，所以兄妹通过父亲(P_1)这条线 $B_1\to P_1\to B_2$ 要经两步，具有同一基因的概率是 $(1/2)^2$，而通过母亲(P_2)这条线 $B_1\to P_2\to B_2$ 也要经两步，具有同一基因的概率也是 $(1/2)^2$，任何一个人必须同时从父母双方传来全部的基因，所以

B_1 和 B_2 从遗传得到同一基因的总概率是$(1/2)^2+(1/2)^2=2(1/2)^2=1/2$。根据定义，兄妹的亲缘系数 $r=1/2$。

知道了计算亲缘系数的方法，即可用来计算人类社会中的各种亲缘系数。图 7-4 就是计算各种亲缘系数的几个例子。

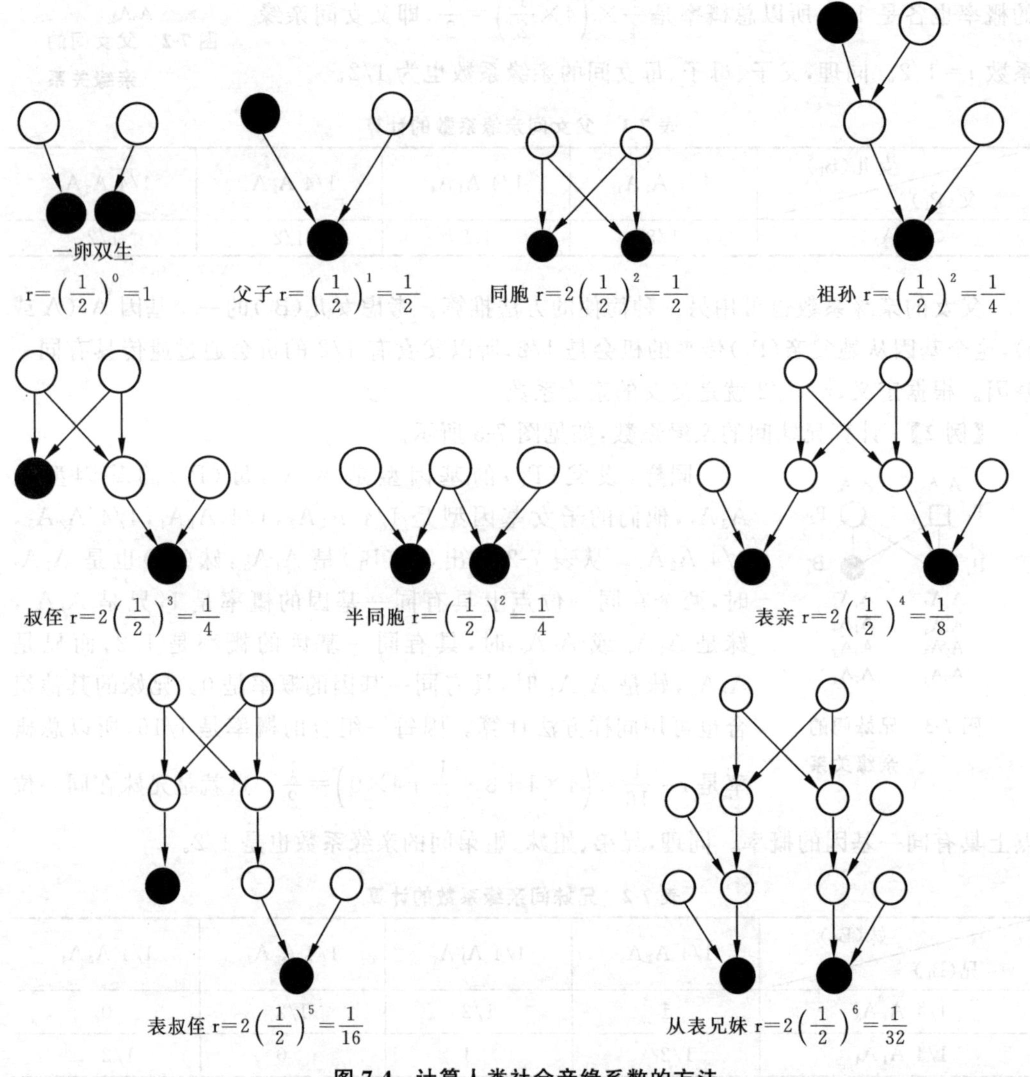

图 7-4 计算人类社会亲缘系数的方法

这样，我们可以运用亲缘系数 r 的大小来划分亲缘关系的等级，以表示其血缘关系的远近。一卵双生的亲缘系数最大，$r=1$，说明两人的亲缘关系最近，因为他们的基因完全相同；父母与子女以及同胞兄弟姐妹之间，有 1/2 的基因可能相同，其亲缘系数为 1/2，遗传学上称为一级亲属；祖孙、叔(伯、姑)侄、姨(舅)甥和半同胞之间，有 1/4 基因可能相同，其亲缘系数为 1/4，称为二级亲属；堂、表兄弟姐妹之间有 1/8 基因可能相同，其亲缘系数为 1/8，称为三级亲属；表叔侄女、舅甥女之间有 1/16 基因可能相同，其亲缘系数为 1/16，称为四级亲属，以此类推。随着亲缘系数的降低，亲缘关系逐渐疏远。

7.3　近婚系数及其计算方法

7.3.1　近婚系数

在近亲结婚时,配偶双方有可能从他们的共同祖先那里得到相同的基因,又有可能将相同的基因传递给他们的子女,其子女得到这样一对纯合的等位基因的概率,就是近亲结婚所生子女的近婚系数,又称近交系数或自交系数,以 F 表示。

近婚系数为亲缘系数的 1/2,即子女的近婚系数 F=1/2 父母的亲缘系数,这是一个普遍的规律。例如表兄妹的亲缘系数 r=1/8,而他们子女的近婚系数 $F=(1/2)r=(1/2)\times(1/8)=1/16$。

7.3.2　近婚系数计算方法

【例 3】 计算同胞兄妹结婚的子女的近婚系数(F)。

同胞兄妹结婚是禁止的,也是不存在的,在此仅利用这个最简单的例子来说明近婚系数的计算方法。

设同胞兄妹的父亲(P_1)某一位点上一对等位基因是 A_1A_2,母亲(P_2)相对的等位基因是 A_3A_4,计算兄妹(B_1 和 B_2)所生子女(S)是 A_1A_1 的机会是多少?

从图 7-5 看,P_1 把 A_1 基因传给 B_1 的机会是 1/2,B_1 得到 A_1 后再传给 S 的机会也是 1/2;同理,P_1 把 A_1 传给 B_2 的机会是 1/2,B_2 得到 A_1 后再传给 S 的机会是 1/2。总的来看,P_1 的等位基因 A_1 要经过四步传递才能使 S 的基因型为 A_1A_1,由于每传递一步的概率都是 1/2,所以通过四步传递的概率是$(1/2)^4$。同理,S 从 P_1 得到 A_2A_2,从 P_2 得到 A_3A_3、A_4A_4 的概率也是$(1/2)^4$。因此,同胞兄妹结婚所生子女为纯合体总概率,即近婚系数 $F=4\times(1/2)^4=1/4$。

【例 4】 计算舅甥女结婚的子女的近婚系数(F)。

从图 7-6 来看,P_1 的等位基因 A_1 经 B_1 传到 S 需要两步,经 B_2 和 C 到 S 需要三步,

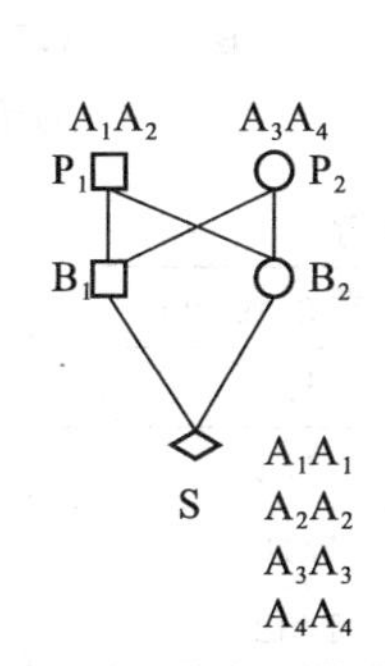

图 7-5　同胞兄妹结婚的子女的 F 值

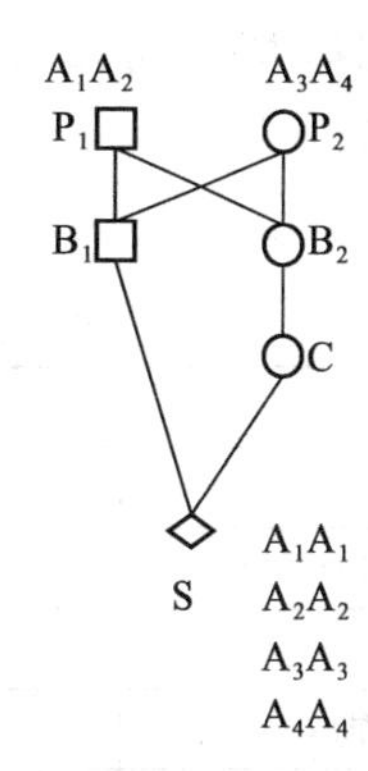

图 7-6　舅甥女结婚的子女的 F 值

所以,S的基因型为 A_1A_1 共需传递五步,其概率为 $(1/2)^5$,同理S得到 A_2A_2、A_3A_3 或 A_4A_4 的概率也是 $(1/2)^5$,因此,舅甥女结婚所生子女的近婚系数 $F=4\times(1/2)^5=1/8$。

【例5】 计算表兄妹结婚的子女的近婚系数(F)。

从图7-7看出,P_1 的等位基因 A_1 经 B_1 和 C_1 传到S需要三步,经 B_2 和 C_2 传到S需要三步,所以,S的基因型为 A_1A_1 共需传递六步,其概率为 $(1/2)^6$,同理S得到 A_2A_2、A_3A_3 或 A_4A_4 的概率也是 $(1/2)^6$,因此,表兄妹结婚所生子女的近婚系数 $F=4\times(1/2)^6=1/16$。

如果一对同胞没有两个共同祖先而只有一个共同祖先,那么基因的传递路线就不是四条而是两条,算出的近婚系数应减半。

【例6】 计算半表兄妹结婚的子女的近婚系数(F)。

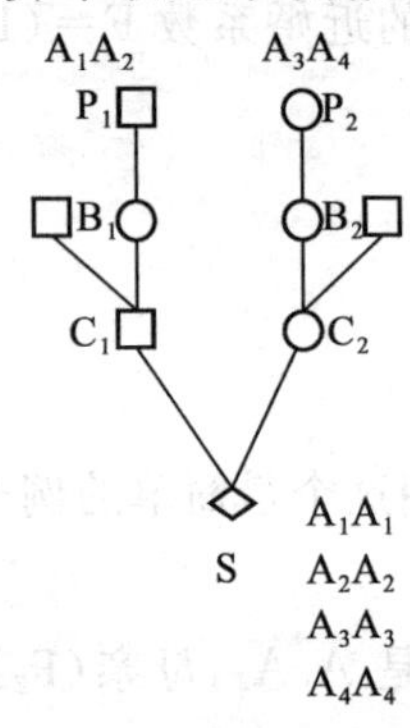

图7-7 表兄妹结婚的子女的F值

图7-8 半表兄妹结婚的子女的F值

从图7-8看,P_1 的基因型是 A_1A_2,那么要使S为 A_1A_1 纯合体时,P_1 的基因 A_1 必须传递六步,三步为 $P_1\to B_1\to C_1\to S$,另三步为 $P_1\to B_2\to C_2\to S$,所以 A_1A_1 的概率是 $(1/2)^6$,同理 A_2A_2 的概率是 $(1/2)^6$,所以半表兄妹结婚所生子女的近婚系数 $F=2\times(1/2)^6=1/32$。

【例7】 计算从(二级)表兄妹结婚的子女的近婚系数(F)。

在从(二级)表兄妹结婚的情况下,基因的传递比表兄妹结婚又多了两步,所以其所生子女的近婚系数 $F=4\times(1/2)^8=1/64$ 如图7-9,用同样方法,可以求得各类近亲结婚所生子女的F值,具体见表7-3。

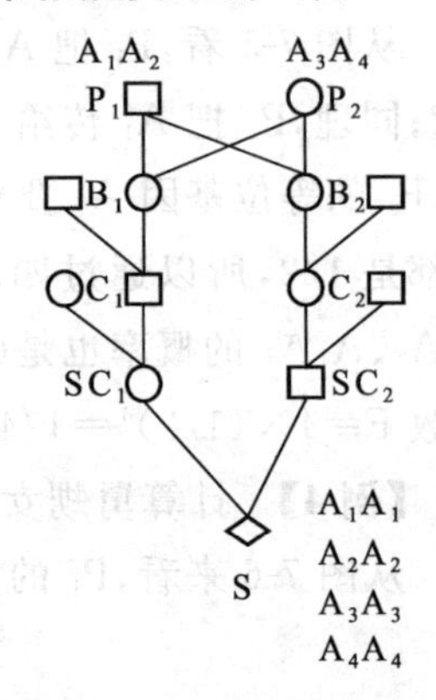

图7-9 (二级)表兄妹结婚的子女的F值

表7-3 人类社会中主要的亲缘关系

类 型	亲缘系数(r)	近婚系数(F)	亲属级别
父女、同胞兄弟	1/2	1/4	一级
祖孙、叔侄女(舅甥女)	1/4	1/8	二级
表(堂)兄妹	1/8	1/16	三级
表叔侄女(表舅甥女)	1/16	1/32	四级
从表(堂)兄妹	1/32	1/64	五级

7.3.3 X连锁基因的近婚系数

通常所讲的近婚系数是指常染色体基因来说的，至于X连锁基因的近婚系数(F)在计算上则有所不同，这是由于以下因素：

(1) 女性有两条X染色体，所以有两个等位基因，近亲结婚时对女儿有影响；男性是半合子，没有纯合性的问题，所以近亲结婚对儿子没有影响，故计算X连锁基因近婚系数时，只计算女性的F值。

(2) 男性的X连锁基因一定传给女儿，所以在计算基因传递步数时，可以不计算由父亲向女儿传递，只计算女性方面基因传递步数。

(3) 男性的X连锁基因不可能传给儿子，因此，在传递路线上有两个男性连接在一起时，再也不能看做传递路线了，即连接线中断。例如，计算姨表兄妹结婚(如图7-10所示)的X连锁基因的F值。

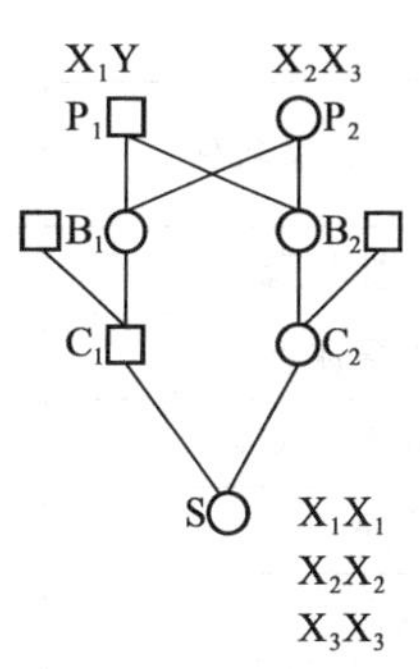

图7-10 姨表兄妹结婚的F值(X连锁基因)

设共同祖先P_1的基因型是X_1Y，X_1从P_1经B_1传至S仅传一步($B_1 \rightarrow C_1$)，从P_1经B_2传至S为两步($B_2 \rightarrow C_2 \rightarrow S$)共计三步，所以S为$X_1X_1$概率为$(1/2)^3$。又设共同祖先$P_2$的基因型是$X_2X_3$，$X_2$从$P_2$经$B_1$传至S为两步($P_2 \rightarrow B_1 \rightarrow C_1$)，从$P_2$经$B_2$传至S为三步($P_2 \rightarrow B_2 \rightarrow C_2 \rightarrow S$)，共计五步，所以S为$X_2X_2$的概率是$(1/2)^5$；同样，S为$X_3X_3$的概率也是$(1/2)^5$。为此，姨表兄妹结婚所生女儿的近婚系数$F=(1/2)^3+2(1/2)^5=3/16$，具体见表7-4。

表7-4 不同近亲婚配的X连锁基因的F值

亲缘关系	近婚系数(F值)
姨表兄妹婚配	3/16
堂兄妹婚配	0
舅表兄妹婚配	1/8
姑表兄妹婚配	0

7.4 禁止近亲结婚的原因

为什么要禁止近亲结婚呢？人们已从无数事实中得出结论，近亲结婚是十分有害的。

7.4.1 近亲结婚的后果

近亲结婚使后代发生遗传病和遗传缺陷的机会明显增加并且使后代中隐性遗传病的发生率提高。这是因为许多遗传病受隐性致病基因所控制，而隐性致病基因通常要在纯合状态才能表现出来。也就是说，只有当两个相同的隐性致病基因相遇在一起才能外显而发病。近亲之间，他们的基因大都来自共同的祖先(如堂、表兄弟姐妹有共同的祖父母或外祖父母)，他们相同的基因多，相同的致病基因也多，因此结婚后，子女获得两个相同的隐性致病基因而成为纯合体的机会也多，这就使后代中患隐性遗传病的可能性大大提高。例如，人类的白化病(全身性白化)是由一对隐性的白化病基因控制。一对表现正常的夫妇中一方携带有白化病基因，他们就有可能把这个致病基因传给子女，通过子女又会传给他们的孙子、孙女、外孙子、外孙女，内外孙之间是表兄弟姐妹的关系，若表兄妹结婚，则有可能在他们的子女中出现两个隐性白化病基因结合在一起的情况，这样就会产生白化病。

近亲结婚的后代出现的遗传病较之于非近亲结婚要大得多，见表 7-5 的一些统计数据。

表 7-5　隐性遗传病和近亲结婚

疾病名称	隐性遗传病的发病率		表兄妹结婚发病率为非近亲结婚的倍数	此病的患者中表兄妹结婚所占比例/%
	非近亲结婚	表兄妹结婚		
先天性耳聋	1∶11 800	1∶1 500	7.8	
苯丙酮尿症	1∶14 500	1∶1 700	8.5	35
色素性干皮病	1∶23 000	1∶2 200	10.5	40
白化病	1∶40 000	1∶3 000	13.5	46
全色盲	1∶73 000	1∶4 100	17.5	53
小头症	1∶77 000	1∶4 200	18.5	54
半乳糖血症	1∶22 500	1∶1 200	18.5	
黑蒙性白痴	1∶310 000	1∶8 600	35.5	70
先天性鱼鳞癣	1∶1 000 000	1∶16 000	63.5	80
肝豆状核变性	1∶4 000 000	1∶64		

近亲结婚除使隐性遗传病发病率增高外，还使多基因遗传病及先天畸形发生率增高。一些由多基因控制的遗传病或某些病状，如智力低下、体质衰弱、先天畸形、无脑儿、脑积水和脊柱裂等，也由于基因纯合性的提高和基因的累加效应，在近亲结婚的后代中出现的频率上升。埃及的一项调查表明，无脑儿、脊柱裂发生率在非近亲婚配的子女中只有0.57%，而在近亲婚配的子女中达 1.46%。我国有关部门对痴呆病的调查表明，病患者的父母为近亲结婚的占 37.5%，而近亲结婚所生的子女患病率达 41.6%。江苏省台东县1986 年对 54 万人作过调查，发现 3 355 对近亲结婚所生的 5 227 名子女中，属智力低下、痴呆病者有 985 人，占 18.8%，体质受影响的有 850 人，占 16.8%，而在同范围内非近亲结婚的子女智力低下者仅占 0.13%，近亲结婚后代的患病率比随机婚配者高出 15 倍。世界卫生组织统计的数据是高出 150 倍。

假设一种遗传病在人群中的比例是 1/1 000，非近亲结婚的后代患病风险为1/1 000 000(百万分之一)；二级表亲结婚的后代患病风险为 1/128 000，一级表亲结婚的后代患病风险为 1/32 000，兄妹结婚的后代患病风险为 1/8 000。与非近亲结婚相比，二级近亲的风险增大 8 倍；一级近亲的风险增大 31 倍；兄妹结婚的风险率则是正常随机婚配的 125 倍。

7.4.2 近亲结婚的危害

近亲结婚导致死胎率、流产率、新生儿及婴幼儿死亡率提高。法国曾统计，死产与新生儿死亡率在非近亲结婚的子女中为 3.9%，而同期在表(堂)亲婚配的子女中为 9.3%。据世界卫生组织的调查，非近亲结婚所生子女的婴儿死亡率为 2.4%，近亲结婚者为 8.1%，后者高于前者 3 倍多。而且存活下来的后代中约有 1/3 左右具有各种严重畸形。上海市也曾做过统计，近亲结婚的子女在 20 岁前死亡者达 13.9%，而非近亲结婚仅为 1.9%。

7.4.3 近亲结婚后患无穷

20 世纪 90 年代的一所儿童福利院的遗传病调查中显示，一对姑表兄妹结婚所生的两个孩子——兄妹二人，哥哥 16 岁，小脑受损，智力低下，有口不会说话，为先天性哑巴，逢人只会傻笑；有脚不能走路，整天待在地上，两脚不停地颤抖，生活不能自理，成为重残疾病患者；妹妹 14 岁，与哥哥相同缺陷，既傻又哑，下肢瘫痪，不能站立，如图 7-11 所示。因家里无人照料，只好送进福利院自费寄养，其家庭除了要承担沉重的经济负担外，精神上更是苦不堪言。作为父母，面对这两个残缺不全的孩子，只能流泪叹息，他们处于弃之不忍、养之无用、治疗无效的痛苦之中，真是追悔莫及。

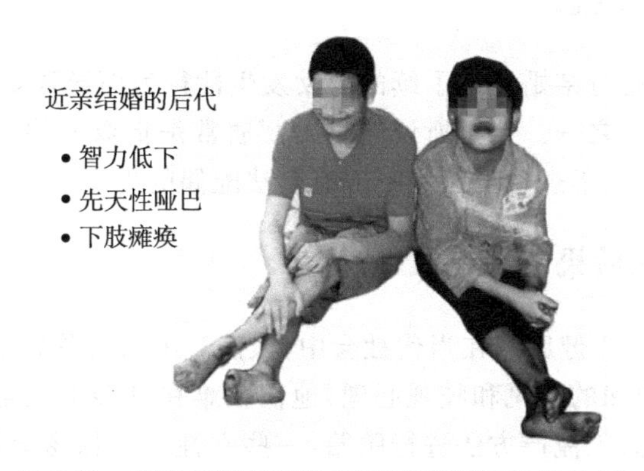

图 7-11 近亲结婚所育的先天畸形孩子(冯肇松摄)

近亲结婚的危害在我国某些地区是比较严重的，特别在我国的某些山区和边远地区，因交通不便，世代戚属联姻，致病基因在一个不大的群体中得到扩散。长此以往，后果是不堪设想的，这部分患者螺旋式地递增，将成为社会和家庭的沉重负担，应引起各级卫生行政管理部门的高度重视，并且要采取有力措施加以控制，要在这些地区广泛宣传近亲结婚的危害，推行优生保护法规，组织专业队伍，加强专业训练，积极开展遗传咨询，有条件的地区要努力进行该地区的遗传性疾病和先天畸形的流行病学调查，成立专门档案，这些都是非常必要的。各省、市、自治区的社会福利部门，在可能的条件下应设置收容机构。

近亲结婚的危害是严重的，但为什么近亲结婚也有挺聪明的后代呢？达尔文就是一个例子。的确，近亲结婚的后代并非都是先天畸形和遗传病患者，但也不是非近亲结婚的后代就绝对正常，这主要是发生机会大小的问题。据认为，每个人都携带有 5 或 6 个隐性致病基因，由于随机分配不容易使相同的致病基因相遇，故后代发病机会不多。至于达尔文，人们可能不知道，他从中年开始便患有一种家族性的精神忧郁症，并有心脏病，经常发生剧烈的头痛、呕吐、颤抖，他的后半生可以说是病魔缠身。达尔文能在科学上做出伟大的贡献，成为生物进化论的创始人，是由于他的勤奋和坚忍不拔地追求真理的精神，同时也与他妻子的全力帮助分不开。达尔文和表姐结婚后生了10个孩子，其中3个很小就夭折了，在成活长大的7个孩子中，有3个是终生不育，一个女儿也因长期患病而没有结婚，其余3个孩子虽则后来都成了著名的科学家，但他们却患有不同程度的精神疾病，一个有点神经质，一个是严重的精神抑郁症，这不能不说是近亲结婚给后代带来的祸患。因此，一定要禁止近亲结婚。

近亲结婚既然对整个国家的人口质量、对后代的身体健康有如此重大的不良影响，那么，就应该大力宣传、加以禁止。目前虽然婚姻法有规定，但是民族的风俗习惯、老年人的保守思想和青年人炽热的恋情等因素都在阻碍着婚姻法的具体实施。因此，开展宣传教育仍是重要而且有效的措施。这种优生教育还必须在中学阶段进行。这样通过优生教育之后的绝大多数青年就会自觉地避免近亲结婚。

7.5 未婚先孕

7.5.1 未婚先孕的概念

未婚先孕是指未履行结婚登记手续的男女发生性行为而导致女方怀孕的现象。这是非婚性行为的直接后果之一。这里所说的“男女”通常是指双方均无合法配偶的人，尤其是指准备结婚的年轻人，不过也可以是一方有合法配偶的男女。

7.5.2 未婚先孕的后果

(1) 损害女方的身心健康。在当代社会中，人们对未婚先孕后生育的子女，即通常所说的“私生子”，抱有很深的成见和歧视心理，他们很难在社会上正常地生活，绝大多数未婚先孕的女性要通过人工流产方法进行堕胎，一些女性出于保密等原因而寻找非法行医者堕胎，这种非法行医者的堕胎手术往往会给女方造成严重的伤害，甚至会危及女方的生命。即使在医院中由专业医生进行的合法堕胎手术，也对女方的身体健康有较大的危害。堕过胎的女性往往有不同程度的自卑心理和罪恶感。

(2) 破坏了国家的计划生育政策。未婚先孕者的生育，往往不符合晚婚晚育的规定，破坏了国家的人口生育控制政策。

(3) 不利于子女的成长和社会的稳定。大量的研究和调查表明，未婚先孕者生育的子女，很难抵御住社会的歧视和排斥，他们往往是违法犯罪行为的后备力量，很容易走上歧途，危害社会。

7.5.3 未婚先孕的危害

随着开放观念的流行，未婚先孕有增多的趋势。未婚先孕会间接地影响到胎儿的质量，所以也是优生学要强调的问题。未婚先孕对孕妇的生理和心理极为有害，对胎儿的正常发育也有影响。未婚先孕后，孕妇的心理压力很大，精神上的沉重负担，可使孕妇紧张、恐惧、忧心忡忡而茶饭无味，这不仅对孕妇本人的健康不利，更主要的是胎儿因无法得到充足的营养而影响发育，造成先天不足，发育不良，出生后成为不健康的人。

有些未婚先孕的女性只好做人工流产来终止妊娠，有的甚至做多次刮宫，这给妇女的身心带来严重的创伤，常引起许多并发症或后遗症，如有时可造成盆腔感染、子宫出血或损伤，有时可造成月经不调、闭经、继发不孕等，并有增加子宫内膜异位症的可能。而一些未婚先孕的女性在施行人工流产后，往往得不到充分的休息和调养，并且由于害羞，对人工流产并发症不能及时治疗，留下严重的后遗症。更有甚者是在人工流产后仍放任不羁，再次怀孕，造成反复流产，既严重影响了身心健康，又给婚后生育带来不良影响，导致自发性流产，甚至终生不孕。

第8章

婚前检查与遗传咨询

8.1 婚前检查

8.1.1 婚前检查的意义

婚前检查是指婚约双方的青年男女在结婚登记之前进行一次全面的健康检查。这是实现优生的重要措施之一,也是把好婚育的一关,其重要意义如下。

(1) 有利于孕育健康的后代。通过婚前检查能及早了解婚约双方是否患有遗传病和遗传缺陷,结婚后是否可能生育严重的遗传病患儿,并根据遗传学知识和被检查者的具体情况进行婚姻方面的指导,或劝告他们考虑解除婚约,不宜结婚,或可以结婚,但不宜生育,婚前要进行绝育手术,或可生育,但必须进行产前诊断,并懂得妊娠注意事项,以阻止遗传病的传递,做到防患未然,避免生育有先天缺陷的孩子。

(2) 有利于婚后夫妇健康、家庭幸福。幸福通过婚前检查,可以发现一些不宜结婚、生育或暂时不宜结婚和生育的疾病。如严重影响配偶健康的麻风病、性病,在未治愈之前不宜结婚。对于急性传染病和一些重要器官(如心、肝、肾、肺)的疾病,以及可以治愈的生殖系统的异常,必须经过治疗后再结婚,避免婚后才发现问题,造成不必要的苦恼与麻烦,甚至造成家庭破裂。

(3) 有利于搞好计划生育。通过婚前检查,医生要向结婚双方进行性知识教育,使他们对性生活、性生理、受孕和避孕原理有正确的认识,以及对生育计划的安排、避孕的方法的选择、最佳生育年龄和受孕良机的选择,孕期的保健等方面进行必要的指导,使其婚后的性生活更和谐美满,并根据要求,做好生育计划的安排。

8.1.2 婚前检查的内容

婚前检查主要进行健康咨询和体格检查,必要时辅以化验检查,主要包括以下内容。

(1) 了解被检查人和家庭成员的健康状况,重点查明有无遗传病及遗传病家族史、精神病史、传染病史、麻风病史以及其他特殊病史。

(2) 了解男女双方是否有近亲血缘关系,也可作家族调查。

(3) 女青年还要了解月经史,它是女性生殖系统和内分泌系统发育和功能状况的反映,与婚后性生活和生育有密切的关系。

(4) 生殖器官的检查,以确定有无发育异常、畸形、肿瘤或炎症。

(5) 进行全面的体格检查，以了解发育情况，是否有畸形，是否存在严重的心、肝、肾、肺等重要器官的器质性病变，特别注意有无以下多发畸形和先天性异常。

① 头盖部。小头症、巨大头盖、盘状头盖、后头扁平、眉间隆起。

② 眼。眼间距宽、内眦赘皮、小眼球、小眼裂、眼裂外侧上斜或下斜、眼睑下垂、斜视、眼球振荡、瞳孔异位、无虹膜、虹膜色素缺乏、小角膜、先天色觉异常、高度近视、青光眼。

③ 鼻。鼻梁塌平、鸟喙鼻、马鞍鼻、鼻中隔宽厚、后鼻孔闭锁、鼻泪管狭窄。

④ 颜面。愚钝状脸、猿猴状脸、满月状脸、细长脸、颜面中间部缩短、侧面观呈新月状脸、颜面部明显不对称、先天鸟面。

⑤ 口唇、咽喉。鱼形口、口角斜向下、口周黑色素斑、宽口裂、小腭、唇裂、腭裂、悬雍垂裂开、喉蹼、巨舌、齿畸形、牙齿缺如、齿融合、牙龈角化。

⑥ 耳。耳低位、小耳症、外耳道闭锁、耳壳畸形、耳骨化、先天性耳聋。

⑦ 躯干。蹼颈、短颈、后发际低、盾状胸、鸡胸、漏斗胸、小胸廓、乳间距宽、女性乳房不发育、男性呈女性乳房。

⑧ 四肢。小肢体、短肢体、短指、小指短而内弯、蜘蛛脚样指趾、并指趾、多指趾、裂手足、指(趾)端黑色素斑、肘外翻、纺锤形指、摇椅样船形足。

⑨ 关节。关节运动受限、关节过度伸展屈曲、多发关节亚脱臼、腰带畸形、脊柱侧凸。

⑩ 皮肤。毛囊角化、肢端角化、掌跖角化、汗管角化、鱼鳞病、色素沉着过多、皮肤菲薄、回状颅皮、黄色瘤、早秃、毛发缺如、无眉睫毛、双三行睫、无甲、皮纹异常。

⑪ 外生殖器。隐睾、尿道下裂、盲端阴道、阴蒂肥大、小阴茎、大小阴唇过度肥大、大小阴唇过小。上述的外表特征往往是遗传病的一些重要的阳性体征，这些体征以各种不同方式组合而形成各种综合征。但某些遗传病体表根本无特征可循，只有从询问中获得线索，再通过各器官系统深入检查才能确诊。

(6) 必要时辅以各种化验检查，如血型检查、染色体检查、B超诊断、X线检查和各种生化检查等。

(7) 要进行性知识教育，指导新婚夫妇进行正常的性生活，并使他们知道月经期、妊娠期避免性生活，以预防多种妇科病。指导他们讲究卫生，若生殖器官不清洁，男性可引起包皮炎、龟头炎，婚后会引起女方尿路感染和生殖系统炎症。对婚后生育计划的安排、避孕方法的选择和避孕工具的使用等提供必要的指导。

8.1.3 婚前检查注意事项

(1) 作为未婚男女应主动接受婚前检查，并如实回答医生的一切询问，提供详细可靠的情况，千万不要隐瞒重要的遗传病家族史或提供非遗传的症状，同时要认真听取医生的指导和劝告，目的是使婚后生活得更美满。

(2) 进行婚前检查的医生，必须做到严肃认真、亲切、畅谈、耐心、守密。

(3) 检查女性生殖器官时，一般不进行阴道检查，不损坏处女膜，如发现异常需检查，必须征得本人或家属同意后方能进行。除处女膜闭锁外，对其他完整性不作描述。

(4) 对于不宜结婚者，应视女方的年龄、健康状况，认真区别对待。

(5) 对于不宜结婚或生育者，需慎重对待，应科学地说明道理，讲清利害关系，耐心解释，并给予相应的指导和治疗。婚前检查可在当地妇幼保健院或医院进行，女青年到妇产科、男青年到泌尿科进行检查。婚前检查在我国逐渐形成制度，广东省已作出决定，从1993年开始在全省范围内开展婚前健康检查，以提高人口质量。

8.1.4 不宜结婚的遗传病和其他疾病

《婚姻法》规定："患麻风病未经治愈或患其他在医学上认为不应当结婚的疾病，禁止结婚。"专家们从医学上认为，如患有可严重危害配偶和后代的疾病者，或者严重生理缺陷不能发生性行为者都不宜结婚。

(1) 未经治愈的麻风病人禁止结婚。这是婚姻法上专门规定的，因麻风病传染性很强，一经感染很难治愈，故禁止麻风病患者结婚。

(2) 严重的遗传病患者不宜结婚。如进行性肌营养不良、肌紧张病、视网膜母细胞瘤、遗传性运动性失调症、克汀病等，这些病目前尚无有效的治疗方法，而且还可传递给后代。因此，患者不宜结婚。

(3) 遗传性精神病患者不宜结婚。如精神分裂症、躁狂抑郁性精神病。这类患者有严重的精神错乱，生活无法自理，甚至对社会造成危害。因此，发病期间不宜结婚。

(4) 严重的智力低下者不宜结婚。这类患者不会说话，不认亲人，只有单调动作，没有意志活动，情感反应原始，生活不能自理，遗传性的智力低下还会传给后代，故患者不能结婚。

(5) 患有无法矫正的生殖器官畸形者也不宜结婚。这些患者婚后不能进行正常的性生活，可能导致婚姻破裂。那些可治愈的性器官异常者，如先天性无阴道、阴道纵隔、阴道横隔、处女膜闭锁、隐睾、尿道下裂等未治愈前暂时不宜结婚。

(6) 患者有梅毒、淋病等性病未彻底治愈前不宜结婚。患有急性传染病、结核病、血液病、严重的心肝肺肾的疾病者，未治愈前、未减轻或未稳定前，暂时不宜结婚，因为婚后可能导致病情加重，有些还可能传染给配偶或后代。

8.1.5 禁止生育和限制生育的疾病

(1) 患有严重的染色体显性遗传病，如软骨发育不全、成骨不全、强直性肌营养不良、遗传性痉挛性共济失调、结节性硬化、马凡氏综合征、遗传性致盲眼病（视网膜母细胞瘤、先天性无虹膜、先天性小眼球、视网膜色素变性）等，这些疾病都是造成严重的功能障碍和明显畸形的显性遗传病，其子女约有一半会发病，故禁止生育。

(2) 较严重的多基因病，如精神分裂症、躁狂抑郁精神病，重症先天性心脏病等，这些病遗传度很高，危害严重，不宜生育。

(3) 严重的X连锁隐性遗传病。如血友病、进行性肌营养不良等。女性携带者与正常人结婚，其子女中男孩可能有一半是患者，一半正常，女孩有可能一半是携带者，一半正常，此时应作产前诊断以判断胎儿性别，保留女胎，而男胎则应终止妊娠。

2003年10月，我国新的《婚姻法》规定，不再施行强制婚检。在此之前，结婚登记前，必须进行婚前检查，在登记时，应当出具指定的婚前检查医疗机构的婚前检查证明。新

《婚姻法》颁布以后，绝大部分地区依法废除了婚前检查。但是，相当部分的业内人士认为婚前检查必不可少。

8.2 遗传咨询

8.2.1 遗传咨询的意义和任务

1. 遗传咨询的意义

遗传咨询又叫遗传商谈，遗传咨询工作者应用遗传学和临床医学的基本原理和技术，对遗传病患者本人及其家属或有关社会服务人员所提出的有关遗传学方面的问题进行解答，并在权衡对个人、家庭、社会利弊的基础上，给予婚姻、生育、防治、预后等方面的医学指导。遗传咨询是在细胞遗传学、医学遗传学、分子遗传学和分子生物迅速发展的基础上与临床医学紧密结合而建立起来的一门新兴边缘学科。目的是确定遗传病人和携带者、患病者的同胞，子女再患此病的危险率进行预测，以便商谈应采取的预防措施，避免遗传病患儿的出生，降低人群遗传病的发生 ，提高人口素质。

2. 遗传咨询的任务

(1) 对遗传病作出正确的诊断。通过对来访者有关的询问，结合临床症状的检查，确诊此病是否属于遗传病，并确定是哪一类的遗传病。

(2) 计算遗传病患者后代的复发危险率。在确诊为遗传病的基础上，根据遗传规律计算出复发风险，以确定是否适于产前诊断。

(3) 提供有关遗传病方面的诊断与信息。确诊后要及时提供有关遗传学方面的资料，使来访者了解遗传病发生原因、遗传方式、诊断、治疗、预后、遗传病与优生的关系等方面的问题，权衡利弊作出正确选择。

(4) 商谈对策。咨询工作者最后向来访者提供婚姻和生育问题指导，与其商谈预后措施，以防止病患儿的出生。

8.2.2 遗传咨询的对象

(1) 夫妇双方或一方患有某种遗传病，或有遗传病的家族史者。

(2) 已生育过先天畸形儿、遗传病患儿的夫妇，或直系、旁系亲属中生过先天畸形儿者。

(3) 妊娠早期接触过物理、化学、辐射等有害物质或受过病毒感染者。

(4) 高龄孕妇(35 岁以上)。

(5) 近亲结婚的夫妇。

(6) 孕妇本人有内科合并症，如甲状腺机能亢进、糖尿病、哮喘，以及血型不合的夫妇。

(7) 怀孕后患羊水过多症者。

(8) 闭经以及习惯性流产者等。凡有以上者都可以进行遗传咨询，通过咨询能得到有益的帮助。

8.2.3 遗传咨询的程序

在遗传咨询中会遇到不同的来访者，有未婚或已婚的青年男女；有患者本人及其家属，有从事计划生育的工作者或社会福利的人员；有已确诊为遗传病的患者或家属，也有未确诊的；有为婚事而来商谈的，也有为生育来商谈的等。这些来访者虽来意不同，但遗传咨询都可按如下步骤进行。

1. 对疾病的性质作出诊断，确定是否为遗传病

对来访者的病史、家系进行详细的询问，至少要查清三代的病史，并绘制系谱图，根据完整的系谱分析，结合患者的临床特征检查和实验室检查的结果，确定该病是否为遗传病和属哪一类的遗传病。只有对遗传病作出正确的诊断，才能为来访者提供适当的咨询。由于遗传病种类繁多，遗传方式各异，因此诊断方式也各不相同，染色体病的诊断，主要依靠染色体检查，通过染色体核型和带型分析，以确诊各类型的染色体病。先天性代谢病和血红蛋白的分子病主要靠特异性的生化分析诊断。其余的一些单基因病一般通过临床检查和系谱分析作出诊断，有些也需生化分析，多基因病主要通过临床特征检查而诊断。

2. 在确诊遗传病的基础上，按照遗传方式，对复发危险率作出估计

不同的遗传病其遗传方式不同，家庭成员中病患者与健康人各有一定比例，根据发病概率的大小，可将复发危险率分为大、中、小三级，危险率大的其发病概率为 1∶1～1∶10，危险率中等的其发病概率为 1∶10～1∶20，危险率小的其发病概率为小于 1∶20。

3. 提供来访者有关遗传方面的资料和应采取的具体措施

为来访者提供相关的遗传方面资料，提供对策和建议。

8.2.4 遗传病的复发危险率

预测发病的危险率是遗传咨询中的重要内容。复发危险率是指在以后的每次妊娠中再出现遗传病患儿的概率，不同类型的遗传病其复发危险率不一样。现将三类遗传病后代患病危险率的推算分述如下。

1. 单基因遗传病后代患病危险率推算

(1) 常染色体显性遗传病的复发危险率

当夫妇双方或一方是患者时，其子女发病的危险，决定于夫妇双方的基因型(纯合型或杂合型)及其分离比例。由于显性基因有纯合型与杂合型的差别，因此在不同婚配的情况下就有不同结果(见表 8-1)。而显性突变基因频率是很低的，因此显性纯合型患者是很少见的。

表 8-1 常染色体显性遗传病的传递规律

双亲的组合	子代的类型	
	基因型	表现型
(患者)AA/aa(正常)	Aa	患者
(患者)Aa/aa(正常)	1/2 Aa∶1/2aa	1/2 患者∶1/2 正常
(患者)Aa/AA(患者)	1/2AA∶1/2Aa	患者
(患者)Aa/Aa(患者)	1/4AA∶2/4Aa∶1/4aa	3/4 患者∶1/4 正常
(患者)AA/AA(患者)	AA	患者
(正常)aa/ aa(正常)	aa	正常

注：1. A 代表显性致病基因，a 代表与 A 等位的正常基因；2. AA 的个体极为罕见

从表 8-1 可见，如果夫妇双方之一是杂合型患者，其子女患病的危险率为 50%。若夫妇双方都是杂合型患者，则子女发病危险率为 75%，未发病子女与正常人婚配，其后代一般不发病。

(2) 常染色体隐性遗传病的复发危险率

根据常染色体隐性遗传病的传递规律(见表 8-2)，如果患者与患者结婚(极少见)，则子女全为患者，若患者与正常人结婚，其子女一般不发病，但都是携带者，当夫妇双方均是携带者(外表正常)时，其子女发病危险率为 25%，患者的同胞中约有 2/3 的可能性为携带者，携带者与正常人结婚，他们的子女一般不发病，但有 1/2 的可能性仍为携带者。近亲结婚的夫妇，其子女发病风险率则明显增高。

表 8-2 常染色体隐性遗传病的传递规律

双亲的组合	子代的类型	
	基因型	分离比
(正常)BB/bb(患者)	Bb	携带者
(携带者)Ba/ bb(患者)	1/2 Bb∶1/2bb	1/2 携带者∶1/2 患者
(携带者)Ba /BB(正常)	1/2BB∶1/2Bb	1/2 正常∶1/2 携带者
(携带者)Ba / Ba(携带者)	1/4BB∶2/4Bb∶1/4bb	1/4 正常∶2/4 携带者∶1/4 患者
(患者)bb/bb(患者)	bb	患者
(正常)BB/BB(正常)	BB	正常

(3) X 连锁显性遗传病复发危险率

X 连锁显性遗传病传递的最重要特征，是在子代中患者的出现与性别密切有关，只要在一条 X 染色体上有致病基因即表现发病，如男性患者与正常女性婚配，所生子女中男孩都正常，而女孩全为患者：女性患者与正常男性婚配所生子女发病危险率各为 50%，总的发病率女性高于男性，但女性患病者的症状较轻。

(4) X 连锁隐性遗传病复发危险率

X 连锁隐性遗传病的传递规律也与性别有关，女性携带者与正常男性婚配所生子女中，男孩有 1/2 发病，女孩不发病，但有 1/2 可能为携带者，故总发病危险率为 25%，男性患者与正常女性婚配所生子女一般不发病，但女儿都是携带者，女性患者(极少见)与正常男性婚配所生子女中，男孩都发病，女孩都是携带者。

2. 多基因遗传病复发危险率

（1）多基因遗传病一级亲属发病率决定于遗传度，遗传度比较高的患者一级亲属发病率（用 f 表示）近于一般群体发病率（P 表示）的平方根（即 $f=\sqrt{P}$），例如唇裂在我国人群中的发病率为 1.7‰，遗传度为 76%，患者一级亲属的发病率 $f=\sqrt{1.7‰}\approx 13‰$，而患者的二级亲属的发病率则明显下降为 0.7%，三级亲属发病率为 0.3%，随亲属的级别降低而下降。

（2）已生育过两个患儿后，复发的危险率就增高 2～3 倍，即达到 10%。

（3）病情越严重，复发的危险率越高。如只有一侧唇裂的患者一级亲属复发危险率为 2.5%，两侧唇裂并发腭裂者为 5%。

（4）发病率有性别差异。发病率低的性别患者的亲属发病率就高。例如先天幽门狭窄的男性发病率为 0.5%，女性发病率为 0.1%，男性患者的儿子中发病率为 5%，女性患者的儿子中发病率高达 20%，这是因为多基因遗传病女性发病率较低，当某个女性患有此病时，就说明她具有本病的基因较多，因此她的后代发病危险率也相应会增高。

3. 染色体病的复发危险率

染色体异常大部分是由于父母的生殖细胞在发生过程中发生了畸变而引起的；小部分是由于父母中有平衡易位携带者的结果，前者其同胞的复发危险率和一般人相同，后者则复发危险率高。所以，染色体病复发危险率的推算主要根据患者及其父母的核型分析，现以先天愚型为例加以说明。

（1）患儿为 21 三体型

如夫妇双方核型正常，则患儿为新发生的畸形。患儿同胞的复发危险率与一般群体相同，为 1.5‰。但高龄孕妇（35 岁以上）的复发危险率明显升高，如双亲之一为嵌合体，生育患儿的危险率比同年龄组的妇女几乎高出 20 倍。

（2）患儿为 D/G 易位型

① 夫妇双方核型正常，表明患儿是新发生的畸变，患儿同胞的复发危险率与一般群体相同。

② 如父母之一为 14/21，平衡易位携带者，生育患儿的理论危险率为 2/3，但由于死胎、流产等原因，患儿实际出生的危险率为 5%～10%。

（3）患儿为 G/G 易位型

① 夫妇双方核型正常，也表明是新发生的畸形，患儿同胞的发病率和一般人相同。

② 夫妇双方之一是 21/21 易位携带者，则生下的子女全部将发病，而且死胎、流产的比例高。

③ 如果夫妇一方是 21/22 易位携带者，其子女的复发危险率约为 50%。

8.2.5 遗传商谈

遗传病患者或已生育过遗传病患儿的夫妇及其亲属，他们的痛苦和忧虑是可以想象的。因此，在遗传咨询时，医生不仅要对遗传病作出正确诊断和推算出大致的复发危险率，还要耐心解答患者及其家属所提出的一切问题，更重要的是要向他们提供有关遗传学方面的资料和今后应采取的具体措施，以帮助他们正确地解决婚姻和生育问题，防止遗传病患儿的出生，下面仅就一些常见的遗传病举例。

【例1】 一位婚龄女青年，其父亲是血友病患者，她询问如何选择对象，如何才能避免生血友病的孩子。在咨询中医生告诉来访者，血友病是X连锁隐性遗传病，其致病基因是在X性染色体上，女性有两条X染色体，一条来自父亲，一条来自母亲，如果一条X染色体上带有血友病基因，另一条X染色体同一位点上带有正常基因，该女性表现正常，称为血友病基因携带者。男性的性染色体为XY，只有一条X染色体，该X染色体若带有致病基因则发病，而男性的X染色体只传给女儿。由于女青年的父亲是血友病患者，父亲传给女青年一条带有血友病基因的X染色体，故女青年必然是血友病基因的携带者。当她与正常人结婚，在生育的女孩中有1/2正常，1/2为不发病的携带者，在生育的男孩中有1/2为正常，1/2为血友病患者，总的来说其子女发病的危险率为25%，而且都是男孩，根据上述的分析，可进行如下回答。

(1) 在选择对象上一定要选正常的男性；

(2) 在生育上只能生女孩不能生男孩。在怀孕后要进行产前诊断，如果胎儿是男性应进行选择性流产；如为女性可继续妊娠；

(3) 如果生女孩也有50%的可能成为携带者，因此，在女儿日后的婚姻生育上还应给予优生指导。

【例2】 一对育龄夫妇，诉说已生过一个经医生诊断为严重的脊柱裂孩子，生后不久死亡，因此他们询问今后生育孩子的情况，并要求生育指导。医生告诉来访者，脊柱裂是一种多基因遗传病，是由于脊椎管的部分未能闭合所造成的先天畸形，在群体中的发病率为0.2%，夫妇已生育一个患儿后，再生育的患儿的可能性为4%，它是由遗传因素和环境因素共同作用的结果，有报道认为，母亲羊水过多或吃了发霉的土豆可能助长发病，目前脊柱裂已能进行产前诊断，因此，这位妇女可以再妊娠，但在妊娠后4个月左右要进行产前诊断，可用B型超声扫描或甲胎蛋白测定，检查胎儿是否正常，再决定是否继续妊娠。

8.2.6 遗传咨询的注意事项

遗传咨询的效果是由来访者和咨询工作人员共同合作决定的，因此，在咨询过程中必须注意下列事项。

(1) 咨询工作者必须持亲切同情、热情关怀、严肃认真和保守秘密的态度，取得来访者的充分信任和合作，而来访者也应主动详细地提供有关家族发病史，如实地回答一切查问，这样才能对疾病作出准确的诊断，对发病危险率作出可靠的推算。咨询工作者应当尊重咨询人的隐私权，为其资料保守秘密，避免这些资料被他人、单位、雇主和保险商等利用，这将有利于家庭的和谐稳定。

(2) 咨询工作者与来访者谈话时要言谈有度，不应随便使用恶性刺激的语言来形容患者的特征，要充分理解患者的心情和心理状态，不要损伤他(她)们的自尊心，要鼓励患者树立信心，积极进行遗传病的治疗。医生除了解答来访者提出的问题外，还要向他(她)们宣传优生常识，介绍有关遗传病的资料，以及采取的优生措施。大部分患者及其家庭成员，由于对医学遗传学缺乏了解。所以对自己存在的致病基因并会传给后代，影响后代的健康而感到痛苦和内疚。这就要求医生要把遗传病的发病机理和携带者问题向他们解释清楚，说明每个人都可能携带5～6个致病基因，但后代是否发病是个机遇问题，这个很低的机遇也可能出现，致使后代发病，这是偶然的不幸，并非本人的过失，以减轻他们的思想负担和解除家庭成员间的误解。

(3) 对来访者提出的问题，不要轻易做出判断。应进行详细的询问调查，结合患者的临床、实验室检查包括染色体分析、生化检查等结果以及系谱分析，经全面综合分析后才给予科学的回答。

(4) 遗传咨询本身应是自愿的，非指令性的，因此当咨询医师要求患者及其家族成员进行遗传学检查时，也应贯彻自愿，即知情同意的原则，以及对患者有益无害的原则，应让患者及有关人员充分了解检查的目的与必要性，并争取他们的主动配合。按照遗传类型和遗传方式推算的发病危险率，仅仅表示后代的发病概率，下一个孩子究竟发不发病，咨询工作者不能也不应该作出保证。有的可建议进一步进行产前诊断，以期待对某些遗传病作出明确的诊断。

(5) 咨询和检查的结果有可能证实遗传病的存在或计算出后代的再发风险。如证实一名儿童或胎儿患遗传病，此时，咨询工作者应当向其父母详细介绍疾病的原因、后果，以及不同核型的再发风险大小。但咨询工作者绝不应代替父母作出任何决定，包括是否继续怀孕或人工流产等。

第9章

适龄生育与计划受孕

9.1 适龄生育

9.1.1 最佳生育年龄

理想的结婚年龄和生育年龄，对优生和控制人口，对青年人的工作、学习、生活都是有好处的。我国《婚姻法》对结婚年龄有明确的规定："结婚年龄，男不得早于22周岁，女不得早于20周岁。晚婚晚育应予鼓励。"法定婚龄并不是理想的婚龄，更不是最佳的生育年龄。这只能说明到了法定结婚年龄，青年男女生殖系统已经发育成熟，具备结婚生育的生理条件，有生儿育女的可能。但一个人的性成熟并不意味着全身各器官系统同时"步入"成熟阶段。特别是高级神经系统和骨骼系统的充分发育与功能的完善，往往要比生殖系统成熟晚几年。妇女的身高，长到19岁左右停止，此时骨盆逐渐宽大，臀部开始增宽，为以后顺利孕育和分娩创造了条件，骨骼和牙齿的完全钙化，心、脑的发育完善要延至24～25岁。因此，理想的婚龄应比法定年龄推迟3年以上，即男为25岁以后，女为23岁以后。

那么妇女最佳生育年龄又怎样呢？如果从产科生理、优生、人口控制以及青年夫妇的工作、学习、生活方面综合考虑，一般认为妇女最佳的生育年龄是25～29岁。如果妇女都能在最佳年龄生育，那么对国家、对个人或是对后代的成长都大有好处。首先从控制人口数量方面看，如果妇女从20岁开始生育，在100年内出生五代人，而从25岁开始生育，那么在100年内只生四代人，一个世纪内要少生一代人即3亿人口，这就能有效地控制人口的过快增长，对国计民生极为有利；如果从优生优育，提高人口质量方面看，妇女在25～29岁身体各器官系统已发育成熟，生育力旺盛，子宫收缩力很好，出现难产的机会少，低体重儿、畸形儿和新生儿死亡率也相对减少，先天愚型患者可以减少一半以上，这对人口质量的提高有着极其重要的意义；再从家庭方面考虑，最佳年龄生育有利于年轻夫妇集中精力工作和学习，而且经济上也有一定基础，精神上也不至于过分紧张，对孩子能进行良好的抚养和教育，有利于孩子的健康成长。

9.1.2 妇女不宜过早生育

在妊娠期胎儿生长发育需要从母体中吸收营养物质，又经母体排泄代谢废物。这使母体在生理上会发生一系列的变化。妊娠期的子宫逐渐增大，妊娠足月比未妊娠时子宫的重量增加20～25倍，从50克增加到1 000克左右。子宫腔的容量也增加1 000倍，达400～500克。胎盘从无到有，至足月时重约500克。胎儿从一个细胞大小的受精卵发育至成熟的婴儿大约重达3 350克。妊娠期乳房也逐渐增大，使分娩后乳腺有泌乳功能。孕妇新陈代谢显著增加，孕妇体重至足月时平均增加10～12千克。因此，孕妇在生理上的负担是相当繁重的，而处于发育还未完全成熟的过早生育的孕妇，既要承担营养胎儿的任务，又要继续完成自身的发育，其结果往往是孕妇自顾不暇，胎儿发育不良，母子健康均受影响。如果这时营养供应不足或吸收不良，母亲可能患营养缺乏症（如贫血等）。胎儿发育不良，造成孩子先天不足，体质虚弱，容易患病（如易得贫血、佝偻病等），智力水平也较低。

年轻孕妇在怀孕后合并症也较多，如高血压、肾盂肾炎、抽风和风湿热，而且患宫颈癌的机会比晚育的妇女要多。在临床分娩时，容易出现难产，产程过长，出血量多，易出现胎盘早期剥离等。低体重儿、先天畸形儿、早产儿的发生率也会升高，从而使新生儿的死亡率大大增加。有资料表明，过早生育的妇女，其先天畸形儿的发生率较25～29岁的产妇高50%，新生婴儿在一岁内死亡占6%，比25～29岁妇女所生婴儿的死亡率高24倍。过早生育不仅对人口增长的控制不利，而且对个人或家庭也是不利的。如果妇女20岁生育，大多数刚走上工作岗位不久，经济收入有限，工作还缺乏经验。这个年龄也正是精力充沛、思想活跃、求知欲强、记忆力好、长知识学本领的大好时期。如果过早结婚生育，夫妇双方不得不花大量精力去操持家务，照顾孩子，这对夫妇双方的工作和学习，对子女的教育和培养都是不利的。

9.1.3 妇女生育年龄不宜过晚

妇女不宜过早生育，我们提倡晚育，但并非越晚越好。一般生育年龄不要超过30岁，更不要超过35岁。过晚生育，不利于母体健康，也不利于优生。超过35岁生育，医学上称为高龄初产妇。高龄孕妇，随着年龄的增大，卵细胞在母体内存活年限较长，易受物理化学因素、病毒感染、激素变化等影响，而使染色体发生畸变，基因发生突变，尤其易使卵细胞在减数分裂时出现染色体不分离，因而使先天畸形儿、遗传病患儿增多。据统计，先天愚型的发生率随母亲的年龄增长而升高。当孕妇年龄在25～29岁时，先天愚型的发病率只有1/1 050，30岁为1/885，35岁为1/365，40岁为1/100，45岁1/32，49岁为1/12。而且流产率也随年龄增大而增高，因为严重的异常胎儿不能存活而发生自然流产。此外，高龄孕妇的子宫收缩力减弱，骨盆和韧带的松弛性下降，软产道组织弹性变小，因此易引起难产。难产不仅有损于产妇的健康，而且会增加胎儿发生各种损伤的机会，如新生儿窒息、产伤、感染等。其结果可能造成孩子智力水平下降，体质出现缺陷，甚至造成新生儿死亡。总之高龄初产妇的难产率、胎儿损伤率、畸形儿和遗传病患儿的发生率以及婴儿的死亡率等均有明显的增加。但是由于某些原因，年龄较大才结婚生育的妇女，也不必过分紧张，要做好产前检查，必要时进行子宫内诊断，以预防和处理可能发生的问题。

9.2 适时受孕

在适龄生育的年限内，还要选择有利优生的时机受孕，称为“计划受孕”。孩子优秀与否，除了遗传、营养、环境因素和后天的教育外，还与父母的生育年龄和受孕时机有一定的关系。如果能选择在最佳季节、良好环境和人体生物节律高峰值时受孕，无疑对优生是十分有利的。

9.2.1 怀孕的最佳季节

选择最佳的季节受孕，对未来孩子的健康是很重要的。医学界一般认为病毒季节不宜受孕。大量调查数据表明，在妊娠早期胎盘防御功能较差，而胚胎发育旺盛，因此某些病毒易于通过胎盘感染胚胎，导致胎儿畸形。如风疹、流感和腮腺炎等病毒所引起的病毒性疾病，一般多发生于冬末春初，所以在此季节不宜受孕。此外，冬末受孕后，婴儿出生正值三伏天，严暑酷热，不利产妇休息，若是通风条件不良的居室，还容易产生褥期中暑，所以应避免这些季节受孕。一般盛夏受孕也欠佳，因气温过高，易引起孕妇的食欲不振，加剧妊娠反应，营养物质摄入量减少，而消耗量和排泄量加大，易导致孕妇营养不良，从而引起流产、早产、死胎和胎儿畸形，故夏季也不宜受孕。

从孕妇和胎儿营养供应角度看，3、4 月份为较好的受孕条件。怀孕期间，要有大量的营养物质供应才能满足母体和胎儿需要，不但要有足够的蛋白质，还要有足够的矿物质和各种维生素。这些营养物质除了从蛋、肉、鱼、奶、肝脏提供外，还可以从蔬菜、水果中获得。如果在 3、4 月份受孕，孕妇经历春、夏、秋三个蔬菜旺季，能补充足够的蔬菜和水果，从而保证各种营养物质的需求。另外，在这个季节受孕，孕妇在整个怀孕期间可获得良好的日照条件，多晒太阳能帮助吸收维生素 D，以促进肠道吸收钙、磷等元素，有利于胎儿骨骼的钙化。

有人提倡在 9、10 月份受孕，来年 5、6 月份分娩，对母婴健康有利。9、10 月份正是秋高气爽，是各种果品收获的黄金季节，此时受孕营养供应充足，来年 5、6 月份气候温暖，是分娩的好时机，婴儿出生后患病机会减少，尤其呼吸道疾病减少，易于哺育。此时青菜、蛋类正是旺季，饮食品种好调配，产妇吃得好，乳液量多质好，有利于婴儿健康成长。

9.2.2 选择最佳受孕时机

在最佳的受孕季节里，还需选择最佳的受孕时机，以达到最好的受孕效果。

1. 创造良好的受孕环境

良好的受孕环境，最佳的生理和心理状态对受孕也是十分重要的。安静、舒适、协调的环境，有益于人的心身健康，有利于生殖细胞和受精卵的发育，因此，应选择气候宜人，夫妇双方精神饱满，心情愉快，感情融洽，气氛和谐的情况下受孕，有利于优生。此外，在计划受孕的前一个多月里，夫妻双方要加强营养，多吃一些高蛋白和维生素丰富的食物，使生殖细胞发育良好。

2. 避免不良因素对受孕的影响

夫妇任何一方在患病服药期间不要受孕。目前已发现不少药物有致畸作用，使精子、卵细胞或受精卵中的染色体发生畸变或基因产生突变，导致畸形儿出生。有些药物是否有致畸作用，目前也未查明。为了保证胎儿的安全，应在停药一段时间后再受孕，如口服避孕药者，应在停止服药6个月后方可考虑受孕。身体欠佳，应暂时避孕。酗酒后避免受孕，因为酒精对生殖细胞和受精卵有很强烈的毒害作用，如果夫妇大量饮酒后同房受孕，将来出生的孩子其身高、体重、头围等较正常婴儿低，而且发育迟缓，智力水平下降，颜面畸形，这就是"酒精中毒综合征"的表现，西方国家称之为"星期天婴儿"。故酗酒后不宜受孕。最好不要选在结婚当月受孕，因为此期间夫妻双方都很疲劳紧张，接触烟酒的机会多，配子的质量较差。

3. 掌握排卵日期及时受孕

正常的育龄妇女，一般每月在一侧卵巢中有一个卵细胞成熟并排出，卵子排出后数分钟就可到达输卵管的壶腹部等待受精，在那里停留可达两天之久，但它的存活力至多只有24小时，如果在这段时间没有遇上精子受精，卵子即死亡。正常成年男子的每次射精量2～5毫升，含精子数量约2亿～5亿个，精子从阴道通过子宫颈、子宫腔、输卵管峡部到达输卵管壶腹部，在这里与卵子相遇便有可能受精。精子排出后在女性生殖系统内存活的时间一般只有1～3天，而真正具有受精能力的时间只有20～24小时，能与卵子结合的精子只有一个，其余精子都先后死亡。精子与卵子受精的部位是固定的，而精子与卵子排出后具有受精能力的时间是短暂的，必须在20小时左右相遇才有可能受精。因此，掌握排卵日期及时受孕就很重要了。即使夫妇双方具备了健康精子和卵子以及畅通无阻的输卵管，还必须了解女性的排卵规律，推算排卵期以准确地把握受孕时机。

对正常的育龄妇女，推算排卵的方法如下。

(1) 根据行经日期推算，排卵期一般在月经前14±2天。

(2) 利用宫颈黏液稀稠性状的变化推算。在排卵前夕或排卵期，由于雌激素的作用，宫颈黏液排量增多、稀薄、透明状、拉丝度可长达10厘米。如见到这种黏液，可考虑正值排卵期或排卵前期。

(3) 依据基础体温的变化推算，具体做法是：每日凌晨初醒未起床前测量体温，上夜班的妇女应在睡足5小时后测量(测量时要绝对安静，任何活动都会影响测量的准确性，包括说话及大小便等)。将口腔温度表放入口腔，测量时间固定在5分钟左右，此时测到的体温为基础体温即静息体温。月经周期前半期即卵泡期(从月经来潮第一天起至排卵期)基础体温水平较低，一般在36.3℃～36.5℃，排卵时会更低些；后半期即黄体期(从排卵后至月经来潮)，基础体温可上升0.3℃～0.6℃，一般维持在36.8℃～37.8℃。基础体温上升前一日，即温度常表现下降较低之日，为排卵日，基础体温上升前后2～3日是易受孕期，在此时合房，受孕成功率高，有利于优生。

9.3 病患者的生育问题

9.3.1 肝炎病人的生育问题

病毒性肝炎是由肝炎病毒所引起的肝脏疾病，是一种常见的消化道传染性疾病。按病原不同可分为甲、乙、丙、丁、戊(即a、b、c、d、e)5型。肝炎病毒由食物、输血、注射,以及其他密切接触等方式传染。近年来也发现在经血、尿液、精液中有肝炎病毒,因而也可经性生活传染。疲劳及营养不良是受感染的重要原因。肝炎急性期以发热、疲乏及食欲不振开始,继而出现肝大、压痛,甚至发生黄疸。这时不仅需要积极治疗,而且还需隔离。

肝炎患者能否妊娠?一般认为妇女患肝炎后应做好避孕工作,不应妊娠。因为怀孕后,胎儿的生长发育所需的大量的热量、维生素、蛋白质等都由母体供给,胎儿的代谢产物也需通过母体解毒和排泄,因而会加重母体有病肝脏的负担,促使病情恶化,故肝炎患者暂时不要受孕。大多数急性肝炎可完全恢复正常,但劳累和兴奋都将加重肝脏负担而使病情反复。因此急性肝炎患者应在治愈稳定后一年左右再考虑怀孕。部分的肝炎患者可能转为慢性,病情迁延和反复,肝功能检查时好时坏,这类病人要加强治疗,应在慢性肝炎稳定两年以上再考虑怀孕。

妇女怀孕期间容易患肝炎,孕妇患了肝炎对母子均有不良的影响。妊娠早期得肝炎,可加重早孕反应,如恶心、呕吐较重。妊娠晚期患肝炎,可提高妊娠高血压综合征发病率。肝脏的损害也会影响肾脏,易出现尿毒症。由于肝脏功能受损,凝血机制可能发生障碍,产后出血的发生率会大大增高。妊娠晚期的肝炎患者,一般病情较重,尤其是黄疸型肝炎,可发展为重型肝炎或急性、亚急性黄色肝萎缩,严重威胁孕妇的生命。

肝炎病毒可以通过胎盘感染胎儿,感染率为5%～7%。孕早期患肝炎,可使婴儿畸形率增加两倍,流产、早产、死胎、新生儿窒息的发生率也会明显增加。首先,由于母亲肝细胞受损害,使维生素K的吸收和利用减少,凝血酶原合成减少,导致胎盘出血,使胎盘与子宫壁分离而导致流产。其次,由于肝细胞排泌胆汁发生障碍,血中胆盐增高及对性激素的灭活减弱,可引起子宫肌肉收缩,导致早产,如黄疸性肝炎早产率高达49%～90%。晚期合并有妊娠高血压综合征,可使肝细胞大片坏死,使病情加重,可致死胎,使死产和新生儿窒息率增高。

妊娠早期患肝炎是否都应做人工流产,目前意见尚不一致,多数主张终止妊娠。如果病情较重或急性期开始,应积极治疗肝炎,待病情好转后再做人工流产,以保证孕妇的安全,避免发生畸胎。妊娠中、晚期患肝炎则不宜终止妊娠,因为药物、手术、创伤、麻醉、出血等因素可以加重肝脏的损害。乙型肝炎及其病毒携带者的新生儿,出生后24小时内应注射高效乙肝疫苗,出生后1个月与6个月时注射普通效价乙肝疫苗,不予母乳哺育,并注意预防感染。

9.3.2 心脏病人的生育问题

1. 心脏病类型及临床分级

心脏病种类很多,常见的有风湿性心脏病、先天性心脏病、贫血性心脏病、高血压性心脏病及心肌炎等。每类心脏病的临床表现不同,治疗方法也各异。按心脏功能即心脏所能负担的劳动强度分为四级。

Ⅰ级:进行一般体力活动不受限制,活动后无心跳、气急和呼吸困难等症状。

Ⅱ级：进行一般体力活动略受限制，活动时感到疲劳、心悸、心前区弊闷、呼吸困难等，但休息后即可恢复正常。

Ⅲ级：对一般体力活动显著受限制，稍作轻微活动即感不适，出现上述症状，但休息时无不适感觉。

Ⅳ级：不能进行任何活动，在休息时也有心跳、气急、呼吸困难等不适症状，轻微活动症状即加重。

2. 心脏病患者能否妊娠

心脏病人的生育问题应持十分谨慎的态度。患者生育会加重心脏的负担，对有严重心脏病者来说，生育是十分危险的。因此，患者首先要对自己的疾病有全面的了解。能否妊娠就要根据心脏病的种类、病变程度以及心脏功能级别和具体的医疗条件等因素具体考虑。凡有下述情况之一的心脏病患者都不应该怀孕。

(1) 心脏功能在Ⅲ级或Ⅳ级者，心脏功能很差，没有代偿能力，不宜妊娠。

(2) 风湿性心脏病伴有肺动脉高压或急性风湿活动者。

(3) 慢性心房颤动、高度房室传导阻滞者。

(4) 先天性心脏病有明显紫绀或肺动脉高压者。

(5) 前次妊娠曾有心力衰竭史者。

患者如果怀孕，应在孕早期进行人工流产。心脏功能Ⅰ级及Ⅱ级的妇女，心脏有一定的代偿能力，也可以妊娠，但必须在妊娠期(尤其在妊娠最后3个月)密切注意心脏功能情况，注意休息，防止心脏功能衰竭，并应在临产前1～2周住院等待分娩。

妊娠后孕妇的体内会发生很大的生理变化，尤其心脏的工作量显著增加。妊娠早期(约孕10周左右)心脏的排出量即开始增加，至妊娠中期(约孕20周时)增加到25%～30%。总血容量在妊娠早期也开始增加，孕20～40周时增加35%，妊娠足月前数周血容量达非妊娠期的150%。孕妇对氧的消耗量明显增加，因而需要心脏加快搏动速度。心率比平时每分钟快10～15次，按10次计算，24小时内心跳次数将增加万余次。这些无疑都加重了心脏的负担，可能使心脏功能进一步减退，并导致心力衰竭。同时，随着子宫的逐渐增大，横膈上升，心脏向左上移位，使血管屈曲，右心室压力升高，特别是到妊娠28～32周时，心脏负担大大增加。在分娩期间，由于仰卧，加上阵阵宫缩，都会加剧心脏的排血量，很易引起心力衰竭。当胎儿娩出后，子宫迅速回缩，腹腔压力骤然减少，横膈和心脏的位置下移，又可能给有病的心脏造成威胁。所以患心脏病的孕妇心力衰竭多发生在妊娠30周以后，分娩期和产后的3天里，心脏功能的级别越高，功能越差，越容易发生心力衰竭，对病情较重的孕妇可能会带来不堪设想的后果。因此，心脏功能及病变程度不允许妊娠时，心脏病人不应冒险生育。

3. 妊娠合并心脏病

心脏病较轻，心脏功能Ⅰ、Ⅱ级的孕妇，若没有心衰病史或其他疾病史，可在产科和内科医生指导下继续妊娠。但整个妊娠期要作定期检查，重点是防止心力衰竭发生，孕妇必须做到以下几点。

(1) 保证足够的时间休息和睡眠，避免劳累。

(2) 注意增加营养，多吃高蛋白、低脂肪、高维生素食物。

(3) 适当补充铁剂，及时纠正贫血症，贫血是诱发心力衰竭的原因之一。

(4) 防止情绪紧张和激动，及时诊治心力衰竭。

(5) 预防感染，尤其是呼吸道感染易引起心力衰竭。

(6) 畅通大便，避免大便用力过度而增加心脏负担。

(7) 按时进行产前检查，提前两周入院待产。

9.3.3 肾炎患者的生育问题

肾脏在人体中担负着排泄废物及清除体内有毒物质的作用。肾脏有病可使肾功能受损，大量有毒物质积聚体内，严重时会发生危及生命的尿毒症。妊娠可使原有的肾脏病大大加重，严重时肾功能衰竭，失去清除毒物的功能。如果发生尿毒症，母子生命都将受到威胁。

1. 肾炎患者能否生育

过去认为，慢性肾炎患者一律应该避孕，或早孕期应该进行人工流产，但近年来中西医结合治疗效果很好，不少慢性肾炎患者通过妊娠期顺利分娩，故目前有如下的建议。

(1) 轻症者(只有蛋白尿或红、白细胞，而无其他病变)可以继续妊娠，但发展成妊娠高血压综合征的可能性较大，且出现时间早，应做好高危妊娠保健工作。

(2) 除蛋白尿伴有轻度高血压 150/100 毫米汞柱者，多半可能发展为妊娠高血压综合征，产后可加剧肾脏损伤，故以终止妊娠为宜。

(3) 严重慢性肾炎患者，血压 160/100 毫米汞柱以上者，伴有氮质潴留或眼底病变严重者，不宜怀孕。

2. 妊娠合并肾炎

慢性肾炎患者在非妊娠期或妊娠 20 周以前，尿液检查即有蛋白尿，红、白细胞等，血浆蛋白一般均有下降。症状明显者有肾功能减退，眼底检查可有蛋白尿性视网膜炎或视网膜出血。急性肾炎病史者合并妊娠，其得病时间距妊娠时间越长，妊娠时预后越好，如急性肾炎史距妊娠间隔不足两年，妊娠高血压发病率比正常孕妇高 3 倍，超过两年以上者则无明显差别。慢性肾炎对妊娠的影响，取决于肾性高血压和肾脏功能不全的程度。单纯蛋白尿患者生低体重儿的比率增高，但一般可以顺利通过妊娠期。如出现高血压时，围产期新生儿死亡率很高，孕妇产后肾功能受损，以致病情加重。如果除蛋白尿、高血压外，还伴有血氮质潴留现象，胎儿在怀孕 28 周前即可发生胎死宫内或早产，围产期死亡率极高。孕妇本人也可能在产后因慢性肾功能衰竭而死亡。故慢性肾炎孕妇，在妊娠早期即应到医院做好高危因素评分，决定是否继续妊娠，妊娠期、产时和产后均应在内科和妇科进行联合监护和治疗。

第10章

产前诊断

10.1 产前诊断的意义和对象

10.1.1 产前诊断的意义

产前诊断又称“出生前诊断”或称“宫内诊断”，是指在妊娠期的一定阶段，在遗传咨询的基础上，运用各种先进的技术和方法对胎儿期的某些遗传病或先天畸形作出准确的诊断，为确定胎儿的保留或终止妊娠提供可靠的依据。产前诊断的目的是在胎儿未出生前确诊胎儿是否异常，并决定其取舍，从而避免严重遗传疾病或先天性缺陷儿的出生。因此它是优生的一项重要措施。由于能通过产前诊断的途径来选择健康的后代，淘汰有病的个体，保证人口素质的提高。所以这项工作具有实际应用价值，并成为群众的迫切要求，因而得到开展和推广，成为研究的重点。

产前诊断是一门正在迅速发展、技术不断完善的新科学。20 世纪 60 年代后期开始了这项研究工作，70 年代中期便应用于临床，至今可以在妊娠早期、中期，通过仪器检查或采取母体胎儿组织，对胎儿进行胎体外形判定，性别鉴定、染色体检查和酶的生化分析，DNA 分析，对胎儿的先天性疾病做出诊断，并判明胎儿质量的优劣，以便孕妇作出抉择。由于科学技术的迅猛发展，产前诊断的水平不断提高，越来越多的遗传性、先天性的疾病将可以找到可靠的产前诊断方法。目前除所有的染色体病外，还有 100 多种遗传性疾病，包括一些发病率高的遗传性代谢病和血红蛋白分子病等均可在孕早期或孕中期作出诊断，这对提高全民族的人口素质，推动我国计划生育工作的开展有着极其重要的意义。

为保障母婴健康，提高出生人口素质，保证产前诊断技术的安全、有效，规范产前诊断技术的监督管理，依据《中华人民共和国母婴保健法》(1994 年 10 月 27 日第八届全国人民代表大会常务委员会第十次会议通过，1994 年 10 月 27 日中华人民共和国主席令第 33 号公布，自 1995 年 6 月 1 日起施行)以及《中华人民共和国母婴保健法实施办法》(国务院令第 308 号，2001 年 6 月 20 日颁布并实施)，中华人民共和国卫生部于 2002 年 9 月 24 日讨论通过了《产前诊断技术管理办法》(中华人民共和国卫生部第 33 号令)，自 2003 年5 月 1 日起施行。

10.1.2 产前诊断的对象

凡符合下述情况之一者应该进行产前诊断。

(1) 高龄孕妇。年龄在35岁以上的孕妇为高龄孕妇。这些妇女的卵细胞在减数分裂时,发生染色体不分离的机会增多,因此生育染色体异常儿的可能性就大大提高。

(2) 已分娩过有染色体异常和神经管畸形儿的妇女。如生育过先天愚型、无脑儿、脊柱裂、脑积水等病儿,此次妊娠再生育同类病儿的风险率很高,因此要进行产前诊断。

(3) 已生育过有先天代谢缺陷儿的妇女。先天性代谢缺陷绝大多数是常染色体隐性遗传病,因酶缺陷而引起的疾病。患儿的父母都是致病基因的携带者,以后各次妊娠再现此类患儿的风险率为25%。目前对80多种先天代谢病在产前可以作出准确的诊断。可有效地防止此类患儿出生。

(4) 夫妇双方之一是严重的X连锁遗传病的患者。这类遗传病与性别有关,这类妇女应做产前诊断,抽取羊水预测胎儿的性别,按隐性或显性遗传规律决定保留男胎或保留女胎。

(5) 夫妇双方之一是染色体平衡易位携带者。平衡易位携带者可生育不平衡易位的后代,破坏基因之间的平衡,导致胎儿死亡或畸形,因而要进行产前诊断。

(6) 有不良生育史的孕妇。曾有过三次以上流产、死产和死胎,特别是生育过多发畸形儿的孕妇,要进行产前诊断。因为反复自然流产,有可能是夫妇一方是染色体平衡易位携带者所引起的。

(7) 妊娠早期接触过明显的致畸因子者。在妊娠早期曾接受过大剂量的放射线照射或曾被病毒感染过的孕妇,如患过风疹、流行感冒等,曾服用过某些药物或常接触某些致畸毒物者,都要进行产前诊断。

(8) 近亲结婚的夫妇或有畸形儿、痴呆儿家族史者。

(9) 羊水过多的孕妇。因为羊水过多的孕妇有40%左右伴有胎儿畸形,羊水过少的孕妇,可能并发胎儿肾脏畸形,故应进行产前诊断。

10.2 产前诊断的方法

目前产前诊断的手段大致可分为三种：一是细胞遗传学的手段,如细胞培养、染色体分析、DNA分析等;二是生物化学的手段,如特殊蛋白质、代谢产物、酶活性的检查等;三是物理学的手段,如放射线、超声波、胎儿镜、电子监护等。产前诊断的途径也分为三种：一是直接进入羊膜囊,取羊水或胎儿身上的标本;二是在羊膜囊外或子宫外,如超声波扫描、羊膜镜等;三是取孕妇外周血或尿检查。通过上述的各种手段和不同的途径,尽早发现宫内胎儿是否有遗传缺陷或先天畸形,以达到产前诊断的目的。

10.2.1 孕早期取绒毛诊断

人们希望将产前诊断的时间提早,以便在刚一怀孕就知道胚胎有无疾患,从而及早终止妊娠,避免缺陷儿的出生。经科学家们的努力研究,成功用绒毛细胞进行产前诊断并取得良好效果。由于绒毛细胞是胚胎外层细胞,分裂旺盛,因此可直接制取染色体,诊断染色体病,也可检查绒毛的性染色质,鉴定胚胎性别,用于性连锁遗传病的产前诊断。早孕绒毛还作酶活性检查,以诊断先天性代谢病。最近还将DNA分析技术用于绒毛细胞,以诊断基因病。

1. 绒毛

胚胎发育到第2周,胚胎外周的滋养层细胞迅速增殖,在胚泡表面形成许多小突起,称为绒毛。以后绒毛逐渐长大,产生许多分支。当绒毛形成以后,滋养层就改称为绒毛膜。绒毛膜也随胚胎的发育而长大增厚,在底脱膜部位的绒毛特别发达并呈树枝状,以后便成为胎盘胎儿部分。按绒毛发育过程可分为初级绒毛、次级绒毛和三级绒毛。

(1) 初级绒毛。受孕后7～13天,胚在植入过程中,滋养层细胞分裂增生,逐渐分化为两层细胞,外层细胞侵入子宫壁,细胞间的质膜逐渐消失,称为合体滋养层。内层细胞保持明显的细胞界限,称为细胞滋养层。当细胞滋养层增生伸入到合体滋养层出现间隙,宫内膜毛细血管被破坏,腔隙内充满母体血液及腺体分泌物,以后腔隙互相沟通便形成绒毛间隙。

(2) 次级绒毛。受孕后14～21天,初级绒毛进一步发展,并有胚外中胚层细胞长入初级绒毛内,形成疏松结缔组织的中轴,这时称为次级绒毛。

(3) 三级绒毛。受孕21天,绒毛中有血管发育后便称为三级绒毛。绒毛内形成了一个动脉、毛细血管、静脉的血管网,并与胚胎的血管相通。约23天内胚胎血液开始循环,绒毛毛细血管中的胎血就开始与绒毛间隙中的母血进行物质交换,绒毛与子宫胎膜相连,其分支侵入绒毛间隙的母体血液中,这样胎儿血液与母体液间就建立了联系,但并不直接相通,它们有各自的血液循环,而物质的交换是通过半透性膜相互交换的。绒毛的发生是来自胚泡外周的滋养层,绒毛细胞在组织发生上与胎儿是同源的,遗传构成也与胎儿相同,绒毛细胞的染色体核型与胎儿染色体核型是相同的,因此可用绒毛作产前诊断。

孕早期的绒毛在受孕40天前后已布满整个绒毛膜表面,70天后向子宫腔面的绒毛逐渐退化,形成平滑绒毛膜。根据绒毛发育的特点,一般认为绒毛取材的时间应在受孕后40～55天最为适宜。在此期间内绒毛膜的绒毛多,包脱膜下的绒毛膜绒毛未蜕变,绒毛膜囊与羊膜囊之间有胚外体腔存在,包脱膜与壁脱膜之间有子宫腔空隙,因此取材器械容易进入宫腔,不容易进入羊膜囊内。

2. 绒毛用于早期产前诊断的优点

(1) 取材时间早,故在妊娠早期能作出诊断结果。由于绒毛取材在受孕后6～8周进行,比抽羊水检查提早8周左右,可在妊娠头3个月作出诊断。如果发现胚胎有严重缺陷时,即行人工流产终止妊娠。早期流产比中期安全得多,可减少母体的痛苦和负担。

(2) 绒毛取材是在羊膜囊之外的绒毛膜囊表面进行的,并有胚外体腔相隔,因而对胚胎损伤相对较少。

(3) 取材简便,测定方法快速。取材器械较简单,注射器的针头一端接上内外双层套管便可。用注射器轻轻抽出少量绒毛细胞(约10毫克湿重),从宫腔内取出的绒毛细胞经短时间的特殊处理后,即可在显微镜下观察,在检查的当天即可作出初步诊断,这样也可避免或减少长时间离体培养中人为环境所引起的染色体畸变或生化成分的改变。

(4) 早孕期绒毛细胞正值生长旺盛期，细胞增殖快速，分裂相出现率高，用 5～10mg 的绒毛细胞，即能获得足够的分裂相。绒毛细胞具有各种生化功能，不但可以直接制备标本观察染色体，而且可作酶活性检查和基因分析。

3. 绒毛细胞染色体标本直接制备法

这里指直接分析胎儿自然出现的有丝分裂相操作。方法如下。

(1) 取绒毛。用取绒毛器械经宫颈顺宫腔方向轻贴宫壁缓缓进入吸收孕龄 40～55 天的绒毛，应用 B 超提示取材更为准确可靠。

(2) 精选绒毛丝。取出的样品放入 5mL 预温的 PRMI1640 培养液中漂洗血污，在解剖镜下选出绒毛丝。

(3) 低渗。把绒毛丝放入小平皿中，加入经预温的 0.7%柠檬酸钠溶液 3mL，为增加中期相的数量，可加入 2 滴秋水仙胺(60μg/mL)，置于 37℃环境中低渗 25 分钟。

(4) 固定。吸去低渗液，换入新配制的固定液(甲醇：冰醋酸=3：1)固定 30 分钟。

(5) 60%冰醋处理将绒毛放入离心管中加入 0.5mL60%冰醋处理 3～5 分钟，等细胞解离后加入大量固定液，立即混匀后离心(150r/min)10 分钟，去上清液。

(6) 制片。加入适量的新鲜固定液制成悬浮液。滴片、染色、显带均与微量全血培养制备染色体标本的方法相同。大量的临床实践证明：妊娠早期抽取绒毛细胞对胚胎没有影响。我国各大城市的医院已先后开展了这项工作。

10.2.2 孕中期抽羊水诊断

1. 羊膜腔穿刺术

羊膜腔穿刺术应用于遗传病的产前诊断是 20 世纪 60 年代才开始的。1966 年 Steele 和 Breg 首次报道了体外羊水细胞培养成功，并作了染色体核型分析，为遗传病的产前诊断奠定了基础。1967 年 Jacobson 和 Barter 报道：从宫内第一次诊断出染色体异常胎儿。1968 年 Valenti 与 Nadler 报道，从宫内诊断出第一例 21 三体综合征，在此基础上，产前诊断的研究，在一些国家逐渐开展起来。我国自 1977 年开展此项工作，并培养了羊水细胞，制备了染色体，也作了有关羊水细胞培养和染色体制片技术的报道。1979 年以后，由于优生学的普及，产前诊断和羊水细胞研究在全国各地迅速开展起来，各地相继建立了遗传实验室，并取得了显著的成果。羊膜腔穿刺术已是现阶段产前诊断重要的有效的手段。在怀孕中期用羊膜腔穿刺技术抽取羊水进行各种检查测定，预测胎儿健康状况，以防止先天性和遗传性病患儿的出生。羊水是一个可以直接反映胎儿各项功能的介质，因此可作产前诊断。羊膜穿刺目前用于以下几种遗传病。

(1) 染色体异常疾病。通过羊水细胞的培养可作染色体分析，以诊断胎儿各种染色体异常的疾病，其可靠性达 96%。

(2) 先天性代谢异常疾病和分子病。利用羊水或羊水细胞进行各种生物化学检查,酶活性的测定,可诊断先天性代谢病。目前可诊断近100种遗传性酶病。通过DNA分析,可以诊断各种血红蛋白病,苯丙酮尿症、血友病、生长激素缺陷和α1胰蛋白酶缺陷等。

(3)性连锁遗传病。将羊水细胞直接涂片、染色,检查X小体和Y小体,或培养羊水细胞进行染色体分析,以鉴定胎儿性别,便于对性连锁遗传病的胎儿进行取舍。

(4)神经管缺陷。测定羊水中用胎蛋白含量可诊断胎儿开放型神经管缺陷及其他一些先天畸形,如无脑儿、脊柱裂、小头畸形、脑积水等。

2. 羊水及羊水细胞

(1)羊水。受精卵于第7天形成羊膜腔,随后逐渐增大,羊膜腔内充满液体,称为羊水。胎儿即悬浮于羊水中生长发育。羊水由羊膜细胞分泌物和胎儿的排泄物所组成,并处于动态平衡之中,是循环于胎儿和母体之间的液体。

羊水对胎儿具有保护作用,胎儿在羊水中生长发育可以避免或减少外界力量对胎儿的挤压和震动,在分娩时,羊水可防止胎儿与羊膜粘连在一起。此外,在分娩时,羊水可使子宫颈扩张,并有冲洗和润滑产道的作用。

妊娠各期的羊水量随妊娠周数的增加而增多,但个体之间有较大差异。妊娠10周龄时羊水量约为25mL,以后每周增加25～35mL。妊娠15周龄时超过150mL,以后每周可增加50mL以上。到20周时可达500mL左右。正常足月的妊娠约有羊水1 000～1 500mL。如果羊水超过2 000mL,称为羊水过多;如少于500mL,称为羊水过少。无论羊水过多或过少,对胎儿的正常生长发育都是不利的。

(2)羊水细胞。在羊水中的细胞,称羊水细胞。羊水细胞来源有两个方面:一方面来自胎儿,即胎儿体表皮肤、消化道、呼吸道和泌尿道的脱落细胞,这些上皮细胞都属于胎儿细胞。另一方面来自羊膜。羊水细胞主要指的是前一种。羊水细胞大部分是衰老和固缩的,羊水中活细胞占细胞数的百分比随妊娠周数的增加而下降。妊娠第15周最高达34%,第20周约为20%,第28周下降到7%。故取羊水作产前诊断的适宜时间是在妊娠16～20周,此时羊水量较多,手术比较安全,且活细胞的百分比较高,容易成功。

3. 羊水细胞的培养

(1)采取羊水的时间。羊膜腔穿刺的时间既要考虑到早期做出诊断,又要考虑到羊水量、子宫的大小,胎儿在子宫内和羊膜腔内所占的比例,穿刺的难易程度和安全性,羊水中活细胞的比例,以及对细胞培养成功的影响因素等。一般认为妊娠16～20周最为适宜。妊娠16周羊膜腔占据整个宫腔,子宫已隆起接近腹壁,胎体稍大,一般可确定胎儿的位置,胎儿周围有较宽的羊水带,进针不易扎及胎儿;羊水量多,可达170mL以上,容易抽取;羊水中活细胞含量也高,培养易成功。即使如此,一次穿刺的成功率在美国也只达86.9%,在加拿大为82.6%,因此有时须进行第二次穿刺,最迟不宜超过20周。抽取羊水时间过早,羊水量少,穿刺困难,危险性大,且羊水细胞太少,不易培养成功;若时间过晚,由于胎儿较大,易被刺伤,且羊水中活细胞数量减少,使培养更为困难,当发现胎儿有严重异常时，也因胎儿过大而难以实施人工流产。

(2) 羊膜穿刺的方法。抽羊水孕妇先要排尿，仰卧手术台上，左右翻身数次，使羊水细胞泛起，以便抽取较多的细胞。腹部按常规严格消毒。如有B型超声仪，可在穿刺前作超声波扫描，确定胎龄，胎心跳动、单双胎、胎盘附着位置及选择穿刺点。也可由手术者门诊检查结果定位。穿刺点要避开胎盘和胎体，在胎儿屈侧羊水液体最多处做标记刺点，一般在下腹正中耻骨上6～7cm处向左或右2～3cm处进针。最初抽取的数毫升羊水应弃之不用，以防母体细胞混杂影响结果，另换一注射器再抽15～20mL供产前诊断用。若第一次抽取羊水失败，可隔7～10天再抽第二次。

(3) 羊水细胞的培养。首先将抽取的羊水放入无菌试管内，经过离心分两部分，上面是上清液，可作其他化验用；下面是离心沉淀的细胞，将所有细胞都放入有培养液瓶内，盖好塞子后，放在37℃培养箱内，这时有活力的羊水细胞就黏附在瓶底玻璃上，并开始生长，细胞逐渐繁殖增多。一般在细胞生长10天左右，加入秋水仙素，使细胞分裂停止在分裂中期。再用一种消化液使细胞从瓶壁上脱落下来，放到试管内，经过低渗液(使细胞核膜膨胀)，固定后，将沉降下来的细胞平铺在玻璃片上，经过染色，在显微镜下就可清楚地看到胎儿的染色体了，并进一步进行核型分析，诊断胎儿的染色体是否异常。

4. 羊水及羊水细胞的生化分析

通过羊水细胞的组织培养，然后作酶的分析及各项生化测定，诊断胎儿是否有代谢病。测定羊水内的甲胎蛋白含量，诊断胎儿是否患有开放性神经管缺损；测定羊水内的17羟化孕酮含量，可诊断胎儿的肾上腺性生殖器综合征；也可测定羊水内甲状腺素及TSH的含量，诊断胎儿的甲状腺功能是否正常。

5. 羊膜腔穿刺的安全性

一般来说羊膜腔穿刺是相当安全的，通过国内外大量的调查资料表明，穿刺对孕妇极少造成事故，对胎儿一般不会引起创伤。例如，南京妇产医院1 000例羊膜腔穿刺无一例发生意外。首都医院400例也无一例并发症。

Milunsky 1977年报告5 000例手术中，未发现有任何伤害。穿刺后胎儿流产率和早产率与对照组比较没有明显差异。当然偶然的并发症也是有的，例如孕妇腹壁血肿，羊水渗出，胎盘血肿等，个别情况还会出现流产或早产。因此穿刺人不应掉以轻心，要由训练有素的医师专人进行。应事先向孕妇及家庭解释清楚，征得他们同意后才可进行。

10.2.3 B型超声波检查

1. B型超声波检查的优点和方法

人体的不同组织具有反射超声波的不同能力，根据超声波探测妊娠子宫时形成不同回声图像，可对胎儿疾病特别先天畸形作出宫内诊断。此方法简便易行，对孕妇无痛苦，对胎、母双方均无损害，也无放射性危害，有一定准确率，故有很大的实用价值，很受广大群众欢迎。B型超声诊断仪具有光点反差大、图像清晰、分辨力强等特点，它不仅能显示人体软组织的解剖结构，还能直接观察胎心、胎动等活动状态，并可摄像记录分析。

B型超声诊断技术简单，应用超声探头自耻骨联合中线向上，直到宫底，进行纵扫描。再顺此平行扫描整个子宫，而后沿耻骨联合横向扫描。从扫描时所出现的图像观察胎儿是否异常，或摄片记录分析。每次扫描时间不超过30分钟。

2. B型超声波诊断应用的范围

(1) 多胎。在超声图上出现两个或三个胎头图形，可确诊为双胎或三胎，准确率极高。

(2) 神经管缺损。无脑畸形或脊柱裂因伴有颅骨或脊柱的缺损，故在超声显像中出现头颅形状及大小的异常，看不到圆形光环，从颈到头部呈弧形带状回声，可诊断为无脑儿。脊柱裂时，脊柱纵切声像可见其扭曲残缺，横切声像中则出现缺损而呈凹陷。若是脑积水则胎儿头扩张，胎头双顶骨径明显增大，圆形光环增大并有二圈，脑室扩大，室内有液性暗区。头径大于脑腔前后径可诊断为脑积水。

(3) 内脏畸形。先天性的心脏缺陷可用超声心动图诊断，也可从扫描图形诊断胎儿腹水、多囊肾、内脏外翻、肠管畸形、脐疝、肾盂积水、畸胎瘤、先天性巨结肠等。

(4) 其他畸形。B超可测量四肢长骨的长度与双顶骨径之比，以诊断各类侏儒。可检查肢体畸形、连体畸形、小头症，胎儿是否存活，羊水过多或过少，还可显示胎盘发育有无异常，胎儿在宫内生长是否迟缓等。目前，应用B型超声仪不仅可诊断30多种胎儿先天畸形，而且在超声波指导下取早孕绒毛组织，作胎儿镜、胎儿肝穿刺、胎儿心脏穿刺、羊膜腔穿刺的定位等，为开展胎儿诊断提供了重要手段。超声波已成为产科医师必不可少的工具和方法。

10.2.4 X线诊断法

1. X线诊断

胎儿骨骼畸形。在妊娠20周后，胎儿的骨骼已基本骨化，因此，在妊娠24周后给孕妇作腹部X线摄片检查，可清楚显示胎儿骨骼以及胎儿姿势和位置，若胎儿患有骨骼异常的先天畸形，就可被X线检查发现。主要病种有：无脑畸形、脑积水、小头畸形、脑疝、脊髓脊膜膨出、先天性成骨不全、软骨发育不全、缺肢畸形、脊柱裂、联体双胎等。

2. X线对胎儿的影响

在妊娠早期的3个月内忌作孕妇下腹部的X线，以免对胚胎的损害。但妊娠24周后给孕妇作腹部X线照射，对胎儿究竟有无影响，这是人们所关心的问题，一般认为大剂量(即治疗剂量)对胎儿是会有不良影响的，因为X线本身就是一种致突变和致畸因子，故避免对胎儿作大剂量反复的照射。只有在临床已有充分证据提示胎儿可能存在畸形时才应考虑以X线检查加以核实。小剂量(即诊断剂量)的照射对胎儿有无影响目前尚有不同的看法。有报道认为小剂量照射可使胎儿出生后在儿童期患白血病的比例增加。但也有报道在妊娠20周时给孕妇作下腹部X线摄片一次,胎儿所受的X线量仅为0.2rad(拉德)(一般认为可接受量为0.05～0.3rad),从临床观点来看,累加剂量在10rad以下时,一般不会引起胎儿的病理改变,所以在妊娠24周后,为了解胎儿骨骼畸形及骨盆情况,必须做X线摄片时,也不必有太多顾虑,但要注意尽量减少摄片次数。

10.2.5 胎儿镜检查

1. 胎儿镜

胎儿镜又称羊膜囊镜或子宫镜。目前用的是直式针镜,是一种光导纤维内窥镜,长15～20cm,直径1.7mm,套管直径2.2mm,可视角度为70°,每视野为2～4cm^2,带有细的导管用以抽取胎儿血样;也有活检钳,可夹取胎儿皮肤组织或胎膜供培养或切片检查。胎儿镜可以直接观察胎儿有无外表畸形,还可以在观察下提取胎儿组织标本进行化验,如取胎儿血标本,肝脏活检标本,化验染色体、血球、酶等的变化,并用以开展胎儿宫内治疗,如可以纠正的先天性泌尿系统梗阻等,这项技术前景广阔。

2. 胎儿镜检查的应用范围

(1) 应用胎儿镜直接观察胎儿体表进行诊断。妊娠20周左右,用穿刺针自孕妇腹壁、子宫壁插入羊膜腔,然后从套管中插入胎儿镜观察,可以清晰地直接观察胎儿有无外表畸形,如唇裂、腭裂、无脑儿、脊柱裂、脐疝、肢体及指趾畸形等,也可以用于性别测定。

(2) 取胎儿血液进行诊断。取胎儿血液可分析血红蛋白异常的性质,对患镰形红细胞贫血和β地中海贫血的胎儿作出产前诊断。通过血型测定,可诊断Rh血型不合或肌强直性营养不良症。胎儿血液化验也可诊断红细胞抗原、免疫球蛋白缺乏血症、慢性肉芽肿病、血友病,某些酶的缺陷、染色体异常、羊水细胞有染色体嵌合型异常或某些少见的染色体易位时,可取胎儿血培养,明确诊断。

(3) 取皮肤活检进行诊断。可选择胎儿头皮处的皮肤夹取1毫米见方胎儿皮组织,在体外作组织培养或病理切片检查,可诊断白化病、鱼鳞癣病、先天性鳞状红皮症、大疱性皮肤松懈症等。

(4) 取胎儿肝脏活检。可用于肝脏病变辅助诊断及代谢病诊断。一般在妊娠4～5个月可以进行此项检查,因为这个时期羊水多,胎体中等大小,有利于检查操作。

10.2.6 母血和母尿检查

检查母血和母尿在产前诊断中具有一定价值。如通过检查孕妇血清中甲胎蛋白浓度,可以筛选无脑儿和脊柱裂胎儿。又如胎-母Rh血型不合可导致胎儿溶血性贫血病,本症发生于母亲为Rh阴性,父亲为Rh阳性的胎儿。故通过对双亲Rh血型的检查,有助于诊断这类胎儿溶血症。再如当胎儿患有甲基丙二酸尿症时,这时胎儿所积存的物质可以进入母体血循环,出现于母体尿液之中,因此检查母尿可作出胎儿患病的诊断。

10.3 产前诊断的疾病

10.3.1 先天性代谢病的产前诊断

1. 先天性代谢病的概念与类型

人体物质代谢都需要酶的催化才能顺利进行。酶是蛋白质,酶蛋白的合成受基因控制。若由于基因突变导致某种酶蛋白不能合成,或合成的数量与结构异常,结果引起某个代谢过程受阻或不能正常进行,称先天性代谢病。先天性代谢病大多数都是常染色体隐性遗传病,其种类繁多,约有 2 000 多种,虽然大部分疾病是罕见的,发病率很低,但总发病率是很可观的,因而是值得重视的一类遗传性疾病。根据有缺陷的物质代谢种类不同,并按目前能够进行产前诊断的先天性代谢病可分为如下几大类。

(1) 糖类代谢病。如糖原累积症,黏多糖贮积症、葡萄糖-6-磷酸脱氢酶(G6PD)缺乏症,半乳糖血症等。

(2) 脂类代谢病。如家族性黑蒙性痴呆。尼曼-匹克病(神经鞘磷脂累积症)、高雪症(脑苷脂累积症或葡萄糖氨醇累积症)、神经节苷脂沉积病。

(3) 氨基酸代谢病。苯丙硐尿症、黑尿病、白化病、甲基丙二酸尿症,同型胱氨酸尿症、胱硫醚尿、枫糖尿病。

(4) 核酸代谢病及其他病。自毁容貌综合征、痛风、肝豆状核变性,着色性干皮病。

2. 先天性代谢病的产前诊断对象

一是已生过先天性代谢病的孕妇。因为大部分先天性代谢病是隐性遗传病,患儿双亲是携带者,其子女中将有 1/4 可能发病;二是孕妇为 X 连锁遗传代谢病携带者,要进行产前诊断。

3. 先天性代谢病的产前诊断方法

先天性代谢病胎儿做产前诊断的测验材料主要有培养的羊水细胞,未经培养的羊水细胞,羊水上清液,胎儿血和胎儿活组织,绒毛细胞等。而羊水和羊水细胞的生化分析是胎儿代谢病的主要产前诊断的方法。通过分析羊水细胞的酶或羊水所含的酶,氨基酸、糖类、激素和代谢产物,可以反映胎儿的情况,从而做出产前宫内诊断。

(1) 羊水分析

利用离心后的羊水上清液中胎儿释放的异常代谢产物,可以做出某些代谢病的产前诊断。例如先天性肾上腺性征异常综合征,这是一种隐性遗传病,患病胎儿的羊水中,17-酮类固醇和雌三醇的含量增多。其值约比正常胎儿高 1 倍多。17-酮类固醇含量为 104μg/1 000mL 羊水,而正常胎儿<52μg/1 000mL 羊水,雌三醇含量为 106μg/1 000mL 羊水,而正常胎儿<46μg/1 000mL 羊水。此外,氨基酸病(如精氨琥珀酸尿症、甲基丙酸尿等)粘多糖病、粘胎病Ⅱ型等均可采羊水上清液为测验材料。

(2) 培养的羊水细胞的检查分析

羊水穿刺得到的羊水细胞中活细胞少，衰老细胞多，羊水中游离的酶的稳定性变大。因此，难以利用这些细胞进行酶及其他生化分析。目前多利用培养后的羊水细胞来进行检查分析，根据酶的缺乏和低下而做出诊断。用培养的羊水细胞进行检查分析时一般要经4～6周的培养。当然培养时间长短取决于待测酶的活力和代谢产物的高低以及所采用的检查方法的敏感性。经培养后的羊水细胞可用组织化学、放射自显影、电镜和电泳等方法进行检查。羊水细胞酶测定要用微量技术和敏感方法，微量技术由于细胞用量少，因而缩短羊水细胞培养的时间，可大大提高精确度，快速准确得出结果，有利于对异常胎儿进行治疗性流产。除羊水和羊水细胞材料外，还可采用母血、母尿诊断胎儿代谢病，如胎儿患有甲基丙二酸尿症时，这种胎儿积存的物质可以进行母体血循环，出现于母体尿液中，分析母体尿中甲基丙二酸的含量，便可作出胎儿诊断。

又如胎儿-母 Rh 血型不合导致胎儿溶血性贫血病，若母亲为 Rh 阴性，父亲为 Rh 阳性者则胎儿会患此病。故测定双亲的 Rh 血型有助于诊断这类胎儿溶血症。妊娠早期的绒毛细胞也是进行部分酶和其他生化分析较好的材料，近些年又开展用互补 DNA 杂交法从分子水平诊断，为产前诊断先天性代谢病开辟了新途径。

10.3.2 染色体病的产前诊断

人体染色体异常包括常染色体和性染色体的数目异常和结构异常，这些染色体异常的胎儿出生后，可能出现痴呆，畸形或性发育障碍等先天性缺陷，还可能造成胎死宫内或反复流产，也可能导致不育。常见新生儿染色体病的有21三体、18三体、13三体以及性染色体异常，如 XXY、XXX 与 XO 等，还有染色体易位和嵌合体等。一般认为胎儿染色体异常都能在产前作出宫内诊断。

1. 产前诊断染色体病的适应症

(1) 高龄孕妇。35岁以上的孕妇，发生染色体不分离的机会较多。

(2) 有染色体异常分娩史者。已生育过一个染色体异常儿者，再生育该患儿的机会为1/60，比正常孕妇大10倍。

(3) 夫妇之一为平衡易位携带者。易位携带者可导致染色体异常儿出生。调查资料表明，2%～3%先天愚型患儿的双亲有染色体易位。21/21(即 G/G)易位携带者孕妇所生的子女肯定是有缺陷的。

(4) 脆性 X 染色体携带者孕妇。当母亲为脆性 X 染色体携带者时，男胎有1/2可能成为脆性 X 染色体综合征(表现为不同程度智力低下，大睾丸症)，另1/2男胎正常；女胎有1/2可能成为与母亲同样的脆性 X 染色体携带者，另1/2女胎正常。这种遗传规律及后代重现风险估算与一般 X 连锁隐性遗传病大致相同，所以此病携带者都要进行胎儿诊断。

2. 染色体病产前诊断的方法

染色体病产前诊断程序和方法比较复杂，包括绒毛细胞的采集和培养，绒毛细胞染色体制片并进行核型分析，以诊断出妊娠早期的胎儿染色体病；羊水细胞的采取和细胞培养，染色体标本制片后核型分析，可诊断妊娠中期的胎儿染色体病。绒毛或羊水细胞必须经细胞培养，用秋水仙碱处理，以获得一定数量的中期分裂相，才能进行核型分析。核型分析的方法与一般染色体核型分析方法相同。目前在实际中以羊水细胞核型分析为主要的诊断方法。

10.3.3 先天畸形的产前诊断

1. 先天畸形

先天畸形是指新生儿出生时已存在于体表或体内有可识别的形态和结构的异常。先天畸形的发生，与种族、遗传、环境等因素有关，亦与对畸形的诊断标准、检查的设备条件及随访年限有一定关系，故世界各地对畸形儿的发生率报道不一。1967 年世界卫生组织曾对 2 000 万名新生儿，按出生证明书登记的情况作过统计，每一万名新生儿中有 83 个畸形儿，发生率为 0.83%。我国上海市曾对该市 1952—1959 年足月出生的 308 122 例新生儿进行统计分析，其中畸形儿有 1 842 例，占 0.59%。中国福利会国际和平妇幼保健院儿科，也曾对 1966—1975 年出生的 44 710 例新生儿作过统计，先天畸形儿为 633 例，发生率为 1.48%。先天畸形的发生率和死亡率近年来有明显的增长，据美国儿童尸检统计，1900 年先天畸形占 3.3%，1964 年占 25%。据我国北京某区统计新生儿死因中，1953 年先天畸形占第四位，至 1979 跃居第一位。先天畸形的病因复杂，其中约 25%由于遗传因素所致；约 10%由于环境因素所引起。遗传因素中包括染色体异常、基因突破和重组等。主要通过卵子或精子遗传物质的改变而造成胎儿畸形，并且世代相传。环境因素中包括物理性的(如放射性物质、X 线等)化学性的(如农药、甲基汞等)，药物(如反应停、激素等)，生物性的(如风疹病毒、免疫异常等)影响，其中由于孕妇服药所引起的先天畸形占 2%～3%。除药物以外的环境因素致畸约占 6%，还有 65%～70%为原因不明。环境因素致畸主要发生在受精的 13～56 天，即停经后 27～70 天，可概括为妊娠早期的 3 个月内。因为这时胚胎正处于各器官分化形成阶段，对各种外来刺激最为敏感，容易发生畸形。例如脑的最敏感期为受精后的 15～27 天，心脏为受精后的 20～30 天，四肢为受精后的 24～36 天，生殖器官为受精后的 38～60 天。因此，孕妇必须注意妊娠早期 3 个月内的保健。妊娠满 3 个月后，由于各器官已分化发育完成，胎儿已初具人形，这时再受同样的外来刺激，不至于发生畸形，只是造成胎儿功能上的改变。

先天畸形的种类繁多，按国际交流中使用有代表性的且最常见的先天畸形有无脑儿、脊柱裂、唇裂、腭裂、畸形足、肢体短畸、髋关节脱位、尿道下裂，食道闭锁及狭窄，直肠及肛门闭锁等。现在可以进行产前诊断的先天畸形，主要为无脑儿、脊柱裂等，是属于神经管缺损的畸形，在群体中发生率较高。

2. 神经管缺陷的产前诊断

(1) 神经管缺陷的概述

神经管缺陷(英文缩写 NTD)又称神经管封闭不全，是属于中枢神经系统的先天性畸形。分无脑(颅裂)畸形和脊柱裂两大类,病例数约各占一半。有封闭性(隐性)和开放性之分,开放性病例约占 90%,且能进行胎儿诊断。人类中枢神经系统的前身为神经管,一般在胚胎发育的第 4 周龄末,整条神经管即全部封闭,然后前端分化为脑,后端分化为脊髓。前端神经管的闭合发生于怀孕后的 24 天,若头端不闭合,则形成无脑畸形。后端神经管的闭合发生在怀孕后的 26 天,若中部或尾端不闭合,则形成脊柱裂,常见发生部位为腰椎区。所以神经管缺损都发生在怀孕后的 28 天以内。神经管缺陷的发生率有地区和人种差异,英国爱尔兰高达 10‰,美国为 4.5‰,日本、非洲、南美洲则小于 2‰。我国长江以南低于 5‰,长江流域以北较高,辽宁省鞍山为 8‰,吉林长春为 10.3‰,山西省较高为 12.2‰,一般女性高于男性。神经管缺陷的复发率,已生过 1 个神经管缺陷子女的妇女,下次妊娠的复发危险率为 5%,已生过 2 个这类畸形儿的妇女,再次妊娠的复发危险率为 10%。此外,家族中最早发现的病例之病情越严重,家族重现率也越高。神经管缺陷发病的原因至今仍未明确。多数认为它与遗传有关,又与环境有关,并把它归入多基因(多因子)遗传病之列。

(2) 神经管缺陷的产前诊断方法

通过孕妇血清和羊水甲胎蛋白浓度的测定,来诊断胎儿神经管缺陷具有较大的准确性和实用性。

① 甲胎蛋白的生理。甲胎蛋白是甲种胎儿球蛋白的简称,又称胎甲球,英文缩写为 AFP 或 aFP。它是一种糖蛋白,构成胎儿血清的主要蛋白成分。最初由卵黄囊和胎肝共同合成,妊娠 3 个月后几乎全由胎肝合成,至妊娠中期每天产生 30mg。胎儿消化道也能合成 AFP。胎儿血清甲胎蛋白:胎儿血清甲胎蛋白浓度在妊娠 10～13 周(从末次月经第一天算起)最高,达 300mg/100mL,此后即下降。足月新生儿的血清甲胎蛋白约为 5mg/100mL,至 2 岁时达成人水平,为 1～2μg/mL。羊水甲胎蛋白:羊水内的甲胎蛋白来自胎儿的尿液(肝脏产生的甲胎蛋白进入胎儿血循环内,再通过尿液排入羊水内)。其浓度在妊娠 13 周为最高,此后即下降。羊水甲胎蛋白浓度约为胎儿血清甲胎蛋白浓度的 1/300。母血清甲胎蛋白:孕妇血清甲胎蛋白来自羊水(经胎膜)和胎儿血清(经胎盘)。妊娠是导致成人血清甲胎蛋白浓度增高的唯一正常状态。其浓度自妊娠第 12～14 周开始上升,至第 32 周达最高峰。在妊娠第 16 周,羊水甲胎蛋白浓度比母血清甲胎蛋白浓度高 500 多倍。胎儿血清、羊水、孕妇血清三种的甲胎蛋白浓度顺次递减,并均随妊娠月份而变动。

② 甲胎蛋白诊断神经管缺陷。当胎儿患开放性神经管缺陷时,由于含高甲胎蛋白的脑脊液流入羊水,因此羊水和孕妇血清的甲胎蛋白均大大高于同孕期的正常平均值,可高出数倍甚至数十倍之多。根据羊水甲胎蛋白浓度,诊断准确率达 90%以上,而根据孕妇血清甲胎蛋白浓度,准确率为 80%以上。但羊水需通过羊膜穿刺才能取得,技术复杂,不能普遍使用。故高危孕妇,一般先查母血,当结果为阳性时,再做羊水甲胎蛋白的测定,若羊水甲胎蛋白测定也是阳性结果,基本上确定胎儿为开放性神经管缺陷。但在进行选择性流产时,尚需作超声波和 X 线检查,以排除双胎的可能。目前我国的做法是血清和羊水测定相结合。在妊娠中期(16～18 周),对每一孕妇(不限于高危者)都普遍测定母血甲胎蛋白作为"初筛",根据母血测定结果,再确定是否做羊水检查以及超声波和 X 线检查。

除神经管缺陷外，还有其他的异常情况也引起羊水和孕妇血清甲胎蛋白浓度的升高。如先天性肾病、消化道闭锁、胎疝、XO综合征、骶部畸胎瘤等胎儿的异常均使甲胎蛋白浓度升高。妊娠异常，如多胎、死胎、先兆流产、过期流产、胎儿窘迫、糖尿病妊娠等也使甲胎蛋白浓度升高。因此，当羊水或母血甲胎蛋白浓度升高时，即使不是神经管缺陷的胎儿，至少也提示存在胎儿或妊娠的其他异常。根据甲胎蛋白的检查结果，基本上不可能把正常的胎儿和妊娠误作为异常情况进行处理。

第11章

孕产期保健

11.1 孕期营养

11.1.1 孕期营养对胎儿生长发育的影响

胎儿在子宫内生长发育所需要的热量和营养素均由母体供给。如果孕期营养丰富优质，就为胎儿生长发育和出生后的健康成长提供了良好的条件。若孕期母体摄入的营养物质不足，不仅影响胎儿的正常发育，还可引起不同程度的器官畸形，在严重缺乏营养条件下，则可发生妊娠贫血、骨质软化症、早产、死产、智力低下、体重过低等。但营养也不宜过量，特别脂肪、糖类过量会使孕妇肥胖，肥胖孕妇常并发妊娠高血压综合征，也易发生胎儿过大、滞产、产后出血等。因此十分强调孕期合理的营养和膳食的平衡。

11.1.2 与胎儿生长发育有关的营养

1. 蛋白质

蛋白质是生命活动的物质基础，是一切细胞和组织结构最主要的组成部分，也是人体维持正常生理功能的重要物质。足月胎儿体内含有蛋白质约400～500克，加上胎盘及母体其他有关组织增长的需要，共需蛋白质900克。这些蛋白质均由孕妇在妊娠期间不断从食物中摄取。若此期间蛋白质摄入不足，可使胎儿生长缓慢，特别是影响胎儿的大脑发育，使脑细胞的数量减少，从而影响正常的智力水平。含蛋白质丰富的食物有肉、鱼、蛋、奶、豆类，而乳类和蛋类所含蛋白质容易消化。

2. 维生素

维生素是维持人体正常生理功能所必需的营养成分。大多数维生素是人体酶系统中辅助的组成部分，对孕妇和胎儿的健康发育都非常重要。维生素种类繁多，其中维生素A、B（B_1、B_2、B_6、B_{12}）、C、D等都是人体所必需的，如果缺乏或不足，可导致死胎或流产，甚至致新生儿死亡。若缺乏某种必要的维生素，就会引起该种维生素的缺乏症。例如缺乏维生素B_2，就会发生口舌溃疡；如果缺乏维生素C，就会造成牙龈出血。维生素主要存在于水果、蔬菜、肝、蛋、奶、果仁、鱼类、肉类、谷类、豆类、酵母等食物中。孕妇主要从食物中摄取维生素。维生素D可以通过阳光的照射而获得。但必须注意，维生素不能服用过量，过量维生素会使营养失调，同样对胎儿生长发育有害，甚至有致畸作用。

3. 矿盐

矿物质中有十几种是人体所必需的，孕妇应当特别注意铁、钙、磷、锌的供给。钙和磷是构成骨、齿的主要成分，成人体内99%的钙及80%的磷集中于骨和齿中。胎儿首先从母体的齿骨中夺取大量的钙、磷以满足自身骨和齿发育的需要，结果使母体受累，甚至导致母体产生骨质软化症。在严重缺钙、磷的情况下，当然胎儿也将受累，出现骨质钙化不良，产生先天性佝偻病及缺钙性抽搐。含钙最丰富的食品是乳及乳制品，虾米、虾皮、肉骨头汤含钙量也较高。铁是造血的重要物质，孕妇需要量较大。胎儿除造血及胎内组织需要一定量的铁外，也需储存一部分，以备出生后约6个月的消耗。如果母体严重缺铁，孩子出生后可能贫血，血红蛋白偏低。由于贫血，会给婴儿带来一系列有害的影响，如易感染、抵抗力下降、生长发育迟缓等。因此，孕妇要及时补充铁元素。含铁较多的食物如肝、蛋、豆、菠菜、白菜，还有海带、黑木耳、大枣等。锌对胎儿发育也很重要，一般认为缺锌地区出生的婴儿，患先天畸形者较多，尤以中枢神经系统损害为甚。缺锌可引起核酸合成能力下降，神经管及其他组织细胞有丝分裂时间延长，神经管等细胞减少以及由之而来的形态发育异常。动物性食品，谷类和豆类含有较多的锌。

4. 脂肪

脂肪对身体是必需的，但在妊娠期脂肪不能过量，以免体重增加过量。尤其避免吃肥肉，不要用煎、炸过食物的油，因为这种油特别难消化。孕妇不宜吃有刺激性的食物，如辣椒、酒、浓茶，不宜多吃过甜和含盐量过高的食物。

11.1.3 孕妇的合理营养

根据胎儿的生长发育情况，可将整个孕期分为三个阶段，不同阶段对营养有不同的要求。

第一阶段：12孕周(3个月)以前，胎儿每日增长体重1克。胎儿还小，对营养的需求不多，孕妇可选择适合自己口味的食物，尽管多进食，但以少食多餐为宜，尽量吃易消化的食物。

第二阶段：13～28孕周(4～7个月)胎儿每日增长10克左右，生长加快，对各种营养素的需求也相应增加。这个阶段应多吃动物性食品，如蛋、乳、瘦肉、鱼虾及豆制品，还要多吃新鲜蔬菜和水果。

第三阶段：29孕周以后(最后3个月)，无论胎儿生长还是母体组织增长都很快，其中以32～38周生长最快，需要丰富的蛋白质、脂肪、矿物质(钙、磷、铁)及维生素。孕妇除了进食高蛋白、低脂肪类食物，多吃维生素类的食品外，还应吃些含纤维素的蔬菜、水果，以利通便，防止便秘。

总之，孕妇必须有合理的营养和平衡的膳食。每种营养素的供给要足够，既不能过多，也不能过少。各种营养素之间也应有适当的比例，保持一定的平衡。在膳食方面要多样化，粗细粮搭配，荤素菜搭配，扩大营养来源。在怀孕的后期，应多进食动物性食品，如鱼、虾、肉类等，肉类要求新鲜，少吃腌咸肉、火腿、香肠，因为腌制加工后的食物维生素损失了2/3，并含一定量的亚硝酸盐，而亚硝酸盐进入血液后，会影响血红蛋白的携氧功能，减少对胎儿的供氧量。烹调时要用植物油，豆腐含丰富的蛋白质，营养质量好，可经常摄入。还要多吃新鲜蔬菜和水果，每天保证一斤绿色或橙黄色的蔬菜、水果，以保证维生素和无机盐的供应。此外在妊娠后期，还可根据需要在医生指导下适当补充一些铁、钙、维生素A、D制剂，但切记不可自己乱服，以免造成不良后果。

11.2 孕期用药

11.2.1 药物对胎儿的不良影响

孕妇所用的药物大多数可以通过胎盘从母血进入胎体内，如果通过静脉给药，有些药物在给药30秒钟就能从母体进入胎儿，2～3分钟后胎儿血浓度可达到母血同样的水平。有些药物可引起先天性畸形或胎儿功能性疾病，因此孕妇用药要慎重，防止药物对胎儿不良的影响。药物对胎儿的影响与药物的理化特性及母体、胎儿的生理状况有关。

1. 影响药物对胎儿作用的因素

(1) 药物方面的因素

药物能否通过胎盘主要取决于药物的理化性质、剂量及使用方法。如脂溶性药物，容易通过胎盘，分子量越小就越易被转运至胎儿。有些药物不易通过胎盘，但提高其血中浓度后也可以通过胎盘。大剂量用药或持续不间断地用药，对胎儿的损害较大。

(2) 母体的因素

受孕后的妇女，身体的新陈代谢发生了一定的改变，降低了母体对药物的解毒作用。当孕妇本身的肝的解毒功能或肾脏功能出现异常时，就会造成药物在体内的堆积，使血浓度增高，当孕妇出现低血压、脱水、深度窒息等病情时，会减弱胎盘的屏障作用，使某些药物容易通过，或直接进入胎儿体内。

(3) 胎儿的因素

药物对胚胎或胎儿造成不良的影响主要取决于用药时的胎龄。胎儿发育大致分三个时期，即着床前期、胚胎期及胎儿期三个阶段。其中胚胎期是药物致畸的高度敏感期。从受孕的18～56天为胚胎器官发生时期，此时细胞分化最旺盛，对药物及其他致畸因素最敏感，56天后用药对胎儿器官分化的影响则逐渐减少。在3个月后的胎儿期，器官基本形成，对药物的敏感性下降。因此妊娠中晚期用药主要影响胎儿和新生儿的各系统功能的紊乱，严重者也引起早产或胎死宫内。

2. 药物对胎儿的不良影响

药物对胎儿的影响可以是间接的，也可以是直接的。有些药物能使母体内分泌及物质代谢发生紊乱，间接影响胎儿。例如孕妇常发生便秘，此时用强烈的泻剂，可使子宫剧烈收缩而导致流产或早产。但多数药物是通过胎盘后直接对胎儿或胚胎造成损害，表现为胎儿生长迟缓、功能不全、畸形或死亡。例如链霉素可以造成胎儿听力神经的损伤。抗肿瘤药物、抗糖尿病药物可引起胎儿多发畸形。大剂量的青、红霉素也能使胎儿发生黄疸而死亡。反应停可致胎儿上下肢的短肢畸形和面部畸形，称为“海豹儿”。还有一些药物的危害在儿童期或青春期才有表现，例如孕期应用雌激素“乙烯雌酚”会在女孩15～20岁时引起阴道腺病或阴道癌。

11.2.2 对胎儿产生不良影响的药物

哪些药物对胎儿有不良影响呢？据目前资料比较肯定的有如下几类。

1. 镇静安眠药

反应停(酞胺哌啶酮)是致畸作用最突出的例子。反应停是一种很有效的抗恶心和催眠镇静药物，对消除孕妇的“早孕反应”有很好的效果，故1962年前后在西欧及日本等十几个国家大为畅销。但它是一种严重致畸的药物，孕妇服用反应停后，生出了大量海豹肢畸形儿，某些国家有数千例之多。小儿除了无肢、短肢体外，还有缺眉、无耳、无眼、腭裂、锁肛、房室缺等多发畸形，危害极大，可说是人类医学史上永远不能忘记的沉痛教训。

已知对胎儿可能有致畸作用的有巴比妥类、苯妥英钠、利眠宁、安定、眠尔通、安宁、氯丙嗪等。妊娠早期服用巴比妥类药物，胎儿出现短指(趾)，鼻孔连通畸形，若孕晚期大量服用，可使新生儿窒息及脑损伤。孕早期服用苯妥英钠，胎儿出现先天性心脏病，唇裂，腭裂等畸形，服用利眠宁、安定可出现多种畸形。服用眠尔通、安宁可出现先天性心脏病，发育迟缓，智力发育迟钝。服用氯丙嗪出现视网膜变性。

2. 镇痛类药物

阿司匹林易通过胎盘，孕早期服用可出现神经系统、肾及骨髓畸形，晚期使用可抑制胎儿血小板凝集，引起新生儿颅内出血和便血等出血体征，非那西汀应用于孕早期，可致胎儿贫血及肝功能损伤。

3. 磺胺类药物

妊娠期的任何阶段，大剂量长期服用磺胺类药物均会对胎儿产生不良影响，常见的有新生儿高胆红素血症、核黄疸及血小板减少。

4. 抗生素类

抗生素类几乎全部都可通过胎儿体内。四环素类药物(四环素、金毒素、土霉素)不仅在孕早期可致胎儿先天性白内障，手指畸形，而且在整个妊娠期都会对胎儿产生有害影响，使胎儿软骨发育受阻，长骨发育不全，乳牙黄染，釉质发育不良。妊娠末期用药可使胎儿发生严重溶血性黄疸。链霉素可引起胎儿听力受损，导致先天性耳聋，肾脏受损。卡那霉素、庆大霉素可引起听神经损害和眩晕为主的前庭器官功能障碍、肾功能障碍。氯霉素可使新生儿造血功能受阻，导致“灰色综合征”，表现为出生后呕吐、腹胀、皮肤灰色、体温下降、休克、呼吸困难等中毒症状，严重者可致死亡。

5. 激素类

激素类药物有致畸作用的如乙烯雌酚、孕酮、睾丸酮、肾上腺皮质激素。应用乙烯雌酚可使男胎女性化，女胎男性化。如在整个孕期应用，可产生青春期女性阴道腺病，阴道腺癌及男性尿道异常；孕酮可使女婴男性化，阴蒂肥大，阴唇融合，男性尿道下裂；睾丸酮可使女婴男性化；肾上腺皮质激素类在孕早期应用，可出现各种畸形，如腭裂、无脑，可引起死胎、早产。

6. 维生素类

维生素不可缺少，但也不能过量，过量的维生素 A，可致胎儿骨骼异常及并指、腭裂、先天性白内障。过量的维生素 D，可致新生儿血钙过高，智力障碍及高血压。大量维生素 K 可致新生儿黄疸。

7. 抗肿瘤药物

氨基喋呤可引起无脑儿、脑积水、脊柱裂、唇裂、腭裂等畸形，也可致胎儿死亡、流产；氨甲喋呤可造成胎儿面部头颅及四肢的畸形；环磷酰胺可致胎儿四肢畸形、外耳缺陷、腭裂、发育迟缓；6-巯基嘌呤引起脑积水、脑膜膨出、唇裂、腭裂；白消安可致多发畸形。

8. 其他药物

服用大量抗疟药（如奎宁）能引起胎儿视网膜损害；抗过敏药（如扑尔敏、苯海拉明）可致胎儿唇裂、腭裂、肢体缺损；抗甲状腺药物（如丙基硫氧嘧啶）可导致胎儿甲状腺肿大，功能不足，脑部受损伤；降血糖药（如甲糖宁）可引起流产、死胎，心脏畸形，新生儿血糖过高。

关于避孕药对胎儿是否有害，仍有争议，最常用的口服避孕药主要成分为孕激素和雌激素。据国外报道，因未知妊娠而在妊娠期仍服用避孕药的妇女，生育的婴儿有可能出现脊椎骨、肛门、心脏、气管、食道、肾和肢体畸形，称为 VACTERL 综合征。避孕药可引起女婴男性化，男婴女性化或男胎尿道下裂等。亦有人认为避孕药只有在超剂量连续服用时才有潜在危险。为了安全起见，计划妊娠的妇女，应在停止服药半年以上方可怀孕。

11.2.3 孕妇要合理用药

由于某些药物会对胎儿造成这样那样的损害，因此孕妇用药要慎重，切不可盲目滥用，以免对胎儿造成不良后果。但孕妇患病时必须在医生的指导下及时服药治疗，这对母亲身体的康复和胎儿健康的保护是很重要的。目前有些孕妇害怕药物对胎儿带来不良影响，对药物持禁忌态度，这种做法是不科学的。孕妇患病若不及时诊治，会使病情逐渐加重，其疾病本身同样会损害胎儿的健康，甚至危及胎儿的生命。有人统计过患癫痫的孕妇不用药物控制抽搐时，胎儿由于缺氧造成的发育异常显著增加。因此孕妇应合理用药，选择安全、有效、适量、必用的药物对胎儿和母亲均有好处。

11.3 防止病毒感染和环境污染

11.3.1 防止病毒感染

目前已知的与人类疾病有关的病毒有300多种，其中有10多种病毒可通过胎盘入侵胎体而损害胎儿健康，可以引起胎儿畸形、智力障碍、生长发育迟缓、早产或死胎。孕妇感染病毒后可通过胎盘感染胎体或通过产道感染胎儿，引起早期流产。感染时间越早，发生畸形的机会就越大，可致胎儿畸形的病毒有风疹病毒、流感病毒、巨细胞病毒、疱疹病毒以及水痘、麻疹、天花、小儿麻痹、腮腺炎、肝炎等病毒，其中以风疹病毒对胎儿影响最大。

1. 风疹病毒及其致畸作用

风疹病毒是传染性很强、对胎儿有显著致畸作用的一种病毒。孕妇患风疹表现为皮肤有红色斑丘疹，可遍布全身，患后不经治疗三天内可消退自愈。故对孕妇本身不构成威胁，但对胎儿会造成十分不良的影响，使胎儿出现严重的先天缺陷，被称为“先天性风疹综合征”。患病小儿表现为低体重出生，先天性白内障、先天性心脏病、耳聋、智力发育迟缓、小头畸形、血小板减少性紫癜、肝脾肿大、慢性间压性肾炎、泌尿系统畸形，骨骼生长障碍等多种症状。

胎儿畸形的发生率与病毒感染的时间相关，孕期第1个月感染风疹病毒，胎儿致畸率达50%，第2个月感染达30%，第3个月感染为20%，第四个月为5%，妊娠第4个月以后，致畸率较低，但对胎儿的生长发育仍有不良影响，使胎儿发育迟缓、体重不足、死胎或早产。

据报道，先天畸形儿中有5%是风疹病毒感染所致，而且风疹常每隔8～10年流行1次，故对后代造成极大的威胁。为了使孕妇免受风疹感染，应尽量少到公共场所，在感染流行时，应及时隔离，以避免接触感染源。多数学者认为，为减少畸形儿的发病率，凡在妊娠早期患有风疹者，应做产前诊断或行人工流产。

2. 巨细胞病毒及其致畸作用

巨细胞病毒又称巨细胞包涵体。母体感染后形成巨细胞毒血症，临床症状并不明显，但巨细胞病毒可造成胎儿宫内慢性感染，对胎儿的损害主要表现在中枢神经系统的损伤，引起脑积水、小脑发育不全、脑炎、脑软化等畸形，使智力低下、小头畸形。此外还有视神经萎缩造成的多种眼异常、中耳和外耳畸形致先天性耳聋、先天性心脏病、肝脾肿大、血小板减少、紫癜、癫痫、痉挛性瘫痪。巨细胞感染对胚胎和胎儿的损害多数是致死性的，常在出生后数周内死亡。

对巨细胞病毒感染的治疗，目前尚无有效疗法，故应以预防为主。孕妇不宜接触任何类型的巨细胞病毒感染的患儿。在妊娠早期阶段，确诊母体被巨细胞病毒感染，应考虑终止妊娠。

3. 单纯疱疹病毒及其致畸作用

单纯疱疹病毒在人群中广泛存在，人是唯一的宿主，病人及带病者是传染源。疱疹病毒在孕早期感染胎儿的主要表现为小头畸形、小眼球、视网膜脉络膜炎、晶状体混浊、心脏异常和中枢神经系统的损害。认真洗手与注意个人卫生是防止接触感染的唯一预防措施。在分娩前若发现产妇的产道有单纯疱疹时，应考虑剖宫手术为好。

总之不同类型的病毒对胎儿的损害各不相同。如流感病毒可使胎儿发生唇裂、中枢神经异常。水痘病毒可致胎儿脑皮质萎缩和脑发育不全，表现为小头畸形、智力低下、惊厥，麻疹病毒可引起胎儿先天性心脏疾病。

由于病毒是一种很危险的致畸因素，可造成胎儿的许多先天缺陷。故妇女妊娠期间应注意摄入足够的营养和规律作息，增强自身的抵抗能力，注意个人卫生和环境卫生，居室通风透光，注意冷暖，适当活动，少到喧闹场所，以免感染病毒。

11.3.2 防止环境污染

环境污染包括大气污染、水质污染和土壤污染等方面。严重的环境污染是社会的公害，它不仅可引起一些严重的疾病，也能造成遗传损伤。它既危害成人，更易使胎儿受害，因为胎儿对有害毒物有高度的感受性。环境污染的有害物质多数可以通过胎盘直接对胚胎或胎儿造成损害，也有些有害物质会对母体产生不良影响从而间接危害胎儿。环境污染可致胎儿死亡、先天畸形、生长发育迟缓，新生儿视力、听力、智力低下等各种严重后果，也可引起流产和早产。据报道，环境污染严重的地区，无脑儿、畸形儿和痴呆儿的发生率比一般地区显著增高。环境污染的因素有化学因素、物理因素和生物因素。本节重点介绍化学因素和物理因素对胎儿的影响。

1. 化学因素对胎儿的影响

化学物质是目前环境中主要的污染物，对人的危害最大，影响最广。如各种工业生产过程及燃料燃烧过程排出的有害气体(如 SO_2、NO、Cl_2、CO、F 等)和灰尘，含各种重金属(如汞、镉、铅、砷、铬等)的废气、废水、废渣，生活过程排放的生活污水、垃圾和粪便，还有各种农药、石油及其产品等。这些有害物通过空气或水体可以直接被人摄取，也可以被动植物吸收后作为人类的食物而间接进入人体，对健康造成危害。目前已知有 600 多种化学物质对胎儿有不良影响。

(1) 水体甲基汞污染与先天性水俣病

先天性水俣病是世界上第一个因环境污染诱发的先天畸形疾病。水俣是日本熊县南部的一个海湾城市。1953 年那里的居民得了一种以神经系统症状为主的“怪病”，患者开始是头晕、疲乏、四肢麻木，随后发展为反应迟钝、动作失调、步行困难、言语不清、咀嚼困难、视力模糊、斜视、肌肉萎缩、发育不良、大发作性癫痫，严重者精神失常，最后在龇牙咧嘴的惨状中死去，人们称之为“水俣病”，并有猫跳海、狗自杀、鸟坠地和死鱼漂出等动物怪现象。日本经十几年的调查研究，才确定这种病是由于甲基汞中毒所致。甲基汞来源于一间氮肥厂，在生产乙醛和氯乙烯过程中，将甲基汞的废水排入水俣湾，污染水体。海水中的浮游生物、藻类摄取了大量的甲基汞，因不易分解而积存于体内。浮游生物被水生昆虫所食，而这些水生生物又被小鱼、小虾所食，小鱼虾又被大鱼、贝类所吞，经食物链的作用，甲基汞聚集到鱼贝体内，最后人以鱼贝类做食物，使甲基汞积存于人体内，达到一定量就会引起中毒而产生水俣病。若甲基汞进入孕妇体内，便很容易通过胎盘致使胎儿受害，于是出现"先天性水俣病"或称"胎儿水俣病"。其症状也以神经系统异常为主，两侧性脑性麻痹，小头畸形及先天性视网膜缺损等。

汞进入环境的机会不断增加，如各种塑料生产和化工生产中用汞做催化剂，氯碱工业用汞做阴极电解食盐，电器电子工业用汞联结电路，仪表制造用汞做填充液，牙科治疗用汞合金，医院使用升汞消毒，此外农药生产中使用无机汞和有机汞化合物制造杀虫剂、杀菌剂、防霉剂和选种剂。这些汞都可以排入环境，造成环境污染，对人类的健康，特别对第二代的健康构成严重威胁。

甲基汞中毒事件在国内外时有发生，1971年在美国，1972—1973年在伊拉克，1975年在意大利，均有报道甲基汞中毒的例子。我国河北省某社办体温表厂，因劳保条件差，5名女工受汞污染，其中两名生下大脑畸形婴儿。因此，孕妇要避免接触汞污染的环境。

(2) 铅污染

铅对环境的污染也很普遍。其污染来源很多，如电缆、铅蓄电池、印刷铸字、放射防护材料、油漆中的黄丹、铅丹，制药工业的醋酸铅，农药中的砷酸铅，防爆剂四乙基铅、冶金铸造、铅矿等。与这类用途有关的生产工厂均会向环境排放铅，污染大气、水体、土壤、农作物和食品，从而危害人类健康。

铅可自呼吸、饮水、进食、皮肤接触等多种途径进入人体内。当摄入量大于排出量时，铅便可在体内蓄积，长期过量蓄积便产生中毒性脑病，引起脑水肿，损害神经系统、造血机能及内脏。铅中毒的妇女可能发生不孕，铅中毒的孕妇可能致胎儿死亡、流产，并可致胎儿神经系统畸形，使新生儿发生惊厥及巨大心脏，使小儿智力低下。在铅污染地区生活的儿童体内铅水平明显升高，尿排铅量增加，血中铅含量超出安全水平，儿童精神发育迟缓，有行为障碍，学习困难。因此对铅的污染应予以高度重视。

(3) 大气污染

大气直接参与人体的气体代谢、物质代谢。每天每人需吸收10～20m^{3}空气，约重13～15kg，是每天所需食物或饮水的5～15倍。因此大气质量的好坏直接影响人体健康，严重的大气污染可致公害事故。

大气中的污染物种类繁多，其中以粉尘、硫氧化合物、氮氧化物、一氧化碳等对人的健康影响较大。严重的大气污染首先会降低日光紫外线的强度。若紫外线不足，小儿体内会缺乏维生素D，因而使骨钙化不全，小儿就有可能发生佝偻病，影响其正常生长发育。

工厂的燃煤可能排出大量二氧化硫，在空气中能被氧化，并和水蒸气作用生成硫酸雾，对呼吸道有强烈的刺激，可产生呼吸道疾病。二氧化硫可抑制胆碱酯酶，使染色体异常，若孕妇受害则会生育畸形儿。大气中飘尘可以吸附一氧化碳、氮氧化物，人吸入这些微粒可积存在肺部，造成支气管炎、肺气肿甚至肺癌。孕妇过量吸入一氧化碳可产生一氧化碳中毒，损害胎儿大脑和导致四肢畸形。氮氧化物在体内可能转化为亚硝酸盐，并与血红蛋白结合，降低血红蛋白携氧能力，造成脑、心肌或其他器官的缺氧，影响胎儿的生长发育。孕妇还要注意局部环境污染，如车间的有害气体、居室的空气（如一氧化碳）、手术室的麻醉药、吸烟的烟雾等局部范围高浓度空气污染，都可能引起胎儿先天发育缺陷。

（4）农药污染

在施用农药过程中，可能使农作物、畜类、水产品等动植物受到污染，这样农药就会直接或间接地进入人体，危害健康。有些农药在体内有明显蓄积效果，有些农药则可突破胎盘屏障，对胎盘或胎儿产生各种影响可致胎儿畸形、生长发育迟缓或死亡。如有机磷农药中毒可致胎儿四肢畸形，除草剂 2、4、5-T 的污染亦可产生先天畸形。1961—1970 年美国在侵越战争中，在越南撒布了高浓度的 2、4、5-T 作为落叶剂，使大面积耕地和森林受到污染，当地居民接触后产生急慢性中毒症状，其中有 4 名怀孕妇女，3 人生出的小儿有先天畸形，表现为小头症、先天愚型、多趾、并趾、关节弯曲、不能走路、发育迟缓等。

因此要注意农药的科学使用与管理，以减少环境的污染。孕妇应绝对避免从事农药的生产、运输、保管、销售及使用等工作。

（5）多氯联苯污染与油症儿

1968 年秋，日本西部发生了 1 000 多人中毒的米糠油事件，世界上将其列为八大公害事件之一。原因是工厂生产米糠油时，使用多氯联苯做热载体，此药漏出并混入米糠油内，人们食用此油后便引起中毒，其中 13 个孕妇分娩的 13 例新生儿中有两例死亡，两例早产，畸形的新生儿中表现为出生低体重、皮肤色素沉着、脱眉、严重氯痤疮、眼多分泌物、牙龈出血等症状，称为“油症儿”。多氯联苯在工业上用途广泛，易污染环境，现已成为全球的污染物质，而且它能通过胎盘致胎儿畸形，因此必须预防多氯联苯对环境的污染。

2. 放射线对胎儿的影响

物理因素对胎儿的影响，比较明显的是放射线。放射线包括 X 射线，α、β、γ 射线以及电子、中子等粒子的放射线。

（1）放射线对人体的影响。当放射线有足够能量引起物质电离时，称为电离辐射。电离辐射具有穿透力和电离作用，因此对人体可能引起身体的损害和遗传损伤。大剂量电离辐射能引起急性射线病，表现为中枢神经系统机能障碍、造血机能障碍和胃肠道症状、脱发等。小剂量电离辐射可发生慢性射线病，病程长，病情逐渐加重。初以神经系统及造血系统功能障碍为主要特点，出现神经衰弱综合征及植物性神经功能失调的症候，以及血象变化，进而发生再生障碍性贫血，多个器官、系统发生改变，全身状况逐渐恶化、生长受碍、皮肤损伤、骨坏死、恶性肿瘤、白内障、寿命缩短。

（2）放射线对胎儿的影响。放射线引起先天异常的典型事例是原子弹爆炸。1945 年 8 月美国在日本广岛上空爆炸一颗铀原子弹，同年 9 月长崎同遭此运。死亡十几万人，幸存的孕妇受强烈电离辐射，所生的孩子有小头症、精神发育迟缓、智力低下、身材矮小等症状。据报道，在广岛爆炸中心 1 200m 范围内幸存的孕妇中，有 28%发生流产，分娩的新生儿在第一年的死亡率为 25%，尚有 25%新生儿有中枢神经系统的异常。婴儿或儿童受辐射后白血病、甲状腺癌、乳腺癌发生率增高，生长发育受阻。放射线对胎儿有强烈的致畸效应，可引起染色体畸变或基因突变。造成新生儿出生缺陷，表现为生长发育迟缓、小头症、智力低下、小眼球症、视网膜色素变性、白内障、泌尿生殖系统骨骼畸形等。尤以胎儿的中枢神经系统最易受损，常发生小头症及脑积水。

(3) 孕妇能否做X光检查。胚胎或胎儿受放射线影响程度取决于以下三个因素。

① X射线的剂量。当X射线直接照射性腺时，大剂量照射引起染色体畸变，小剂量长期作用可引起生殖细胞的基因突变，而治疗剂量的照射，对胚胎发育也可造成影响。

② 受照射时胚胎发育的阶段。越是早期的胚胎，受害越大。妊娠3个月内，尤其是3～10周时，胚胎受大剂量X射线照射，可引起中枢系统、眼、骨、泌尿系统的先天发育不良。

③ 胚胎对放射线的敏感性。根据剂量及受照射时胚胎发育的阶段不同，可发生宫内死亡(流产)、畸形、胎儿功能性障碍或先天性放射病。因此妊娠早期应避免X线照射，特别在妊娠前3个月内禁止X光检查。妊娠中后期腹部接触放射线对胎儿也是有危害的。需要时间较长的胃肠造影、钡剂灌肠摄片等应尽量避免。常规胸透可推迟到6～7个月进行，但必须注意保护腹部。在妊娠早期，妇女因不知道怀孕而接受了X线的检查，可进行产前诊断，以决定是否继续妊娠。

11.4 孕妇戒烟忌酒

11.4.1 孕妇吸烟对胎儿的影响

众所周知，吸烟危害健康。孕妇吸烟不仅损害自身健康，而且使胎儿发育受到不良影响。烟草中含有300多种有毒化合物，燃烧时有毒的物质弥散在烟雾和焦油中。其中对人体危害最大的是尼古丁、焦油、一氧化碳、氯化物等。

尼古丁即烟碱，一支香烟含量为6～8克。孕妇吸入的尼古丁可以通过胎盘直接渗入胎体。胎龄越少，对尼古丁的毒性越敏感，越容易受害。尼古丁在孕妇体内可使子宫及胎盘血管收缩，血流量减少，造成胎儿因养料或氧气的供应不足 而发育迟缓，体重减轻。

一氧化碳进入孕体内血液后，很快与血红蛋白结合，使血红蛋白载运氧气能力下降，造成血氧不足，使胎儿处于缺氧状态，影响胎儿发育，尤其影响其大脑发育。

焦油能引起支气管黏膜上皮细胞增生和变异。焦油中所含的3、4苯并芘有诱发癌症(肺癌、鼻咽癌、食道癌、膀胱癌等)的可能。氰化物在人体内与硫氨基结合并消耗体内的维生素B_{12}，使维生素B_{12}下降，影响胎儿发育，易出现先天心脏病。

孕妇吸烟对胎儿造成的危害，归纳起来有如下三方面。

(1) 体重减少，发育迟缓。1979年据美国对50万新生儿的调查证实，孕妇吸烟影响胎儿生长发育，导致新生儿体重不足。吸烟的孕妇比不吸烟的孕妇所生的孩子平均体重轻200克，低体重儿的发生率增加2～3倍。吸烟量越多，新生儿体重越轻。大量吸烟的孕妇所生的孩子不仅体重减轻，个体矮小，体质虚弱，而且智力低下，阅读能力和算数能力较差，这是因为大脑受烟碱毒害所致。

(2) 早产、流产、死产发生率上升。吸烟孕妇早产发生率上升约5%，围产儿的死亡率与孕妇吸烟量成正比。孕妇每日吸烟20支以下，围产儿死亡率上升20%，若每日吸烟

20支以上，围产儿死亡率上升为35%，而且胎儿的流产率也大为增加，比不吸烟孕妇高出1倍多。

(3) 婴幼儿的畸形发生率、发病率增加。据报道，吸烟孕妇的胎儿畸形危险率为不吸烟的孕妇高出2～3倍，表现为心脏畸形、颜面畸形、通贯手等。吸烟孕妇的新生儿患心脏病的占7.3‰，而非吸烟孕妇的新生儿仅为4.7‰，且一周岁内患肺炎、支气管炎的疾病也明显增加。

吸烟对出生后的婴儿或儿童也有不良影响，使其身体和智力的发育迟缓，患病率和死亡率上升，这与父母吸烟的间接影响有关，丈夫吸烟同样使子女先天性缺陷及围产儿死亡率增加。因为吸烟可以形成局部范围高浓度空气污染，因此吸烟者不仅危害自身，也影响他人健康，尤其影响不吸烟的孕妇或婴儿，使他们"被迫吸烟"。他们的吸入量为直接吸烟者的1/8～1/4。因此"被动吸烟"的孕妇同样使胎儿受害。丈夫吸烟还可影响精子的质量，每天吸烟30支以上者，精子畸形率超过20%，吸烟量越大，时间越长，畸形精子越多，精子活力也随之降低。为了下一代的健康，孕妇的家庭成员应戒烟。

11.4.2 孕妇饮酒和酗酒后受孕对胎儿的影响

大量喝酒有害健康。孕妇大量喝酒不仅危害自身，还累及胎儿。

酒的主要成分是乙醇，即酒精。不同类型的酒，其乙醇含量不同，如白酒含乙醇量为50%～65%，黄酒为16%～48%，葡萄酒为13%～18%，啤酒为3%～5%，乙醇含量越高对人体危害越大。

大量饮酒，可产生急性酒精中毒，长期饮酒，可导致慢性酒精中毒。孕妇长期饮酒，可使胎儿发生"酒精中毒综合征"，主要表现为发育迟缓、体重不足、中枢神经系统发育障碍、智力低下、小头畸形、颜面畸形、前额突起、眼裂少而斜视、鼻梁短而鼻孔朝天、上唇内收、扇风耳以及心脏和四肢畸形，严重时可致胎儿死亡、流产。这是因为孕妇喝酒后，酒精很快会通过胎盘进入胎体而损害胎儿。胎儿致畸的程度与喝酒的时间和酒量有关，越是妊娠早期，喝酒越多则致畸作用越明显。在妊娠中期和晚期喝酒对胎儿同样有危害，可以说在孕期内没有喝酒的"安全期"，更没有"安全剂量"。因此，孕妇不应喝酒。

夫妇酗酒后而受孕，胎儿致畸更明显，表现为颜面畸形、心脏缺损、四肢畸形、中枢神经系统异常，泌尿生殖系统畸形、肝肾异常，国外医学把这种综合征称为"星期天婴儿"。由于夫妇在星期天欢度假日狂饮无度，酒后受孕致使胎儿酒精中毒。因此节假日酗酒后不要受孕。

11.5 围产期保健

11.5.1 围产期的定义和监护对象

1. 围产期定义

围产期是指孕妇分娩前后的一个阶段。关于围产期的划分，目前还没有统一的标准，常用的方法有三种。

(1) 产期Ⅰ：从妊娠满 28 周(出生体重 1 000 克，身长 35 厘米)到出生后 7 天为止。

(2) 产期Ⅱ：从妊娠满 20 周(出生体重≥500 克，身长≥25 厘米)到出生后 28 天为止。

(3) 产期Ⅲ：从妊娠满 28 周(出生体重≥1 000 克，身长≥35 厘米)到出生后 28 天为止。

我国目前采用围产期Ⅰ的方法，欧美等发达国家多采用围产期Ⅱ的方法。在孕妇分娩前后一段时间内，对孕产妇、胎儿、新生儿进行一系列的保健工作，叫围产期保健。通过这些保健工作确保孕产妇健康，减少孕期并发症和降低围产期死亡率，提高新生儿的体质。因此各国都很重视围产期医学，并把围产期死亡率看作反映一个国家经济状况、生活水平、卫生水平的重要指标之一。

2. 围产期监护对象

高危妊娠是引起围产期死亡的原因。高危妊娠是指孕妇、胎儿、新生儿有高度危险的妊娠。具有高危因素的孕妇，称为高危孕妇，其胎儿则为高危胎儿，是围产期重点监护的对象。凡有下列情况的孕妇，均属高危孕妇，需要进行重点监护。

(1) 高龄(大于 35 岁)初产妇、身材矮小(身高不足 150cm)，骨盆狭窄畸形或体重过轻、过重者。

(2) 合并症者。如糖尿病、心脏病、肾炎、原发性高血压、严重贫血、子宫肌瘤、卵巢囊肿等。

(3) 有不良孕产史者。如习惯性流产、早产、死胎、死产、难产、剖宫产、新生儿死亡、巨大儿、小样儿、畸形儿、子宫破裂、产伤或留有后遗症等。

(4) 致畸因素接触史者。如孕早期接触过放射线、激素、化学毒物或有过严重病毒感染等。

(5) 本次妊娠有异常情况者。如 Rh 溶血、孕毒症、多胎妊娠、胎位异常(头盆不称、臀位、横位、前置胎盘)、胎盘早期剥离、产前出血、过期妊娠等。

11.5.2 围产期监护内容

围产期监护的内容包括胎儿胎盘检查、胎儿成熟度检查、胎儿生长发育和胎儿宫内情况的了解。但在妊娠期的不同阶段，有不同的重点监护内容。

1. 孕早期保健

通过产前咨询门诊应及早发现孕妇，并对孕早期的孕妇做一次全面的了解，按评分方法确定其妊娠是否高危，从而决定这次妊娠是否继续。

2. 孕中期保健

在 16～27 周时，重点监护胎儿的生长发育，如胎龄的确定，子宫底高度的测量，由此观察胎儿是否发育正常。可通过妊娠图、超声波测定胎头双顶径，并对孕妇进行营养保健指导。

3. 孕晚期保健

孕晚期主要防治产妇并发症，尤其是妊娠中毒症。也要监护胎儿成熟度，可通过测定血或尿中的雌三醇、血清胎盘生乳素、血清耐热碱性磷酸酶、通过催产素应激试验、胎动计数、胎心率监护等，以确定最适当的引产时间。还要监护胎盘功能和胎儿子宫内情况。

4. 分娩期保健

分娩期主要监护分娩顺利进行。根据产程图及时判断产妇和胎儿在产程中的安危，及早识别难产，并果断地采取措施，及时处理和防止产伤与缺氧问题。

5. 新生儿监护

遇到因各种难产所致的剖宫产的新生儿；新生儿窒息进行抢救者；母子血型不合者；早产儿、小样儿及新生儿有感染时，产后应做重点护理，以降低新生儿的死亡率。

11.6 婴幼儿保健与教育

11.6.1 新生儿期的保健工作

从出生至出生后28天为新生儿期。这段时间虽短，但很重要，因为新生儿刚从母体子宫内娩出，生活环境、生活方式发生了巨大的变化，而其组织器官功能还很不完善，对环境适应能力差，容易生病，若不注意护理，会增高其死亡率。新生儿护理要特别注意以下几方面。

1. 脐带护理

包脐带的纱布要消毒，保持清洁干燥，避免脐部湿润流水，防止脐轮红肿、化浓等脐炎发生。护理好脐带是预防新生儿破伤风的关键措施。

2. 注意保暖

因新生儿神经系统尚不完善，对体温调节功能也不稳定，故冬季居室要保持18℃～20℃，防止骤然高热或低温，否则可导致肺血管出血，危及新生儿的生命。

3. 注意保护皮肤

胎脂和胎垢对小儿健康无碍，但是易藏污垢部位，可用纱布蘸植物油或温水把胎脂轻轻擦去，保持皮肤清洁。勤洗澡是清洁皮肤的最佳方法，也是锻炼新生儿身体的好方法。自出生后第二天开始，每日一次，室温保持在23℃～24℃，水温在37℃～38℃，于喂奶前两小时进行。此外，便后也要用温水洗臀部。

4. 预防感染

居室条件要求清洁干爽，阳光充足，空气新鲜。保持母婴衣物干净，护理前要洗手，感染疾病者不要护理和接触新生儿，亲友来探望也不必抱孩子或亲昵孩子。

5. 提倡母乳喂养

母乳是婴儿最理想的天然营养食品，含婴儿生长发育所需要的一切物质，营养价值高，容易吸收消化；母乳含有抗体，可增加婴儿对某些疾病的抵抗力，且喂养方便、新鲜、经济、卫生、温度适中，随时可供婴儿食用，受污染机会较少；母乳喂养可亲密母子关系；产后哺乳是母亲的一种正常的生理活动，可促进母体的新陈代谢，促进子宫收缩、复原，产后康复快，还可降低乳腺癌的发生率。因此应大力提倡母乳喂养，凡健康的母亲都应尽可能地自己喂养孩子。

一般产后4～6小时先喂婴儿糖水，如能顺利完成可隔4小时后开始喂奶。初乳营养价值高，又含大量抗体，故喂奶时间宜早不宜迟。正常生长发育的婴儿，一般白天每隔3～4小时喂一次，晚上每隔6～7小时喂一次，每次喂奶不超过20分钟，要养成定时喂奶的习惯。母亲喂奶尽量采用坐位，注意保持乳房清洁。喂后把孩子托起轻轻拍后背2～3分钟，使婴儿胃内空气排出，防止吐奶，应注意不要让孩子含着乳头睡觉，以免发生窒息。

11.6.2 婴儿期保健工作

从出生28天到一周岁内为婴儿期，又称乳儿期。婴儿期新陈代谢旺盛，生长发育迅速，是人一生中生长最快、变化最大的时刻。体重、身长增长最快，动作发展快速，从会抬头进而会翻身爬行、稳坐、直立乃至独立行走，活动量不断加大。在进食方面从吃奶过渡为吃饭，生理上会发生一系列变化。因此婴儿需要较高的能量和营养素，但婴儿的消化机能较弱，胃肠功能尚未发育完善，若食物的量或质不当，则容易引起消化不良或营养不良。婴儿中枢神经系统发育尚不健全，易受高热、毒素刺激而发生惊厥，同时婴儿从母亲获得的抗体逐渐减小，而自身的抗体尚未形成，后天免疫力不足，因此容易患感染性疾病。所以婴儿期的保健应特别注意合理喂养，及时添加辅食；注意卫生，防止疾病感染；做好预防接种工作，按计划进行各种预防注射，增强免疫能力，并要注意体格锻炼，以增强婴儿体质。

添加辅食对婴儿是很重要的，随着婴儿的长大，奶类的营养成分已不能满足孩子所需，而要添加奶类以外的其他食品，称辅食。孩子1～3个月时，可增加鱼肝油、菜汁、橘汁或西红柿汁，以补充维生素A、D、C。4～5个月时，可增加蛋黄、豆制品、面制品、深色蔬菜(如菠菜等)，以补充铁质，防止贫血。6～7个月时，因其渐生牙齿，消化粮食的能力增强，可吃些烂粥、烂面条、蛋羹和碎菜。8～10个月，婴儿已初具备消化蛋白质的能力，可吃些豆腐、鱼末、肉末、肝末等食物，也可吃含糖量多的白薯、土豆等。11～12个月可吃软饭和一般食品。总之，添加辅食要多样化，保持营养平衡，既要营养丰富，又要易于消化。在此过程中应观察婴儿的大便，防止消化不良。

周岁左右可以断奶，断奶和添加辅食可同时进行。添加辅食应由少到多，由细到粗，

9个月时逐渐以辅食代奶，一岁左右以辅食为主食，奶为副食，以达到断奶的目的。断奶最好在春、秋季节进行。

11.6.3 幼儿期保健工作

从一岁到三岁为幼儿期。这个时期是智力发育最迅速的时期，幼儿智力明显进步，也是语言能力和动作发育的最佳期。一岁后幼儿正处于断奶后的时期，从吃奶转为吃饭，食物需求量增大。幼儿活动量增加，与外界接触面渐广，容易患传染性疾病。因此，幼儿期的保健重点是注意断奶后的食物选择与安排，要有足量的蛋白质和其他营养物质，还要补充适量的铁和钙，做到食物合理搭配，营养全面，定时定量进食；开展早期教育，挖掘大脑智力潜能。开始培养幼儿爱劳动、爱集体、团结互助的道德品质，培养良好的生活和卫生习惯。还应特别注意口语训练，发展语言能力；预防疾病，按计划完成预防接种的复种，增强免疫力，同时注意进行体格锻炼。

11.6.4 小儿早期教育与智力开发

1. 早期教育的意义

早期教育是指小儿从出生之日至上小学之前，按照孩子智能发展的规律进行略为超前的教育、训练和培养，使孩子成为德、智、体、美全面发展的新一代。

早期教育是社会发展的需要。由于现代文化科学技术的发展日新月异，人类积累的知识日益剧增。据统计，20世纪60年代到70年代的十几年间，世界上科学技术的新发现、新发明的项目比过去两千年的总和还要多，而且以越来越快的几何比率递增。因此，及早开发幼儿的智力，使人在有限的一生中能以高度的智慧、充沛的精力、充裕的时间去接受前人积累下来的丰富智识，这对孩子的发展或对社会的进步都大有益处。

早期教育是我国培养建设型人才的需要。人才是世界上所有资本中最宝贵的资本，祖国现代化建设需要大量德才兼备的优秀人才，而人才的培养主要靠教育。因此，早期教育就是智力和人才的储备。

早期教育可以促进小儿智力的发展。早期智力的开发是通过一系列的教育唤起小儿的好奇心、兴趣和求知欲望，调动其内在的积极因素，促进小儿智力迅速发展。历史上古今中外的“天才”、“神童”，他们都才思敏捷、聪明过人，无不与早期教育有着密切的关系。如李白“五岁诵六甲，十岁观百家”。白居易5～6岁时会写诗，晏殊7岁与千余进士共同廷试，挥笔成章。德国诗人歌德8岁能用5国语言阅读和书写等。他们的智慧才能并非天生，他们可能具有优异的遗传素质，但遗传素质仅仅具备了天才的可能性，而这种可能性能否转化为现实，还要取决于后天的良好教育和社会实践。早期教育就是加速这个转变过程，为特殊才能甚至天才的出现奠定良好的基础。早期教育同样可以使大多数智力中等的儿童变得更聪明。人们有一个共同的感受，凡在文化生活贫乏、单调，缺乏良好教育条件下长大的孩子，智能发育就比较迟钝，表现为呆板。相反，教育条件好，孩子就机灵、活泼。在早期教育过程中，还可及时发现智力低下的儿童，使其能够及早治疗和训练。轻度智力低下的儿童，通过早期教育有可能达到或接近正常孩子的平均水平。而且年龄越小教育效果越好，年龄越大教育效果越差，甚至无效。

2. 小儿智力发展的基本规律

(1) 小儿智力发展早期快，后期慢。小儿智力发展在13岁前几乎是呈直线上升，尤以7岁更快，以后发展速度开始缓慢，26岁左右基本停止增长。如果把婴儿出生时的智力比作“0”，随年龄增长，智力迅速发展，初生到2岁是智力发展最迅速的时期，于17岁时达到顶峰。假定17岁智力水平为100，那么50%的智力在0～4岁时获得，30%在4～8岁获得，20%在8～17岁获得。0～4岁智力发展是惊人的，此时是启智的关键年龄。合理的教育更能挖掘小儿的智力潜能。

(2) 智力发展有“最佳年龄”。儿童在某一特别年龄期学习某种知识和行为比较容易，掌握快、记忆强。如2～3岁是小儿学习口头语言的最佳年龄，这时教孩子学说话、学外语效果佳。4岁是小儿图像视觉发展的敏感时期，在此时矫正斜视容易成功。4～5岁是学习书面语言的最佳期，5～6岁词汇能力发展最快，5岁利于掌握数的概念。音乐学习关键年龄是3岁左右，此时可学拉小拉琴，5岁可学弹钢琴。总之，在最佳年龄进行相应的教育和培养，将会取得智力开发的最佳效果。

(3) 智力发展有个别差异。人的身心发展存在着差异，智力发展的速度也有差异。同一年龄组的小儿，智力水平可能有明显的不同，这是由于遗传素质、教育条件、环境因素的差异所造成的。

(4) 智力发展既有阶段性又有连续性。智力发展是连续的，但不同的年龄阶段有其不同的特点。如学龄前期的小儿，其思维方式主要稳定在直觉思维和形象思维上，上小学后的学龄儿童，抽象思维才慢慢发展，但仍保留一些直觉思维和形象思维的特点。因此，对小儿的教育必须按其智力发展的规律进行。

3. 早期教育的基本原则

现在大多数父母都比较重视儿童的早期教育。那么，早期教育应遵循什么基本原则呢？

(1) 早期教育必须注意德、智、体、美全面发展。父母是孩子的第一任教师，早期教育应致力于孩子的全面发展，既要使他们拥有健康的体魄和聪慧的大脑，也要培养他们优良的品德。

(2) 要诱导、要挖潜，不要将大人意愿强加于孩子。要让孩子自然吸收，不要硬性灌输；要启蒙，不要强求知识的系统性；要培养智力，不要单纯地积累知识。最重要的是启迪幼儿的思维，发展他的智能。

(3) 要循序渐进，不要揠苗助长。人对客观事物的认识，总是经历一个由浅入深，由易到难，由表及里的过程。教育孩子也应遵循这条规律。如婴儿学知识也应由易到难，由少到多，由简单到复杂。切不要操之过急，超出幼儿的承受能力，否则幼儿对学习就会产生惧怕心理，甚至讨厌或反抗。劳动和品德教育也是如此。

(4) 早期教育不仅要注意知识的灌输，更要注重智力培养。幼儿时期正是智力迅速发展的时期，因此，在早期教育中要把发展智力当作主要目标，在日常生活中锻炼幼儿的视觉、听觉、触觉等感观器官，通过各种活动发展幼儿的感知觉、语言能力、观察力、注意力、记忆力、想象力、思维能力等多种功能。这样在长知识的过程中也发展了幼儿的智力。

(5) 坚持一贯和一致。幼儿由于注意的随意性差，常常会被一些无关的事情所吸引，致使注意力容易分散，往往教给他一点知识或对他提出某一要求，过后不久就忘了。因此对孩子必须经常提醒和督促检查。对孩子的要求要一致。家长之间、家长与教师之间对孩子的要求要一致，要坚持始终。如果要求不一，就会产生不和谐局面，孩子就会感到无所适从，盲目发展。

(6) 在教育方式上必须适合幼儿的特点，幼儿喜欢触摸、喜欢重复、喜欢模仿、喜欢提问、喜欢游戏、喜欢听故事、喜欢自由活动、喜欢鼓励、喜欢及时兑现等，根据这些特点，可在游戏中培养幼儿的注意力、观察力、语言协调能力和想象力等。讲故事也容易达到教育目的，因为故事有情节、有内容、形象生动，孩子易于接受。

(7) 培养孩子的学习兴趣。对孩子的任何教育都不要离开其生活实践，都要与具体、形象的事物联系起来，只有这样才能提高学习效果，增强孩子的学习兴趣。当孩子对学习产生兴趣后，就要逐渐对他进行目的性教育，如今后做什么工作，做什么贡献，成为什么样的人。一旦孩子明确了目的，就会对学习更有兴趣、更主动、更有效。

(8) 身教重于言教。常言说："孩子是父母的影子。"孩子的语言、思想、思维方式，往往带有父母的特点，父母为人处世的态度，会潜移默化地影响孩子。幼儿的模仿能力很强，父母的一言一行、一举一动都会引起孩子的注意和模仿，给他们留下深刻的印象。父母良好的道德行为以及对学习对工作的认真态度和求实、探索精神等都会对孩子产生积极的影响，反之则会产生消极的影响。因此，家长、教师应以身作则，注意自己的言行，为孩子们做出表率。把自己好学习、勤思考、爱劳动等好习惯不知不觉地传给孩子。

(9) 教育孩子十忌：教育孩子忌打、忌骂、忌宠、忌骗、忌吓、忌逼、忌纵、忌卡、忌褒贬失当、忌自身言行不正。教育孩子要坚持正面启发诱导，多用肯定的言语，少用否定的言语，多用鼓励和表扬，批评要适度，更不能过火，必须耐心教育。早期教育既要适合儿童的年龄特点，有计划性和预见性，同时又要讲究方法，要生动、活泼、有趣。从一定意义上说，教育儿童既是一门科学，也是一种艺术。

第12章

人类优生的展望

随着医学的发展,有了绝育手术、人工流产术、中期引产术等各种避孕措施以预防遗传病的发生,并使有遗传病的人可以结婚而不生育。但以上措施虽能避免生出有严重先天性、遗传性疾病的患儿,却不能按照人们的意愿生出具有优秀遗传素质的孩子。为实现这一愿望,遗传工作者不断探索、研究,按人们的意愿使优秀的体格和智力得以繁衍已成为当代优生学所探索的问题。在实践中,人们已成功地按照自己的意愿定向创造出许多动植物的新品种。对人类本身,随着人类生物医学技术的高速发展,积极优生学主要开展人类生殖技术的研究,如人工授精、试管婴儿、单性生殖等,为治疗不育症、遗传病,实行优生优育和计划生育,提高人口素质提供了可能性。

12.1 人工授精及生殖细胞冻存

12.1.1 人工授精

人工授精是将男方的精液用人工的方法射入女方宫颈,以达到受孕的目的。常是由于男方精液正常但性功能异常,如阳痿、阴茎过短过小、尿道下裂等不能将精液射入阴道;或由于女方阴道狭窄或痉挛,子宫位置异常等不能直接接受精液;或宫颈黏度过稠,精子不能穿透。这些情况可用丈夫的精液进行人工授精,方法简单、受孕率高,易被人们接受。也有由于丈夫的精液严重异常或根本无精子的,则需借用他人的精液,用一些优秀的精子进行人工授精,但这种方法在伦理道德、法律方面、科学界都引起了许多争论。因为名义夫妻的后代中,父子间无血缘关系,有人担心,人人都在丈夫之外寻找"天才后代",生儿育女无须丈夫介入,将造成家庭的解体。近年来,有些卫生机构滥用人工授精,用1个人的精子,使许多妇女受孕而生出许多同父异母的兄弟姐妹,带来许多社会问题,增加了近亲婚配的机会。所以,人工授精必须有计划有控制地进行。

12.1.2 生殖细胞的冻存

将取得的卵和精子加入到保护液(葡萄糖、甘油和卵黄等)置于-196℃冷藏,几年或十年后复温,仍有生活力,可进行人工授精或体外授精。由于畸形或发育异常的精子,易在冷藏过程中被淘汰,故利用冷藏精液受孕产生的孩子,流产和胎儿畸形减少。人类"精子库"以治疗不育症以及预防遗传病、性传播疾病等为目的,利用超低温冷冻技术,采集、检测、保存和提供精子。

1970 年出现世界上第一个“精子库”，中南大学湘雅医学院的卢光琇教授于 1981 年 12 月创立了我国的第一个“精子库”，并于 2004 年 1 月向社会公开开放自存精子服务，接受 25～45 岁健康男子的自存精子要求，减轻人们对环境与疾病等因素导致的生殖忧患，为即将从事放射等特殊工种的未婚男士未来的健康生育提供可能的保障。中南大学湘雅医学院人类“精子库”目前拥有 5 万份精液冷藏能力，从 1999 年 1 月以来，累计冻存人类精液 1 万多管，解冻复苏后用于人工授精、体外授精治疗的达 6 600 多管，冷冻复苏率在 60％～95％；迄今为止，诞生的 2 000 多名试管婴儿中，采用的精液最长冷冻了 10 年以上，达世界先进水平。2003 年 4 月广东省也成立了人类“精子库”，并于当年 7 月推出了首个自存精子服务。

12.1.3 人工授精的家庭伦理问题和实施原则

1. 家庭伦理问题

采用丈夫的精子不存在严重的伦理法律问题，最多只有性与生育分离的问题；但使用供体精子则有一系列的问题需要考虑和明确。有关“精子库”和人工授精的实施已有明确的条例规定。而伦理方面目前已经比较明确的是：

(1) 供精者只是提供精子或遗传物质，不能成为孩子的父亲，以避免引起伦理和法律问题；

(2) 尽量维护受精者的家庭稳定和避免家庭伦理问题的发生，因而应为当事人(即供精者和受精者)保密并不应让孩子知道谁是供精者等，以利于孩子的健康成长；

(3) 不应过多地使用同一供体的精子。按我国规定，一名供精者最多只能提供精子给五名妇女受孕，一则避免产生众多的“同父异母”兄弟姐妹，二则避免同一供体精子的多次使用可能导致的群体中相同基因单倍型频率的增加，后者既不利于群体的多态性，又可能使隐性致病基因纯合化的机会增加。

不过，人工授精与自然受精相比始终是少数，负面影响的大小还需要进一步研究。

2. 实施原则

在实施人工授精中应当贯彻如下原则：

(1) 夫妇双方自愿，并提出申请；

(2) 院方严格控制指征，包括要求出具不孕症的证明等，并不应为未婚男女、寡妇、身体健康而又非不孕症患者实施人工体外受精；

(3) 供精者知情同意，有妻室者还应征得妻子同意；

(4) 供精者与受精者互盲，与后代互盲；实施人工授精操作的医务人员与供精者互盲，与后代互盲。

所有这些保密要求主要是保护受精者的利益，并有利于孩子的健康成长。当然受精者也应对后代保密。

12.2 试管婴儿及胚胎培养

12.2.1 试管婴儿技术

体外受精技术(in vitro fertilization, IVF)俗称“试管婴儿”，是目前世界上最广为采用的一种生殖辅助技术。这一技术是在体外授精，授精成功后将发育早期的胚胎再移入到子宫内，胎儿在母体或其他妇女子宫内发育成长，为治疗不孕、不育症开辟了新的途径。世界上第一例试管婴儿 Louis Brown 于 1978 年 7 月 25 日诞生于英国一个火车司机家庭里，她的诞生是取其父母的精卵在体外受精，4 天后移入母体子宫内，足月剖宫产降临人间的，这是 Steptoe 博士和 Edowrds 教授共同研究的成果，被称为人类医学史上的奇迹，Edowrds 教授也因此在 2010 年获得诺贝尔医学奖。我国第一个试管婴儿于 1988 年 3 月 10 日在北京医科大学娩出。当时采取这种做法是探索人类精卵在体外结合的途径，并为当事人解决因输卵管堵塞引起的不孕问题，但随着第二、三、四例试管婴儿的相继诞生，现在全世界范围内已出生 1 万例以上试管婴儿，人类已熟练地掌握了体外授精的技术，并能不断延长受精卵在体外的存留时间。于是，人们认识到，体外受精技术能为优生提供有利条件。目前，试管婴儿技术包括三种。

(1) 常规体外受精胚胎移植技术(IVF，俗称第一代)，将患者的卵子和精子在培养皿内混合让卵子受精，然后将受精卵在体外培养，所产生的胚胎移植到母体子宫内。该技术适应于女方问题，如输卵管性不孕，排卵障碍，子宫内膜异位症，宫腔内人工授精失败，抗精子抗体的免疫因素，原因不明的不孕等，主要解决女性不孕。它是应用最广泛最成功的技术。

(2) 单精子卵细胞浆内显微注射授精技术(ICSI，俗称第二代)，1992 年比利时的 Palermo 医师在人类成功应用了卵浆内单精子注射(ICSI)，这项技术可以解决常规受精失败的问题，因此提高了 IVF 的成功率。ICSI 对重度少弱精以及需睾丸取精的男性不育症患者的治疗，具有里程碑的意义，它帮助少、弱、畸精子的受孕，解决的是男方问题，为严重男性因素不孕夫妇提供了有效的治疗方式。

(3) 胚胎植入前遗传学诊断技术(PGD，俗称第三代)，是针对单基因遗传病如地中海贫血、血友病，以及染色体异常等疾病，在胚胎分裂成 8 个细胞时做遗传缺陷诊断，可以保证胚胎质量并预防遗传病。对于有某些特殊染色体异常或遗传性疾病的夫妇，可以通过 PGD 技术选择正常的胚胎，从而获得健康的后代。对胚胎进行多个染色体筛查，以找到正常的可以移植的胚胎。1989 年 Handyside AH 首先将 PGD 成功应用于临床，用 PCR 技术对 Y 染色体特异基因体外扩增，将诊断为女性的胚胎移植到子宫获妊娠成功。该技术能排除基因缺陷，对付遗传疾病，被称为生殖医学史上新的里程碑。

12.2.2 胚胎体外培养及移植

胚胎培养是将受精卵或体外受精卵在体外培养 48～72 小时，可发育到 8～16 细胞期胚胎，然后移植到妇女的子宫里。胚胎移植是将受精卵或早期的胚胎移入妇女子宫内的过程。

早期的体外受精胚胎的移植一般是在受精后的第1～3天、从胚胎的时期看是在1细胞～8细胞，移植部位有的在子宫，有的在输卵管。此时依据患者的年龄、曾经怀孕与否及胚胎的质量，决定移植胚胎的数目，多余的胚胎可冷冻保存。胚胎移植一般不需麻醉。越推迟胚胎移植的时间，对体外培养的条件要求就越高，但推迟移植时间更符合妊娠生理，同时也可通过自然筛选淘汰劣质胚胎，可提高妊娠率，降低多胎率，胚胎移植后补充黄体酮。将来还有可能不需要母体的子宫，直接将自然受精或体外受精卵，在体外培养到胎儿成熟，这样就可以使那些有子宫缺陷不能怀孕，或不愿承担怀孕、分娩任务，而又热切盼望有孩子的妇女满足愿望。

12.2.3 试管婴儿的家庭伦理问题

试管婴儿的家庭伦理问题主要是因孩子有多个父母和利用代孕母亲引起的。所谓多个父母是指提供精子或卵子的遗传父母、出生后的养育父母、兼有两种身份的完全父母以及提供子宫的代孕母亲。故试管婴儿可以只与父亲有血缘关系，只与母亲有血缘关系，与母亲均有血缘关系，与父母双方均无血缘关系，与母亲有孕产关系，与母亲无孕产关系(即由代孕母亲孕产)。

由于婴儿与父亲、母亲、代孕母亲在提供遗传物质、怀孕生产和抚育三个方面可能出现的不一致性，这就导致了比人工体内受精更加复杂的家庭伦理和法律问题。即以谁提供卵细胞、谁完成怀孕和生产、产后谁抚养就可区分遗传母亲、孕产母亲和抚养母亲等。

虽然传统观念认为有血缘关系，即认为遗传父母才是孩子真正的父母，但从稳定家庭和有利人工授精技术的应用出发，大多数国家，包括我国在内都主张抚养教育的父母才是孩子真正的父母，并从法律上加以确认。

从同样的考虑出发，大多数国家均主张对孩子保守遗传父母是谁的秘密，但也是少数国家(如澳大利亚、瑞典等)容许了解遗传父母的情况，从而引起孩子与抚养父母之间关系不稳定的可能。

至于代孕母亲是否合乎道德与法律目前仍然有争议。赞成者认为代人怀孕可以让不能怀孕的妇女获得子女，应该受到肯定；批评者则怀疑代孕者是出于商业动机而非怀着高尚的目的。我国政府规定医疗机构和医务人员不得实施任何形式的代孕技术。因此，除美国外，大多数国家都禁止代孕母亲。

在提供精子和卵子时也有人为的遗传选择问题。如身心健康是对供精者、供卵者的基本要求。一些保证胎儿身心健康的特殊筛选也是合理的。如，不论精子供体是丈夫或其他人，都可检查其精子染色体是否存在有碍受精的微缺失等。此外还有代孕母亲的问题，因为代孕母亲提供了胚胎发育的场所或环境(子宫)，她的身心健康无疑也十分重要。但是，不应对供精或供卵者，甚至代孕母亲提出超出生殖健康以外的要求。

12.3 单性生殖与克隆技术

12.3.1 人的单性生殖

单性生殖是用显微注射的方法将被选出的一个细胞核移植到一个已剔除细胞核的卵细胞里，再把这个卵植入子宫，让它像正常受精卵那样发育，生下在遗传上同那个被选出的细胞核完全一样的个体，从而得到核供体的完全复制品，或克隆。人的单性生殖还只是一个设想，但是是可行的，因为在两栖类和哺乳类的小鼠中都有试验成功的报道。还有人设想通过两个精子或两个卵子各自经"细胞融合"的方法来进行单性生殖。单性生殖会带来许多问题，干扰进化的力量：将出现大批遗传基因型相同的人，而没有机会作遗传上的重新组合，降低了人口对于环境变化的适应能力；增加近亲婚配，而且可能是相当于父女、母子、亲兄妹、堂表兄妹的"通婚"，甚至"自我婚配"等。因此，这种方法不易被人们接受。

美国洛杉矶生殖医学基因研究所的科学家们发明单性繁殖术，即用一系列类似精子的化学制剂来促使卵子发育成胚胎，整个生殖过程无须男性介入。该技术已在实验鼠身上试验成功。科学家认为，不久人类就将具有大自然中只有某些昆虫和青蛙才有的单性繁殖能力，而用这种方法培育出来的婴儿完全继承母体基因。科学家们也希望通过卵子自行发育培育人类所需的移植器官。该项技术在佛罗里达美国生殖医学学会年会上公布后，立即在医学界和社会各阶层引起强烈反响。

1997年，英国科学家伊恩·维尔穆特博士等获得体细胞克隆了动物多莉羊。他们通过体细胞核移植的方法，把供体的细胞核移植到一个去核的未受精的卵细胞中，让这个重构卵在体外发育到一定阶段后，移植到代孕受体中，在没有雄性生殖细胞参与的情况下成功地获得后代。2004年，日本科学家河野(Kono)等报道了基因来自两位"母亲"、而没有"父亲"的小鼠的降生。在他们的实验中，经过遗传改造使一只母鼠的印迹基因的表达发生改变，用其早期卵子与一个来自未经改造母鼠的充分长大的卵子融合，实现卵子DNA的重组，继而以化学方式激活，结果成功地培养出幼鼠，并使其发育成具有生殖能力的成年鼠，实现了哺乳类的单性生殖，从而打破了哺乳类生殖必须依赖雌雄双方的遗传规律。随着技术的改进，没有"父亲"的胚胎发育率与经体外受精获得的胚胎发育率没有差别。

上述两项研究成果似乎预示着人类单性生殖可能实现，然而至少在目前阶段，人的单性生殖是不可行的，主要原因有两个：第一，目前克隆技术在医学上存在不安全性，如上所述，这种不安全性源于表观遗传修饰的问题，而对人类生殖细胞的相关基因进行改造是不被允许的；第二，人类的单性生殖涉及一系列生物学、伦理学和社会问题。迄今公众对这些问题尚未有一致的看法，对接受单性生殖人还缺乏充分的思想准备。

12.3.2 克隆技术

克隆是指生物体通过体细胞进行的无性繁殖，以及由无性繁殖形成的基因型完全相同的后代个体组成的种群。克隆技术不需要雌雄交配，不需要精子和卵子的结合，只需从动物身上提取一个单细胞，用人工的方法将其培养成胚胎，再将胚胎植入雌性动物体内，就可孕育出新的个体。这种以单细胞培养出来的克隆动物，具有与单细胞供体完全相同的特征，是单细胞供体的“复制品”。克隆技术已展示出广阔的应用前景：培育优良畜种和生产实验动物；生产转基因动物；生产人胚胎干细胞用于细胞和组织替代疗法；复制濒危的动物物种，保存和传播动物物种资源。例如，在医学方面，人们正是通过“克隆”技术生产出治疗糖尿病的胰岛素、使侏儒症患者重新长高的生长激素和能抗多种病毒感染的干扰素，等等。

目前所普及的克隆技术大多属于治疗性克隆。而对于生殖性克隆，即通常所说的克隆人，由于它在总体上违背了生命伦理原则，所以，科学家的主流意见是坚决反对的。联合国教科文组织、世界卫生组织和国际人类基因组伦理委员会和各国政府也都非常明确地表示，反对生殖性克隆。并且科学家也表明目前的克隆技术相对粗糙，克隆人的质量难以保障。克隆还会减少遗传变异，提高疾病传染的风险，对生物的多样性无利。克隆技术还会干扰自然进化的过程。

12.3.3 克隆技术带来的伦理问题

1. 克隆人是对人权和人的尊严的挑战

人是生物、心理、社会的集合体，具有特定环境下形成的特定人格。克隆人只是与他的亲本有着相同基因组的复制体，而人的特殊心理、行为、社会特征和特定的人格，是不能复制的。所以，克隆人不是完整的人，是一个丧失自我的人。据此支持克隆人的动机和目的，都只是把克隆人“物化”和“工具化”。全世界都异口同声谴责这种反人权、损害人尊严的行为。

2. 克隆人破坏了个人的独特性和唯一性

克隆技术可能破坏组成人类的每一个体的唯一性。正如天下没有完全相同的两片树叶一样，世界上也没有完全一样的两个人。西方一些学者认为，保持这种个人独特性和唯一性是每个人不可剥夺之权利中最重要的权利。克隆人一旦出现，就可能大量的涌现，就可能使许多相同的面孔充斥世界，破坏了个人的独特性和唯一性。

3. 克隆人违反生物进化的自然发展规律

由于克隆技术仅是复制克隆人会导致人类基因库的单一性，丧失了多样性。克隆人后代与前代的丝毫不差，人类的进化从何谈起，势必对人类的前途不利。同质性过高将成为物种灭绝的主要原因。历史上恐龙的灭绝就提供了最好的证明。克隆人的发展将导致人类怎样的结果呢？

4. 克隆人将扰乱正常的伦理定位

（1）从家庭伦理角度看，克隆人有可能导致传统家庭的解体，冲击人类社会从血缘组带关系建立起来的社会价值体系和基本结构形成。因为利用体细胞克隆技术，单亲即可获得后代，从而使人类通过两性结合而生育后代的基本繁衍方式受到根本性的冲击。

（2）从性伦理角度看，克隆人技术的使用完全改变了人类自然的基于性爱的生育方式，使人口的生产与性爱相分离，一夫一妻的婚姻家庭社会规范的解体在所难免。也就是说，克隆人将意味着只要有女性存在，人的生殖繁衍就可继续，即只要能提供成熟卵细胞和子宫，任何人包括女性本身的体细胞核，均可生育。这样男性对人类的繁衍不再是必要的因素，从而冲击了传统的性伦理关系。

（3）从社会伦理角度看，克隆人是对人类发展的一种过强的干预，这种干预可能影响人种的自然构成和自然发展，如果被用于控制人的性别比、人种结构或是为了生产商品化的人体器官，后果难以预测。核心问题是克隆人问世后的身份问题、社会地位、权利问题以及克隆人会不会遭到社会歧视等，这些问题都需要面对。

5. 克隆人在技术上的安全性也值得怀疑

由于体细胞克隆成功率很低（克隆繁殖出现基因异常的比例超过40%）和对于实验对象的高危性（特别是代孕母亲），因此在克隆人过程中，将有许多不能发育完全和中途损伤的个体，即使有克隆人诞生，也可能使用了上百个人类胚胎进行实验和筛选。这无异于法西斯惨无人道的人体实验。如果我们随意地制造生命，而不顾这个生命的后果，就是对生命不尊重、不负责的行为。

12.4 基因诊断与基因治疗

12.4.1 基因诊断

基因诊断是利用DNA分子技术直接从分子水平（DNA或RNA）检测遗传的基因缺陷，进而对疾病进行诊断的方法。由于基因诊断可以越过基因产物直接检查基因的结构，进而常用于症状前基因诊断、出生前基因诊断，还可对表型正常的携带者或对某种疾病的易感者作出诊断或预测。

基因诊断常用的方法为“基因探针”技术。“基因探针”是一段带标记的与目的基因有关的核苷酸序列。“基因探针”技术是将“基因探针”与待测DNA先进行变性成为单链，再彼此互补复性成为双链，进行核酸分子杂交，根据杂交结果来分析待测DNA中有无该基因或该基因是否缺陷，从而进行基因诊断。利用这一技术，可以制备多种已知核苷酸序列的核酸作为“基因探针”，来测定被查核酸的核苷酸序列。

与传统诊断技术比较，基因诊断有以下优点：

（1）特异性强，灵敏度高；

（2）适应性强，诊断范围广；

（3）针对性强，对具体疾病进行诊断；

（4）不受取材的细胞类型和发病年龄的限制（目的基因无组织和发育特异性，机体各种组织的有核细胞都可以作为基因诊断的材料）；

（5）不受基因表达的时空限制（无论基因是否表达，症状是否出现，基因诊断的结果一般都很稳定）。

随着人类基因的分离克隆和序列的阐明，基因诊断技术将朝着高效、准确、灵敏和无创伤的方向发展，可诊断的疾病种类将日益增多。目前可应用基因诊断技术诊断的遗传病有镰刀形细胞贫血症、苯丙酮尿症、α 和 β 地中海贫血、α 抗胰蛋白酶缺乏症、慢性进行性舞蹈症、假性肥大型肌营养不良症等。

12.4.2 基因治疗

1. 基因治疗的类型

基因治疗是指运用 DNA 重组技术修复患者细胞中有缺陷的基因，使细胞恢复正常功能，从而达到彻底根治遗传病的目的。按受体细胞分为体细胞基因治疗和生殖细胞基因治疗两类。

体细胞基因治疗：将正常基因导入患者的体细胞，以纠正致病基因引起的缺陷，比较简易可行，也不会引起严重伦理问题，因为导入基因不会影响下一代，而“治愈”患者仍是致病基因的携带者。目前开展的基因治疗主要是这一类型。

生殖细胞基因治疗：在生殖细胞中导入正常基因或修复缺陷基因以校正遗传缺陷，外源基因能遗传给后代，但因技术和伦理等问题很难在人类中开展。

2. 基因治疗的条件

目前用于转基因治疗的遗传病应具备以下条件：

(1) 缺陷基因已被分离；

(2) 已获得基因的 cDNA 的克隆；

(3) 遗传病危害严重且没有其他治疗方法可供选择；

(4) 疾病的生化基础比较明确，可确保基因的导入能纠正原有的缺陷且不产生其他表型异常；

(5) 有适当的靶细胞作为基因导入的对象；

(6) 有体外培养和动物实验等方面的足够支持资料。

3. 基因治疗的方法

(1) 基因修复(又称原位修复)：在缺陷基因的原来位置上进行修复，使该基因恢复正常；

(2) 基因替代(又称基因手术)：切除缺陷基因，将正常基因转移到被切去的部位上，以代替缺陷基因发挥作用；

(3) 基因封闭(又称“基因封条”)：用反义 RNA 封闭 mRNA，抑制基因表达；

(4) 基因抑制：导入外源基因抑制原有基因，从而阻断有害基因的表达；

(5) 开放已关闭基因：用药物促使有类似功能的基因(已关闭)表达；

(6) 特定基因导入：如向肿瘤浸润淋巴细胞(TLL)内导入 TNF、IL-2、IL-4、ILFN-γ 等基因，提高细胞免疫力和杀伤肿瘤细胞的能力。

4. 基因治疗的实例

腺苷脱氨酶缺乏症(ADA)是常染色体隐性(AR)致死性疾病,患者由于ADA缺乏导致脱氨腺苷酸增多,改变了甲基化能力,致使淋巴细胞受损,从而导致免疫缺陷。

1990年,美国的Boease和Culver等对ADA进行基因治疗获得成功,患者是一个4岁的小女孩。他们将反转录病毒载体与ADA克隆基因进行重组,形成重组反转录病毒,感染了该女孩外周血淋巴细胞,再进行回输,ADA缺乏得到逆转,T淋巴细胞及B淋巴细胞发育正常,免疫系统得以重建。由于靶细胞应用的是外周血淋巴细胞,其寿命有限,因此对女孩又进行了第二次、第三次的基因治疗操作,经过3年的追踪,患儿免疫功能基本健全。

Boease和Culver的成功,在全世界掀起了基因治疗的热潮。至2000年5月,经各国政府批准的临床试验达到425项,其中大半涉及肿瘤(65.6%),其次为单基因遗传病(12.9%),其余为感染性疾病等,约2 000余名患者已接受过基因治疗。

但是,由于新闻媒体的过分渲染和商业机构的过早卷入与炒作,在基因研究尚不充分的情况下,一些临床试验仓促上马,而且大多偏重于具有商业价值的肿瘤的基因治疗。科学家经过冷静的反思,1995年以后基因治疗开始降温,美国国立卫生研究院也采取了严格考核临床试验,暂停支持新项目等一系列措施,强调回归对疾病的基础研究方面。然而,从长远来看,基因治疗仍具有光明的前景。

附录A

中华人民共和国新婚姻法

最高人民法院2011年8月12日召开新闻发布会发布《最高人民法院关于适用〈中华人民共和国婚姻法〉若干问题的解释(三)》。这部司法解释于2011年7月4日,由最高人民法院审判委员会第1525次会议通过,并将于2011年8月13日起施行。

第一章　总　则

第一条　本法是婚姻家庭关系的基本准则。

第二条　实行婚姻自由、一夫一妻、男女平等的婚姻制度。

保护妇女、儿童和老人的合法权益。

实行计划生育。

第三条　禁止包办、买卖婚姻和其他干涉婚姻自由的行为。禁止借婚姻索取财物。

禁止重婚。禁止有配偶者与他人同居。禁止家庭暴力。

禁止家庭成员间的虐待和遗弃。

第四条　夫妻应当互相忠实,互相尊重;家庭成员间应当敬老爱幼,互相帮助,维护平等、和睦、文明的婚姻家庭关系。

第二章　结　婚

第五条　结婚必须男女双方完全自愿,不许任何一方对他方加以强迫或任何第三者加以干涉。

第六条　结婚年龄,男不得早于二十二周岁,女不得早于二十周岁。晚婚晚育应予鼓励。

第七条　有下列情形之一的,禁止结婚:

(一) 直系血亲和三代以内的旁系血亲;

(二) 患有医学上认为不应当结婚的疾病。

第八条　要求结婚的男女双方必须亲自到婚姻登记机关进行结婚登记。符合本法规定的,予以登记,发给结婚证。取得结婚证,即确立夫妻关系。未办理结婚登记的,应当补办登记。

第九条　登记结婚后,根据男女双方约定,女方可以成为男方家庭的成员,男方可以成为女方家庭的成员。

第十条　有下列情形之一的,婚姻无效:

(一) 重婚的;

(二) 有禁止结婚的亲属关系的；

(三) 婚前患有医学上认为不应当结婚的疾病，婚后尚未治愈的；

(四) 未到法定婚龄的。

第十一条　因胁迫结婚的，受胁迫的一方可以向婚姻登记机关或人民法院请求撤销该婚姻。受胁迫的一方撤销婚姻的请求，应当自结婚登记之日起一年内提出。被非法限制人身自由的当事人请求撤销婚姻的，应当自恢复人身自由之日起一年内提出。

第十二条　无效或被撤销的婚姻，自始无效。当事人不具有夫妻的权利和义务。同居期间所得的财产，由当事人协议处理；协议不成时，由人民法院根据照顾无过错方的原则判决。对重婚导致的婚姻无效的财产处理，不得侵害合法婚姻当事人的财产权益。当事人所生的子女，适用本法有关父母子女的规定。

第三章　家庭关系

第十三条　夫妻在家庭中地位平等。

第十四条　夫妻双方都有各用自己姓名的权利。

第十五条　夫妻双方都有参加生产、工作、学习和社会活动的自由，一方不得对他方加以限制或干涉。

第十六条　夫妻双方都有实行计划生育的义务。

第十七条　夫妻在婚姻关系存续期间所得的下列财产，归夫妻共同所有：

(一) 工资、奖金；

(二) 生产、经营的收益；

(三) 知识产权的收益；

(四) 继承或赠与所得的财产，但本法第十八条第(三)项规定的除外；

(五) 其他应当归双方共同所有的财产。

夫妻对共同所有的财产，有平等的处理权。

第十八条　有下列情形之一的，为夫妻一方的财产：

(一) 一方的婚前财产；

(二) 一方因身体受到伤害获得的医疗费、残疾人生活补助费等费用；

(三) 遗嘱或赠与合同中确定只归夫或妻一方的财产；

(四) 一方专用的生活用品；

(五) 其他应当归一方的财产。

第十九条　夫妻可以约定婚姻关系存续期间所得的财产以及婚前财产归各自所有、共同所有或部分各自所有、部分共同所有。约定应当采用书面形式。没有约定或约定不明确的，适用本法第十七条、第十八条的规定。

夫妻对婚姻关系存续期间所得的财产以及婚前财产的约定，对双方具有约束力。

夫妻对婚姻关系存续期间所得的财产约定归各自所有的，夫或妻一方对外所负的债务，第三人知道该约定的，以夫或妻一方所有的财产清偿。

第二十条　夫妻有互相扶养的义务。

一方不履行扶养义务时，需要扶养的一方，有要求对方付给扶养费的权利。

第二十一条　父母对子女有抚养教育的义务；子女对父母有赡养扶助的义务。

父母不履行抚养义务时，未成年的或不能独立生活的子女，有要求父母付给抚养费的权利。

子女不履行赡养义务时，无劳动能力的或生活困难的父母，有要求子女付给赡养费的权利。

禁止溺婴、弃婴和其他残害婴儿的行为。

第二十二条　子女可以随父姓，可以随母姓。

第二十三条　父母有保护和教育未成年子女的权利和义务。在未成年子女对国家、集体或他人造成损害时，父母有承担民事责任的义务。

第二十四条　夫妻有相互继承遗产的权利。

父母和子女有相互继承遗产的权利。

第二十五条　非婚生子女享有与婚生子女同等的权利，任何人不得加以危害和歧视。

不直接抚养非婚生子女的生父或生母，应当负担子女的生活费和教育费，直至子女能独立生活为止。

第二十六条　国家保护合法的收养关系。养父母和养子女间的权利和义务，适用本法对父母子女关系的有关规定。

养子女和生父母间的权利和义务，因收养关系的成立而消除。

第二十七条　继父母与继子女间，不得虐待或歧视。

继父或继母和受其抚养教育的继子女间的权利和义务，适用本法对父母子女关系的有关规定。

第二十八条　有负担能力的祖父母、外祖父母，对于父母已经死亡或父母无力抚养的未成年的孙子女、外孙子女，有抚养的义务。有负担能力的孙子女、外孙子女，对于子女已经死亡或子女无力赡养的祖父母、外祖父母，有赡养的义务。

第二十九条　有负担能力的兄、姐，对于父母已经死亡或父母无力抚养的未成年的弟、妹，有扶养的义务。由兄、姐抚养长大的有负担能力的弟、妹，对于缺乏劳动能力又缺乏生活来源的兄、姐，有扶养的义务。

第三十条　子女应当尊重父母的婚姻权利，不得干涉父母再婚以及婚后的生活。子女对父母的赡养义务，不因父母的婚姻关系变化而终止。

附录B

中华人民共和国母婴保健法

《中华人民共和国母婴保健法》由中华人民共和国第八届全国人民代表大会常务委员会第十次会议于1994年10月27日通过，自1995年6月1日起施行。

第一章　总　则

第一条　为了保障母亲和婴儿健康，提高出生人口素质，根据宪法，制定本法。

第二条　国家发展母婴保健事业，提供必要条件和物质帮助，使母亲和婴儿获得医疗保健服务。国家对边远贫困地区的母婴保健事业给予扶持。

第三条　各级人民政府领导母婴保健工作。母婴保健事业应当纳入国民经济和社会发展计划。

第四条　国务院卫生行政部门主管全国母婴保健工作，根据不同地区情况提出分级分类指导原则，并对全国母婴保健工作实施监督管理。国务院其他有关部门在各自职责范围内，配合卫生行政部门做好母婴保健工作。

第五条　国家鼓励、支持母婴保健领域的教育和科学研究，推广先进、实用的母婴保健技术，普及母婴保健科学知识。

第六条　对在母婴保健工作中做出显著成绩和在母婴保健科学研究中取得显著成果的组织和个人，应当给予奖励。

第二章　婚前保健

第七条　医疗保健机构应当为公民提供婚前保健服务。婚前保健服务包括下列内容。

（一）婚前卫生指导：关于性卫生知识、生育知识和遗传病知识的教育；

（二）婚前卫生咨询：对有关婚配、生育保健等问题提供医学意见；

（三）婚前医学检查：对准备结婚的男女双方可能患影响结婚和生育的疾病进行医学检查。

第八条　婚前医学检查包括对下列疾病的检查：

（一）严重遗传性疾病；

（二）指定传染病；

（三）有关精神病。

经婚前医学检查，医疗保健机构应当出具婚前医学检查证明。

第九条　经婚前医学检查，对患指定传染病在传染期内或者有关精神病在发病期内的，医师应当提出医学意见；准备结婚的男女双方应当暂缓结婚。

第十条　经婚前医学检查，对诊断患医学上认为不宜生育的严重遗传性疾病的，医师应当向男女双方说明情况，提出医学意见；经男女双方同意，采取长效避孕措施或者施行结扎手术后不生育的，可以结婚。但《中华人民共和国婚姻法》规定禁止结婚的除外。

第十一条　接受婚前医学检查的人员对检查结果持有异议的，可以申请医学技术鉴定，取得医学鉴定证明。

第十二条　男女双方在结婚登记时，应当持有婚前医学检查证明或者医学鉴定证明。

第十三条　省、自治区、直辖市人民政府根据本地区的实际情况，制定婚前医学检查制度实施办法。

省、自治区、直辖市人民政府对婚前医学检查应当规定合理的收费标准，对边远贫困地区或者交费确有困难的人员应当给予减免。

第三章　孕产期保健

第十四条　医疗保健机构应当为育龄妇女和孕产妇提供孕产期保健服务。孕产期保健服务包括下列内容。

（一）母婴保健指导：对孕育健康后代以及严重遗传性疾病和碘缺乏病等地方病的发病原因、治疗和预防方法提供医学意见；

（二）孕妇、产妇保健：为孕妇、产妇提供卫生、营养、心理等方面的咨询和指导以及产前定期检查等医疗保健服务；

（三）胎儿保健：为胎儿生长发育进行监护，提供咨询和医学指导；

（四）新生儿保健：为新生儿生长发育、哺乳和护理提供医疗保健服务。

第十五条　对患严重疾病或者接触致畸物质，妊娠可能危及孕妇生命安全或者可能严重影响孕妇健康和胎儿正常发育的，医疗保健机构应当予以医学指导。

第十六条　医师发现或者怀疑患严重遗传性疾病的育龄夫妻，应当提出医学意见。育龄夫妻应当根据医师的医学意见采取相应的措施。

第十七条　经产前检查，医师发现或者怀疑胎儿异常的，应当对孕妇进行产前诊断。

第十八条　经产前诊断，有下列情形之一的，医师应当向夫妻双方说明情况，并提出终止妊娠的医学意见。

（一）胎儿患严重遗传性疾病的；

（二）胎儿有严重缺陷的；

（三）因患严重疾病，继续妊娠可能危及孕妇生命安全或者严重危害孕妇健康的。

第十九条　依照本法规定施行终止妊娠或者结扎手术，应当经本人同意，并签署意见。本人无行为能力的，应当经其监护人同意，并签署意见。依照本法规定施行终止妊娠或者结扎手术的，接受免费服务。

第二十条　生育过严重缺陷患儿的妇女再次妊娠前，夫妻双方应当到县级以上医疗保健机构接受医学检查。

第二十一条　医师和助产人员应当严格遵守有关操作规程，提高助产技术和服务质量，预防和减少产伤。

第二十二条　不能住院分娩的孕妇应当由经过培训合格的接生人员实行消毒接生。

第二十三条　医疗保健机构和从事家庭接生的人员按照国务院卫生行政部门的规定，出具统一制发的新生儿出生医学证明；有产妇和婴儿死亡以及新生儿出生缺陷情况的，应当向卫生行政部门报告。

第二十四条　医疗保健机构为产妇提供科学育儿、合理营养和母乳喂养的指导。医疗保健机构对婴儿进行体格检查和预防接种，逐步开展新生儿疾病筛查、婴儿多发病和常见病防治等医疗保健服务。

第四章　技术鉴定

第二十五条　县级以上地方人民政府可以设立医学技术鉴定组织，负责对婚前医学检查、遗传病诊断和产前诊断结果有异议的进行医学技术鉴定。

第二十六条　从事医学技术鉴定的人员，必须具有临床经验和医学遗传学知识，并具有主治医师以上的专业技术职务。

医学技术鉴定组织的组成人员，由卫生行政部门提名，同级人民政府聘任。

第二十七条　医学技术鉴定实行回避制度。凡与当事人有利害关系，可能影响公正鉴定的人员，应当回避。

第五章　行政管理

第二十八条　各级人民政府应当采取措施，加强母婴保健工作，提高医疗保健服务水平，积极防治由环境因素所致严重危害母亲和婴儿健康的地方性高发性疾病，促进母婴保健事业的发展。

第二十九条　县级以上地方人民政府卫生行政部门管理本行政区域内的母婴保健工作。

第三十条　省、自治区、直辖市人民政府卫生行政部门指定的医疗保健机构负责本行政区域内的母婴保健监测和技术指导。

第三十一条　医疗保健机构按照国务院卫生行政部门的规定，负责其职责范围内的母婴保健工作，建立医疗保健工作规范，提高医学技术水平，采取各种措施方便人民群众，做好母婴保健服务工作。

第三十二条　医疗保健机构依照本法规定开展婚前医学检查、遗传病诊断、产前诊断以及施行结扎手术和终止妊娠手术的，必须符合国务院卫生行政部门规定的条件和技术标准，并经县级以上地方人民政府卫生行政部门许可。

严禁采用技术手段对胎儿进行性别鉴定，但医学上确有需要的除外。

第三十三条　从事本法规定的遗传病诊断、产前诊断的人员，必须经过省、自治区、直辖市人民政府卫生行政部门的考核，并取得相应的合格证书。从事本法规定的婚前医学检查、施行结扎手术和终止妊娠手术的人员以及从事家庭接生的人员，必须经过县级以上地方人民政府卫生行政部门的考核，并取得相应的合格证书。

第三十四条　从事母婴保健工作的人员应当严格遵守职业道德，为当事人保守秘密。

第六章　法律责任

第三十五条　未取得国家颁发的有关合格证书的，有下列行为之一，县级以上地方人民政府卫生行政部门应当予以制止，并可以根据情节给予警告或者处以罚款：

（一）从事婚前医学检查、遗传病诊断、产前诊断或者医学技术鉴定的；

（二）施行终止妊娠手术的；

（三）出具本法规定的有关医学证明的。

上款第（三）项出具的有关医学证明无效。

第三十六条　未取得国家颁发的有关合格证书，施行终止妊娠手术或者采取其他方法终止妊娠，致人死亡、残疾、丧失或者基本丧失劳动能力的，依照刑法有关规定追究刑事责任。

第三十七条　从事母婴保健工作的人员违反本法规定，出具有关虚假医学证明或者进行胎儿性别鉴定的，由医疗保健机构或者卫生行政部门根据情节给予行政处分；情节严重的，依法取消执业资格。

第七章　附　则

第三十八条　本法下列用语的含义：

指定传染病，是指《中华人民共和国传染病防治法》中规定的艾滋病、淋病、梅毒、麻风病以及医学上认为影响结婚和生育的其他传染病。严重遗传性疾病，是指由于遗传因素先天形成，患者全部或者部分丧失自主生活能力，后代再现风险高，医学上认为不宜生育的遗传性疾病。有关精神病，是指精神分裂症、躁狂抑郁型精神病以及其他重型精神病。产前诊断，是指对胎儿进行先天性缺陷和遗传性疾病的诊断。

第三十九条　本法自 1995 年 6 月 1 日起施行。

附录C

中华人民共和国母婴保健法实施办法

2001年6月20日，由国务院颁布(国务院令第308号)，自公布之日起施行。

第一章 总 则

第一条 根据《中华人民共和国母婴保健法》(以下简称母婴保健法)，制定本办法。

第二条 在中华人民共和国境内从事母婴保健服务活动的机构及其人员应当遵守母婴保健法和本办法。

从事计划生育技术服务的机构开展计划生育技术服务活动，依照《计划生育技术服务管理条例》的规定执行。

第三条 母婴保健技术服务主要包括下列事项：

(一) 有关母婴保健的科普宣传、教育和咨询；

(二) 婚前医学检查；

(三) 产前诊断和遗传病诊断；

(四) 助产技术；

(五) 实施医学上需要的节育手术；

(六) 新生儿疾病筛查；

(七) 有关生育、节育、不育的其他生殖保健服务。

第四条 公民享有母婴保健的知情选择权。国家保障公民获得适宜的母婴保健服务的权利。

第五条 母婴保健工作以保健为中心，以保障生殖健康为目的，实行保健和临床相结合，面向群体、面向基层和预防为主的方针。

第六条 各级人民政府应当将母婴保健工作纳入本级国民经济和社会发展计划，为母婴保健事业的发展提供必要的经济、技术和物质条件，并对少数民族地区、贫困地区的母婴保健事业给予特殊支持。

县级以上地方人民政府根据本地区的实际情况和需要，可以设立母婴保健事业发展专项资金。

第七条 国务院卫生行政部门主管全国母婴保健工作，履行下列职责：

(一) 制定母婴保健法及本办法的配套规章和技术规范；

(二) 按照分级分类指导的原则，制定全国母婴保健工作发展规划和实施步骤；

(三) 组织推广母婴保健及其他生殖健康的适宜技术；

(四) 对母婴保健工作实施监督。

第八条　县级以上各级人民政府财政、公安、民政、教育、劳动保障、计划生育等部门应当在各自职责范围内，配合同级卫生行政部门做好母婴保健工作。

第二章　婚前保健

第九条　母婴保健法第七条所称婚前卫生指导，包括下列事项：

（一）有关性卫生的保健和教育；

（二）新婚避孕知识及计划生育指导；

（三）受孕前的准备、环境和疾病对后代影响等孕前保健知识；

（四）遗传病的基本知识；

（五）影响婚育的有关疾病的基本知识；

（六）其他生殖健康知识。

医师进行婚前卫生咨询时，应当为服务对象提供科学的信息，对可能产生的后果进行指导，并提出适当的建议。

第十条　在实行婚前医学检查的地区，准备结婚的男女双方在办理结婚登记前，应当到医疗、保健机构进行婚前医学检查。

第十一条　从事婚前医学检查的医疗、保健机构，由其所在地设区的市级人民政府卫生行政部门进行审查；符合条件的，在其《医疗机构执业许可证》上注明。

第十二条　申请从事婚前医学检查的医疗、保健机构应当具备下列条件：

（一）分别设置专用的男、女婚前医学检查室，配备常规检查和专科检查设备；

（二）设置婚前生殖健康宣传教育室；

（三）具有符合条件的进行男、女婚前医学检查的执业医师。

第十三条　婚前医学检查包括询问病史、体格及相关检查。

婚前医学检查应当遵守婚前保健工作规范并按照婚前医学检查项目进行。婚前保健工作规范和婚前医学检查项目由国务院卫生行政部门规定。

第十四条　经婚前医学检查，医疗、保健机构应当向接受婚前医学检查的当事人出具婚前医学检查证明。

婚前医学检查证明应当列明是否发现下列疾病：

（一）在传染期内的指定传染病；

（二）在发病期内的有关精神病；

（三）不宜生育的严重遗传性疾病；

（四）医学上认为不宜结婚的其他疾病。

发现前款第（一）项、第（二）项、第（三）项疾病的，医师应当向当事人说明情况，提出预防、治疗以及采取相应医学措施的建议。当事人依据医生的医学意见，可以暂缓结婚，也可以自愿采用长效避孕措施或者结扎手术；医疗、保健机构应当为其治疗提供医学咨询和医疗服务。

第十五条　经婚前医学检查，医疗、保健机构不能确诊的，应当转到设区的市级以上人民政府卫生行政部门指定的医疗、保健机构确诊。

第十六条　在实行婚前医学检查的地区，婚姻登记机关在办理结婚登记时，应当查验婚前医学检查证明或者母婴保健法第十一条规定的医学鉴定证明。

第三章 孕产期保健

第十七条 医疗、保健机构应当为育龄妇女提供有关避孕、节育、生育、不育和生殖健康的咨询和医疗保健服务。

医师发现或者怀疑育龄夫妻患有严重遗传性疾病的，应当提出医学意见；限于现有医疗技术水平难以确诊的，应当向当事人说明情况。育龄夫妻可以选择避孕、节育、不孕等相应的医学措施。

第十八条 医疗、保健机构应当为孕产妇提供下列医疗保健服务：

（一）为孕产妇建立保健手册（卡），定期进行产前检查；

（二）为孕产妇提供卫生、营养、心理等方面的医学指导与咨询；

（三）对高危孕妇进行重点监护、随访和医疗保健服务；

（四）为孕产妇提供安全分娩技术服务；

（五）定期进行产后访视，指导产妇科学喂养婴儿；

（六）提供避孕咨询指导和技术服务；

（七）对产妇及其家属进行生殖健康教育和科学育儿知识教育；

（八）其他孕产期保健服务。

第十九条 医疗、保健机构发现孕妇患有下列严重疾病或者接触物理、化学、生物等有毒、有害因素，可能危及孕妇生命安全或者可能严重影响孕妇健康和胎儿正常发育的，应当对孕妇进行医学指导和下列必要的医学检查：

（一）严重的妊娠合并症或者并发症；

（二）严重的精神性疾病；

（三）国务院卫生行政部门规定的严重影响生育的其他疾病。

第二十条 孕妇有下列情形之一的，医师应当对其进行产前诊断：

（一）羊水过多或者过少的；

（二）胎儿发育异常或者胎儿有可疑畸形的；

（三）孕早期接触过可能导致胎儿先天缺陷的物质的；

（四）有遗传病家族史或者曾经分娩过先天性严重缺陷婴儿的；

（五）初产妇年龄超过35周岁的。

第二十一条 母婴保健法第十八条规定的胎儿的严重遗传性疾病、胎儿的严重缺陷、孕妇患继续妊娠可能危及其生命健康和安全的严重疾病目录，由国务院卫生行政部门规定。

第二十二条 生育过严重遗传性疾病或者严重缺陷患儿的，再次妊娠前，夫妻双方应当按照国家有关规定到医疗、保健机构进行医学检查。医疗、保健机构应当向当事人介绍有关遗传性疾病的知识，给予咨询、指导。对诊断患有医学上认为不宜生育的严重遗传性疾病的，医师应当向当事人说明情况，并提出医学意见。

第二十三条 严禁采用技术手段对胎儿进行性别鉴定。

对怀疑胎儿可能为伴性遗传病，需要进行性别鉴定的，由省、自治区、直辖市人民政府卫生行政部门指定的医疗、保健机构按照国务院卫生行政部门的规定进行鉴定。

第二十四条　国家提倡住院分娩。医疗、保健机构应当按照国务院卫生行政部门制定的技术操作规范，实施消毒接生和新生儿复苏，预防产伤及产后出血等产科并发症，降低孕产妇及围产儿发病率、死亡率。

没有条件住院分娩的，应当由经县级地方人民政府卫生行政部门许可并取得家庭接生员技术证书的人员接生。

高危孕妇应当在医疗、保健机构住院分娩。

第四章　婴儿保健

第二十五条　医疗、保健机构应当按照国家有关规定开展新生儿先天性、遗传性代谢病筛查、诊断、治疗和监测。

第二十六条　医疗、保健机构应当按照规定进行新生儿访视，建立儿童保健手册（卡），定期对其进行健康检查，提供有关预防疾病、合理膳食、促进智力发育等科学知识，做好婴儿多发病、常见病防治等医疗保健服务。

第二十七条　医疗、保健机构应当按照规定的程序和项目对婴儿进行预防接种。婴儿的监护人应当保证婴儿及时接受预防接种。

第二十八条　国家推行母乳喂养。医疗、保健机构应当为实施母乳喂养提供技术指导，为住院分娩的产妇提供必要的母乳喂养条件。

医疗、保健机构不得向孕产妇和婴儿家庭宣传、推荐母乳代用品。

第二十九条　母乳代用品产品包装标签应当在显著位置标明母乳喂养的优越性。母乳代用品生产者、销售者不得向医疗、保健机构赠送产品样品或者以推销为目的有条件地提供设备、资金和资料。

第三十条　妇女享有国家规定的产假。有不满1周岁婴儿的妇女，所在单位应当在劳动时间内为其安排一定的哺乳时间。

第五章　技术鉴定

第三十一条　母婴保健医学技术鉴定委员会分为省、市、县三级。

母婴保健医学技术鉴定委员会成员应当符合下列任职条件：

（一）县级母婴保健医学技术鉴定委员会成员应当具有主治医师以上专业技术职务；

（二）设区的市级和省级母婴保健医学技术鉴定委员会成员应当具有副主任医师以上专业技术职务。

第三十二条　当事人对婚前医学检查、遗传病诊断、产前诊断结果有异议，需要进一步确诊的，可以自接到检查或者诊断结果之日起15日内向所在地县级或者设区的市级母婴保健医学技术鉴定委员会提出书面鉴定申请。

母婴保健医学技术鉴定委员会应当自接到鉴定申请之日起30日内作出医学技术鉴定意见，并及时通知当事人。

当事人对鉴定意见有异议的，可以自接到鉴定意见通知书之日起15日内向上一级母婴保健医学技术鉴定委员会申请再鉴定。

第三十三条　母婴保健医学技术鉴定委员会进行医学鉴定时须有5名以上相关专业医学技术鉴定委员会成员参加。

鉴定委员会成员应当在鉴定结论上署名;不同意见应当如实记录。鉴定委员会根据鉴定结论向当事人出具鉴定意见书。

母婴保健医学技术鉴定管理办法由国务院卫生行政部门制定。

第六章　监督管理

第三十四条　县级以上地方人民政府卫生行政部门负责本行政区域内的母婴保健监督管理工作,履行下列监督管理职责:

(一)依照母婴保健法和本办法以及国务院卫生行政部门规定的条件和技术标准,对从事母婴保健工作的机构和人员实施许可,并核发相应的许可证书;

(二)对母婴保健法和本办法的执行情况进行监督检查;

(三)对违反母婴保健法和本办法的行为,依法给予行政处罚;

(四)负责母婴保健工作监督管理的其他事项。

第三十五条　从事遗传病诊断、产前诊断的医疗、保健机构和人员,须经省、自治区、直辖市人民政府卫生行政部门许可。

从事婚前医学检查的医疗、保健机构和人员,须经设区的市级人民政府卫生行政部门许可。

从事助产技术服务、结扎手术和终止妊娠手术的医疗、保健机构和人员以及从事家庭接生的人员,须经县级人民政府卫生行政部门许可,并取得相应的合格证书。

第三十六条　卫生监督人员在执行职务时,应当出示证件。卫生监督人员可以向医疗、保健机构了解情况,索取必要的资料,对母婴保健工作进行监督、检查,医疗、保健机构不得拒绝和隐瞒。

卫生监督人员对医疗、保健机构提供的技术资料负有保密的义务。

第三十七条　医疗、保健机构应当根据其从事的业务,配备相应的人员和医疗设备,对从事母婴保健工作的人员加强岗位业务培训和职业道德教育,并定期对其进行检查、考核。医师和助产人员(包括家庭接生人员)应当严格遵守有关技术操作规范,认真填写各项记录,提高助产技术和服务质量。

助产人员的管理,按照国务院卫生行政部门的规定执行。

从事母婴保健工作的执业医师应当依照母婴保健法的规定取得相应的资格。

第三十八条　医疗、保健机构应当按照国务院卫生行政部门的规定,对托幼园、所卫生保健工作进行业务指导。

第三十九条　国家建立孕产妇死亡、婴儿死亡和新生儿出生缺陷监测、报告制度。

第七章　罚　则

第四十条　医疗、保健机构或者人员未取得母婴保健技术许可,擅自从事婚前医学检查、遗传病诊断、产前诊断、终止妊娠手术和医学技术鉴定或者出具有关医学证明的,由卫生行政部门给予警告,责令停止违法行为,没收违法所得;违法所得5 000元以上的,并处违法所得 3 倍以上 5 倍以下的罚款；没有违法所得或者违法所得不足 5 000 元的，并处 5 000元以上 2 万元以下的罚款。

第四十一条　从事母婴保健技术服务的人员出具虚假医学证明文件的，依法给予行政处分；有下列情形之一的，由原发证部门撤销相应的母婴保健技术执业资格或者医师执业证书：

（一）因延误诊治，造成严重后果的；

（二）给当事人身心健康造成严重后果的；

（三）造成其他严重后果的。

第四十二条　违反本办法规定进行胎儿性别鉴定的，由卫生行政部门给予警告，责令停止违法行为；对医疗、保健机构直接负责的主管人员和其他直接责任人员，依法给予行政处分。进行胎儿性别鉴定两次以上的或者以营利为目的进行胎儿性别鉴定的，并由原发证机关撤销相应的母婴保健技术执业资格或者医师执业证书。

第八章　附　则

第四十三条　婚前医学检查证明的格式由国务院卫生行政部门规定。

第四十四条　母婴保健法及本办法所称的医疗、保健机构，是指依照《医疗机构管理条例》取得卫生行政部门医疗机构执业许可的各级各类医疗机构。

第四十五条　本办法自公布之日起施行。

附录D

美国药物和食品管理局（FDA）颁布的对妊娠用药的危险性等级标准

国际上一般采用美国 FDA 颁布的药物对妊娠的危险性等级分级的标准。其中大部分药物的危险性级别均由制药企业按标准拟定；有少数药物的危害性级别是由某些专家拟定(在级别字母后附有“M”者)。某些药物标有两个不同的危害性级别，是因为其危害性可因其用药持续时间不同而不同。

一、危险性等级标准分类

A 类：对照研究显示无害。已证实此类药物对人类胎儿无不良影响，是最安全的。

B 类：对人类无危害证据。动物实验对胎畜有害，但未证实对人类胎儿有害，或动物实验对胎畜无害，但对人类尚无充分研究。

C 类：不能排除危害性。动物实验可能对胎畜有害或缺乏研究，对人类尚缺乏有关研究，但对孕妇的益处大于对胎儿的危害。

D 类：对胎儿有危害。市场调查或研究证实对胎儿有害，但对孕妇的益处超过对胎儿的危害。

X 类：妊娠期禁用。对人类或动物研究，或市场调查均显示对胎儿危害程度超过了对孕妇的益处，属妊娠期禁用药。

二、常用药物对应妊娠危险性的等级标准

(一) 抗组胺药

扑尔敏(B)、西咪替丁(B)、苯海拉明(B)、异丙嗪(C)

(二) 抗感染药

(1) 驱肠虫药：龙胆紫(C)

(2) 抗疟药：氯喹(D)

(3) 抗滴虫药：甲硝唑(B)

(4) 抗生素：丁胺卡那霉素(C)、庆大霉素(C)、卡那霉素(D)、新霉素(D)、头孢菌素类(B)、链霉素(D)、青霉素类(B)、四环素(D)、土霉素(D)、金霉素(D)、杆菌肽(C)、氯霉素(C)、红霉素(B)、林可霉素(B)、多粘菌素 B(B)、万古霉素(C)、阿米卡星(Cm)

(5) 其他抗生素：复方新诺明(B/C)、甲氧苄胺嘧啶(C)、呋喃唑酮(C)、呋喃妥因(B)

(6) 抗结核病药：乙胺丁醇(B)、异烟肼(C)、利福平(C)、对氨水杨酸(C)

(7) 抗真菌药:克霉唑(C)、咪康唑(C)、制霉菌素(B)

(8) 抗病毒药:金刚烷胺(C)、阿糖腺苷(C)、病毒唑(X)、叠氮胸苷(C)、无环鸟苷(C)

(三) 抗肿瘤药

博来霉素(D)、环磷酰胺(D)、瘤可宁(D)、顺铂(D)、阿糖胞苷(D)、更生霉素(D)、噻替哌(D)、柔红霉素(D)、阿霉素(D)、氟尿嘧啶(D)、氮芥(D)、马法兰(D)、氨甲蝶呤(D)、长春新碱(D)

(四) 植物神经系统药

(1) 拟胆碱药:乙酰胆碱(C)、新斯的明(C)

(2) 抗胆碱药:阿托品(C)、颠茄(C)、普鲁苯辛(C)

(3) 拟肾上腺素药:肾上腺素(C)、去甲肾上腺素(D)、麻黄碱(C)、异丙肾上腺素(C)、间羟胺(D)、多巴胺(C)、多巴酚丁胺(C)、间羟舒喘宁(B)、羟卞羟麻黄碱(B)

(五) 中枢神经系统药物

(1) 中枢兴奋药:咖啡因(B)

(2) 解热镇痛药:乙酰水杨酸(C/D)、非那西丁(B)、水杨酸钠(C/D)

(3) 非甾体抗炎药:吲哚美辛(B/D)、萘普生(Bm/D)

(4) 镇痛药:可待因(B/D)、吗啡(B/D)、阿片(B/D)、哌替啶(B/D)、纳洛酮(C)

(5) 镇静、催眠药:异戊巴比妥(C)、戊巴比妥(C)、苯巴比妥(B)、水合氯醛(C)、乙醇(D/X)、安定(D)、硝基安定(C)

(6) 安定药:氟哌啶(C)、氯丙嗪类(C)

(7) 抗抑郁药:多虑平(C)

(六) 心血管系统药物

(1) 强心甙:洋地黄(B)、地高辛(B)、洋地黄毒甙(B)、奎尼丁(C)

(2) 降压药:可乐宁(C)、甲基多巴(C)、肼苯达嗪(B)、硝普钠(D)、哌唑嗪(C)

(3) 血管扩张药:亚硝酸异戊酯(C)、潘生丁(C)、二硝酸异山梨醇(C)、硝酸甘油(C)

(七) 利尿药

双氢克尿噻(D)、利尿酸(D)、速尿(C)、甘露醇(C)、氨苯蝶啶(D)、阿米洛利(Bm)

(八) 消化系统药

复方樟脑酊(B/D)

(九) 激素类

(1) 肾上腺皮质激素:可的松(D)、倍他米松(C)、地塞米松(C)、氢化泼尼松(B)

(2) 雌激素:乙烯雌酚(X)、雌二醇(D)、口服避孕药(D)

(3) 孕激素:孕激素类(D)

(4) 降糖药:胰岛素(B)、氯磺丙脲(D)、甲磺丁脲(D)

(5) 抗甲状腺药物:丙基硫氧嘧啶(D)、他巴唑(D)

附录E

产前诊断技术管理办法

(《产前诊断技术管理办法》已于2002年9月24日经卫生部部务会讨论通过,现予发布,自2003年5月1日起施行。)

第一章 总 则

第一条 为保障母婴健康,提高出生人口素质,保证产前诊断技术的安全、有效,规范产前诊断技术的监督管理,依据《中华人民共和国母婴保健法》以及《中华人民共和国母婴保健法实施办法》,制定本管理办法。

第二条 本管理办法中所称的产前诊断,是指对胎儿进行先天性缺陷和遗传性疾病的诊断,包括相应筛查。

产前诊断技术项目包括遗传咨询、医学影像、生化免疫、细胞遗传和分子遗传等。

第三条 本管理办法适用于各类开展产前诊断技术的医疗保健机构。

第四条 产前诊断技术的应用应当以医疗为目的,符合国家有关法律规定和伦理原则,由经资格认定的医务人员在经许可的医疗保健机构中进行。

医疗保健机构和医务人员不得实施任何非医疗目的的产前诊断技术。

第五条 卫生部负责全国产前诊断技术应用的监督管理工作。

第二章 管理与审批

第六条 卫生部根据医疗需求、技术发展状况、组织与管理的需要等实际情况,制定产前诊断技术应用规划。

第七条 产前诊断技术应用实行分级管理。

卫生部制定开展产前诊断技术医疗保健机构的基本条件和人员条件;颁布有关产前诊断的技术规范;指定国家级开展产前诊断技术的医疗保健机构;对全国产前诊断技术应用进行质量管理和信息管理;对全国产前诊断专业技术人员的培训进行规划。

省、自治区、直辖市人民政府卫生行政部门(以下简称省级卫生行政部门)根据当地实际,因地制宜地规划、审批或组建本行政区域内开展产前诊断技术的医疗保健机构;对从事产前诊断技术的专业人员进行系统培训和资格认定;对产前诊断技术应用进行质量管理和信息管理。

县级以上人民政府卫生行政部门负责本行政区域内产前诊断技术应用的日常监督管理。

第八条 从事产前诊断的卫生专业技术人员应符合以下所有条件:

（一）从事临床工作的，应取得执业医师资格；

（二）从事医技和辅助工作的，应取得相应卫生专业技术职称；

（三）符合《从事产前诊断卫生专业技术人员的基本条件》；

（四）经省级卫生行政部门批准，取得从事产前诊断的《母婴保健技术考核合格证书》。

第九条　申请开展产前诊断技术的医疗保健机构应符合下列所有条件：

（一）设有妇产科诊疗科目；

（二）具有与所开展技术相适应的卫生专业技术人员；

（三）具有与所开展技术相适应的技术条件和设备；

（四）设有医学伦理委员会；

（五）符合《开展产前诊断技术医疗保健机构的基本条件》及相关技术规范。

第十条　申请开展产前诊断技术的医疗保健机构应当向所在地省级卫生行政部门提交下列文件：

（一）医疗机构执业许可证副本；

（二）开展产前诊断技术的母婴保健技术服务执业许可申请文件；

（三）可行性报告；

（四）拟开展产前诊断技术的人员配备、设备和技术条件情况；

（五）开展产前诊断技术的规章制度；

（六）省级以上卫生行政部门规定提交的其他材料。

申请开展产前诊断技术的医疗保健机构，必须明确提出拟开展的产前诊断具体技术项目。

第十一条　申请开展产前诊断技术的医疗保健机构，由所属省、自治区、直辖市人民政府卫生行政部门审查批准。省、自治区、直辖市人民政府卫生行政部门收到本办法第十条规定的材料后，组织有关专家进行论证，并在收到专家论证报告后30个工作日内进行审核。经审核同意的，发给开展产前诊断技术的母婴保健技术服务执业许可证，注明开展产前诊断以及具体技术服务项目；经审核不同意的，书面通知申请单位。

第十二条　卫生部根据全国产前诊断技术发展需要，在经审批合格的开展产前诊断技术服务的医疗保健机构中，指定国家级开展产前诊断技术的医疗保健机构。

第十三条　开展产前诊断技术的《母婴保健技术服务执业许可证》每三年校验一次，校验由原审批机关办理。经校验合格的，可继续开展产前诊断技术；经校验不合格的，撤销其许可证书。

第十四条　省、自治区、直辖市人民政府卫生行政部门指定的医疗保健机构，协助卫生行政部门负责对本行政区域内产前诊断的组织管理工作。

第十五条　从事产前诊断的人员不得在未许可开展产前诊断技术的医疗保健机构中从事相关工作。

第三章　实　施

第十六条　对一般孕妇实施产前筛查以及应用产前诊断技术坚持知情选择。开展产前筛查的医疗保健机构要与经许可开展产前诊断技术的医疗保健机构建立工作联系，保证筛查病例能落实后续诊断。

第十七条　孕妇有下列情形之一的，经治医师应当建议其进行产前诊断：

（一）羊水过多或者过少的；

（二）胎儿发育异常或者胎儿有可疑畸形的；

（三）孕早期时接触过可能导致胎儿先天缺陷的物质的；

（四）有遗传病家族史或者曾经分娩过先天性严重缺陷婴儿的；

（五）年龄超过35周岁的。

第十八条　既往生育过严重遗传性疾病或者严重缺陷患儿的，再次妊娠前，夫妻双方应当到医疗保健机构进行遗传咨询。医务人员应当对当事人介绍有关知识，给予咨询和指导。

经治医师根据咨询的结果，对当事人提出医学建议。

第十九条　确定产前诊断重点疾病，应当符合下列条件：

（一）疾病发生率较高；

（二）疾病危害严重，对社会、家庭和个人造成很大的负担；

（三）疾病缺乏有效的临床治疗方法；

（四）诊断技术成熟、可靠、安全和有效。

第二十条　开展产前检查、助产技术的医疗保健机构在为孕妇进行早孕检查或产前检查时，对于本办法第十七条所列情形的孕妇，应当进行有关知识的普及，提供咨询服务，并以书面形式如实告知孕妇或其家属，建议孕妇进行产前诊断。

第二十一条　孕妇自行提出进行产前诊断的，经治医师可根据其情况提供医学咨询，由孕妇决定是否实施产前诊断技术。

第二十二条　开展产前诊断技术的医疗保健机构出具的产前诊断报告，应当由2名以上经资格认定的执业医师签发。

第二十三条　对于产前诊断技术及诊断结果，经治医师应本着科学、负责的态度，向孕妇或家属告知技术的安全性、有效性和风险性，使孕妇或家属理解技术可能存在的风险和结果的不确定性。

第二十四条　在发现胎儿异常的情况下，经治医师必须将继续妊娠和终止妊娠可能出现的结果以及进一步处理意见，以书面形式明确告知孕妇，由孕妇夫妻双方自行选择处理方案，并签署知情同意书。若孕妇缺乏认知能力，由其近亲属代为选择。涉及伦理问题的，应当交医学伦理委员会讨论。

第二十五条　开展产前诊断技术的医疗保健机构对经产前诊断后终止妊娠娩出的胎儿，在征得其家属同意后，进行尸体病理学解剖及相关的遗传学检查。

第二十六条　当事人对产前诊断结果有异议的，可以依据《中华人民共和国母婴保健法实施办法》第五章的有关规定，申请技术鉴定。

第二十七条　开展产前诊断技术的医疗保健机构不得擅自进行胎儿的性别鉴定。对怀疑胎儿可能为伴性遗传病，需要进行性别鉴定的，由省、自治区、直辖市人民政府卫生行政部门指定的医疗保健机构按照有关规定进行鉴定。

第二十八条　开展产前诊断技术的医疗保健机构应当建立健全技术档案管理和追踪观察制度。

第四章　处　罚

第二十九条　违反本办法规定，未经批准擅自开展产前诊断技术的非医疗保健机构，按照《医疗机构管理条例》有关规定进行处罚。

第三十条　对违反本办法，医疗保健机构未取得产前诊断执业许可或超越许可范围，擅自从事产前诊断的，按照《中华人民共和国母婴保健法实施办法》有关规定处罚，由卫生行政部门给予警告，责令停止违法行为，没收违法所得；违法所得 5 000 元以上的，并处违法所得 3 倍以上 5 倍以下的罚款；违法所得不足 5 000 元的，并处 5 000 元以上 2 万元以下的罚款。情节严重的，依据《医疗机构管理条例》依法吊销医疗机构执业许可证。

第三十一条　对未取得产前诊断类母婴保健技术考核合格证书的个人，擅自从事产前诊断或超越许可范围的，由县级以上人民政府卫生行政部门给予警告或者责令暂停六个月以上一年以下执业活动；情节严重的，按照《中华人民共和国执业医师法》吊销其医师执业证书。构成犯罪的，依法追究刑事责任。

第三十二条　违反本办法第二十七条规定，按照《中华人民共和国母婴保健法实施办法》第四十二条规定处罚。

第五章　附　则

第三十三条　各省、自治区、直辖市人民政府卫生行政部门可以根据本办法和本地实际情况制定实施细则。

第三十四条　本办法自 2003 年 5 月 1 日起施行。

附录F

人类辅助生殖技术管理办法

《人类辅助生殖技术管理办法》是中华人民共和国卫生部发布的为规范人类辅助生殖技术的应用和管理的办法。发布了相关技术规范、基本标准和伦理原则。自2001年8月1日起施行。

第一章　总　则

第一条　为保证人类辅助生殖技术安全、有效和健康发展，规范人类辅助生殖技术的应用和管理，保障人民健康，制定本办法。

第二条　本办法适用于开展人类辅助生殖技术的各类医疗机构。

第三条　人类辅助生殖技术的应用应当在医疗机构中进行，以医疗为目的，并符合国家计划生育政策、伦理原则和有关法律规定。禁止以任何形式买卖配子、合子、胚胎。医疗机构和医务人员不得实施任何形式的代孕技术。

第四条　卫生部主管全国人类辅助生殖技术应用的监督管理工作。县级以上地方人民政府卫生行政部门负责本行政区域内人类辅助生殖技术的日常监督管理。

第二章　审　批

第五条　卫生部根据区域卫生规划、医疗需求和技术条件等实际情况，制订人类辅助生殖技术应用规划。

第六条　申请开展人类辅助生殖技术的医疗机构应当符合下列条件：

（一）具有与开展技术相适应的卫生专业技术人员和其他专业技术人员；

（二）具有与开展技术相适应的技术和设备；

（三）设有医学伦理委员会；

（四）符合卫生部制定的《人类辅助生殖技术规范》的要求。

第七条　申请开展人类辅助生殖技术的医疗机构应当向所在地省、自治区、直辖市人民政府卫生行政部门提交下列文件：

（一）可行性报告；

（二）医疗机构基本情况（包括床位数、科室设置情况、人员情况、设备和技术条件情况等）；

（三）拟开展的人类辅助生殖技术的业务项目和技术条件、设备条件、技术人员配备情况；

（四）开展人类辅助生殖技术的规章制度；

（五）省级以上卫生行政部门规定提交的其他材料。

第八条　申请开展丈夫精液人工授精技术的医疗机构，由省、自治区、直辖市人民政府卫生行政部门审查批准。省、自治区、直辖市人民政府卫生行政部门收到前条规定的材料后，可以组织有关专家进行论证，并在收到专家论证报告后30个工作日内进行审核，审核同意的，发给批准证书；审核不同意的，书面通知申请单位。

对申请开展供精人工授精和体外受精—胚胎移植技术及其衍生技术的医疗机构，由省、自治区、直辖市人民政府卫生行政部门提出初审意见，卫生部审批。

第九条　卫生部收到省、自治区、直辖市人民政府卫生行政部门的初审意见和材料后，聘请有关专家进行论证，并在收到专家论证报告后45个工作日内进行审核，审核同意的，发给批准证书；审核不同意的，书面通知申请单位。

第十条　批准开展人类辅助生殖技术的医疗机构应当按照《医疗机构管理条例》的有关规定，持省、自治区、直辖市人民政府卫生行政部门或者卫生部的批准证书到核发其医疗机构执业许可证的卫生行政部门办理变更登记手续。

第十一条　人类辅助生殖技术批准证书每2年校验一次，校验由原审批机关办理。校验合格的，可以继续开展人类辅助生殖技术；校验不合格的，收回其批准证书。

第三章　实　施

第十二条　人类辅助生殖技术必须在经过批准并进行登记的医疗机构中实施。未经卫生行政部门批准，任何单位和个人不得实施人类辅助生殖技术。

第十三条　实施人类辅助生殖技术应当符合卫生部制定的《人类辅助生殖技术规范》的规定。

第十四条　实施人类辅助生殖技术应当遵循知情同意原则，并签署知情同意书。涉及伦理问题的，应当提交医学伦理委员会讨论。

第十五条　实施供精人工授精和体外受精—胚胎移植技术及其各种衍生技术的医疗机构应当与卫生部批准的人类精子库签订供精协议。严禁私自采精。

医疗机构在实施人类辅助生殖技术时应当索取精子检验合格证明。

第十六条　实施人类辅助生殖技术的医疗机构应当为当事人保密，不得泄露有关信息。

第十七条　实施人类辅助生殖技术的医疗机构不得进行性别选择。法律法规另有规定的除外。

第十八条　实施人类辅助生殖技术的医疗机构应当建立健全技术档案管理制度。

供精人工授精医疗行为方面的医疗技术档案和法律文书应当永久保存。

第十九条　实施人类辅助生殖技术的医疗机构应当对实施人类辅助生殖技术的人员进行医学业务和伦理学知识的培训。

第二十条　卫生部指定卫生技术评估机构对开展人类辅助生殖技术的医疗机构进行技术质量监测和定期评估。技术评估的主要内容为人类辅助生殖技术的安全性、有效性、经济性和社会影响。监测结果和技术评估报告报医疗机构所在地的省、自治区、直辖市人民政府卫生行政部门和卫生部备案。

第四章　处　罚

第二十一条　违反本办法规定，未经批准擅自开展人类辅助生殖技术的非医疗机构，按照《医疗机构管理条例》第四十四条规定处罚；对有上述违法行为的医疗机构，按照《医疗机构管理条例》第四十七条和《医疗机构管理条例实施细则》第八十条的规定处罚。

第二十二条　开展人类辅助生殖技术的医疗机构违反本办法，有下列行为之一的，由省、自治区、直辖市人民政府卫生行政部门给予警告、3 万元以下罚款，并给予有关责任人行政处分；构成犯罪的，依法追究刑事责任：

（一）买卖配子、合子、胚胎的；

（二）实施代孕技术的；

（三）使用不具有《人类精子库批准证书》机构提供的精子的；

（四）擅自进行性别选择的；

（五）实施人类辅助生殖技术档案不健全的；

（六）经指定技术评估机构检查技术质量不合格的；

（七）其他违反本办法规定的行为。

第五章　附　则

第二十三条　本办法颁布前已经开展人类辅助生殖技术的医疗机构，在本办法颁布后 3 个月内向所在地省、自治区、直辖市人民政府卫生行政部门提出申请，省、自治区、直辖市人民政府卫生行政部门和卫生部按照本办法审查，审查同意的，发给批准证书；审查不同意的，不得再开展人类辅助生殖技术服务。

第二十四条　本办法所称人类辅助生殖技术是指运用医学技术和方法对配子、合子、胚胎进行人工操作，以达到受孕目的的技术，分为人工授精和体外受精－胚胎移植技术及其各种衍生技术。

人工授精是指用人工方式将精液注入女性体内以取代性交途径使其妊娠的一种方法。根据精液来源不同，分为丈夫精液人工授精和供精人工授精。体外受精－胚胎移植技术及其各种衍生技术是指从女性体内取出卵子，在器皿内培养后，加入经技术处理的精子，待卵子受精后，继续培养，到形成早期胚胎时，再转移到子宫内着床，发育成胎儿直至分娩的技术。

第二十五条　本办法自 2001 年 8 月 1 日起实施。

附录G

第一胎是遗传病儿时，第二胎的优生原则

凡第一个孩子患智力低下、严重畸形、严重伤残、不能治愈或难以治愈的病残儿，已影响其劳动或独立生活的，甚至夭亡的，可以生第二胎。但是，如果患遗传病，则需要根据具体情况，确定能否生第二胎。

1. 常染色体显性遗传病

当父母之一患病，已生一个遗传病儿者，不应再生第二胎；父母无病，第一胎患儿是基因突变产生的，可以生第二胎。常见病种有：成骨不全、软骨发育不全、遗传性多发性结肠息肉、马凡综合征、双侧性视网膜母细胞瘤、结节性硬化、先天性球形红细胞增多症、原发性癫痫（或 MF）、指（趾）和并指（趾）畸形等。

2. 常染色体隐性遗传病

第一胎是遗传病患儿，说明父母都是相同隐性致病基因携带者，故不应生第二胎；对新生儿期可以防治的病种，如苯丙酮尿症、散发性呆小病、半乳糖血症，如因第一胎诊断过迟，已经造成不可逆病理损害时，可以生第二胎，但生后必须立即做实验检查，如是病儿则及时治疗，终生用药或控制饮食。常见病种有：恶性近视、先天性青光眼、先天性全色盲，先天性聋哑、肾上腺皮质增生症、白化病、胱氨酸尿症、苯丙酮尿症、糖原累积病、粘多糖（I型）、小头畸形、肝豆状核变性、早老症、垂体性侏儒、散发性呆小病等。

3. X 连锁隐性遗传病

X 连锁隐性遗传病可允许生第二胎，但只能生女孩，不能生男孩。因此孕后必须做胎儿性别测定，保留女胎，男胎流产。常见病种有：假性肥大型肌营养不良、X 染色体脆性型智力低下、血友病（A、B）、先天性外胚层发育不全、导水管阻塞脑积水、肾性糖尿病、Becher 型肌营养不良等。

4. X 连锁显性遗传病

父母无病，病儿为基因突变产生的异常，可以生第二胎；母亲有病，不允许生第二胎；父亲有病时，允许生第二胎，但只能生男孩。常见病种有：抗维生素 D 佝偻病、遗传性肾炎等。

5. 多基因病

家系中只有患者一人发病，在一、二级亲属中无同样发病者，再发风险率低于 5%，可

以生第二胎；如一、二级亲属中还有同样患者，因再发率高于10%，不应再生第二胎。常见的病种有：先天性心脏病、精神分裂症、重症肌无力、先天性巨结肠、马蹄内翻足、无脑儿、脊柱裂、唇裂、腭裂、先天性哮喘、原发性癫痫（或AD）、先天性宽关节脱位、糖尿病等。

6. 染色体病

第一胎是染色体病儿，第二胎必须作产前诊断，证明是正常核型保证胎儿正常，才能生第二胎。常见染色体病有：先天愚型、先天性卵巢发育不全、先天性睾丸发育不全、13三体综合征、18三体综合征、猫叫综合征、真两性畸形等。

7. 智力低下

智力低下又称精神发育不全，俗称傻子。发病原因复杂，按不同类型分别对待。

（1）获得性智力低下不属遗传病，可以生第二胎。

（2）特殊遗传病引起的智力低下，按上述原则处理。

（3）遗传方式不明确的智力低下。

① 病儿一、二级亲属中还有智力低下患者，不应再生第二胎。

② 病儿一、二级亲属完全正常，可以生第二胎。

参 考 文 献

[1] 朱劲华，高璀乡．医学遗传与优生学基础[M]. 北京：化学工业出版社，2011

[2] 杨保胜．遗传与优生[M]. 北京：人民军医出版社，2010

[3] 陈竺．医学遗传学[M]. 北京：人民卫生出版社，2009

[4] 张咸宁．医学遗传学[M]北京：北京大学医学出版社，2009

[5] 刘洪珍．人类遗传学[M]. 北京：高等教育出版社，2009

[6] 罗桐秀．遗传病预防与优生[M]. 北京：金盾出版社，2008

[7] 朱军，李胜利．中国出生缺陷图谱[M]. 北京：人民卫生出版社，2008

[8] 吴庆余．基础生命科学(第 2 版)[M]. 北京：高等教育出版社，2006

[9] 丁显平．人类遗传与优生[M]. 北京：人民军医出版社，2005

[10] 余其兴，赵刚．人类遗传导论[M]. 北京：高等教育出版社，施普林格出版社，2002

[11] T. D. 盖莱哈特等编．医学遗传学原理[M]. 孙开来等译．北京：科学出版社，2001

[12] 陆振虞．医学遗传学[M]. 上海：上海科学技术文献出版社，2001

[13] 吴刚，伦玉兰．中国优生科学[M]. 北京：科学技术文献出版社，2000

[14] 刘权章．遗传咨询[M]. 哈尔滨：黑龙江科学技术出版社，1999

[15] 穆莹，渠川琰，高柠等编．人类先天畸形的临床诊断[M]. 北京：中国医药科技出版社，1991

[16] 梁志成．遗传优生与生殖工程[M]. 广州：暨南大学出版社，1992

[17] 中华人民共和国卫生部，中国残疾人联合会．中国提高出生人口素质、减少出生缺陷和残疾行动计划(2002—2010 年)[J]. 中国生育健康杂志．2002，13(3)：98 - 101

[18] 中华人民共和国卫生部．中国出生缺陷防治报告(2012)，2012. 9：1 - 6

[19] 潇湘晨报．湖南人类精子库前年对外开放[OL]. http://www. sina. com. cn，2006 - 04 - 08

[20] 上海市同济医院．第三代试管婴儿技术与优生优育[OL]. http://szzx. shtongji. org. cn/sgye/172. html，2013 - 03 - 11

[21] 四川新闻网．生殖医学工程[OL]. http://lady. 163. com/item/html，2003 - 04 - 02

[22] 浙江疾病预防控制信息网．遗传与健康[OL]. http://www. cdc. zj. cn/bornwcms/html/ycyjkjs，2009 - 03 - 20

[23] 中国知网．遗传与优生[OL]. http://www. ncbi. nlm. nih. gov/Omim/mimstats. html